ビジュアル版

筋肉と関節の
しくみがわかる事典

竹井 仁 監修

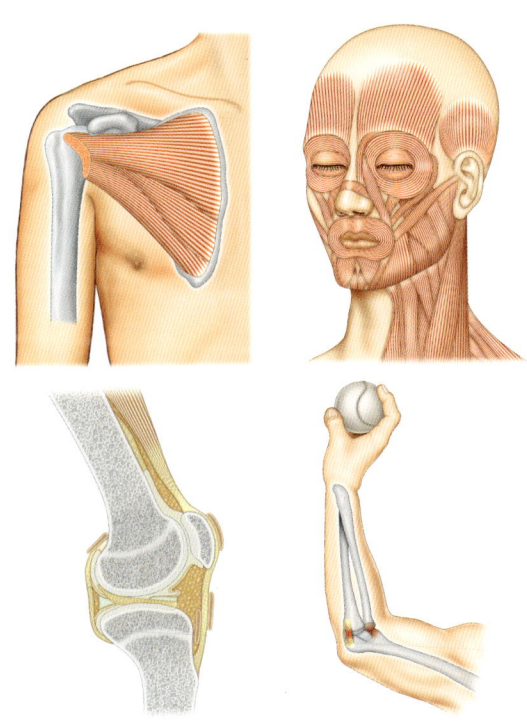

西東社

はじめに

　理学療法士、作業療法士、柔道整復師、あん摩マッサージ師、はり師、きゅう師、その他スポーツにかかわる様々な職種をめざす者にとって、人体の運動器系の解剖学およびその機能の学習はきわめて重要なものである。しかしながら、その情報量は非常に膨大であり、たとえば筋1つをとっても、起始・停止部・走行・作用、支配神経、血管などさまざまな知識を習得しなければならない。その上、臨床現場に出るにあたっては、皮膚や筋膜の構造と機能を理解した上で、それらの下にある何層にも重なりあった筋や、関節の動きを正しく触診して治療に結びつける能力と技術も必要となる。

　したがって、学生はかなりの時間を費やしてこれらの学習に取り組まなくてはならず大変な努力が必要とされる。そこで、イラストが豊富で必要最小限の情報から臨床に応用できる内容までを備えたサブテキストのようなものがあれば、日々の学習に役立つのではないかと考えたのが、本書企画の主旨である。

　本書では、身体各部の主要な筋と関節・靱帯に着目し、その構造や作用、主要な動きなどについて精細なイラストを多用してわかりやすく解説している。また、日常生活やスポーツなどで受けやすい障害（傷害）も取り上げているので、さらにそれらの働きをイメージしやすいのではないかと思う。さらに、身体運動を学ぶ上で欠かせないバイオメカニクスや正常姿勢と異常姿勢、正常歩行と異常歩行なども加えている。

　本書は、医療関係の仕事をめざす学生や新人の医療スタッフにぜひとも覚えてほしい情報を多く取り上げているため、少し難しく感じるかもしれない。しかし、イラストだけを眺めているだけでも、筋と関節がどのような動きをしているのかを知ることができ、非常に興味深い読み物になると思う。

　本書が学習の手引書として、さらには読み物として幅広く活用いただければ幸いである。

竹井 仁

CONTENTS

PART 1 ☞ 骨・関節・筋肉のしくみと役割

骨のしくみと役割
1. 骨の種類と構造 ──────────── 10
2. 骨の成長と代謝（リモデリング）──── 12

関節のしくみと役割
1. 関節の動きと構造 ────────── 14
2. 関節の分類 ──────────── 16
3. 関節が正常に働くためには ───── 18

筋膜のしくみと役割
1. 筋膜の構造 ──────────── 20

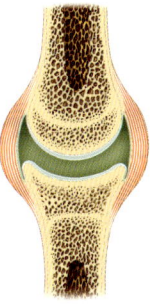

筋肉のしくみと役割
1. 骨格筋の機能 ───────────── 22
2. 筋の形状による分類 ────────── 23
3. 骨格筋の構造 ───────────── 24
4. 筋収縮のメカニズム ────────── 26
5. 筋線維の種類 ───────────── 28
6. 筋収縮の様式 ───────────── 30
7. 筋収縮と関節運動 ──────────── 32

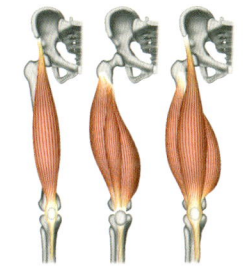

神経系のしくみと役割
1. 神経・ニューロン ────────── 34
2. 神経系の分類 ──────────── 35
3. 脊髄反射とは ──────────── 36

運動のバイオメカニクス
1. 運動の法則 ──────────── 38
2. てこの原理 ──────────── 39

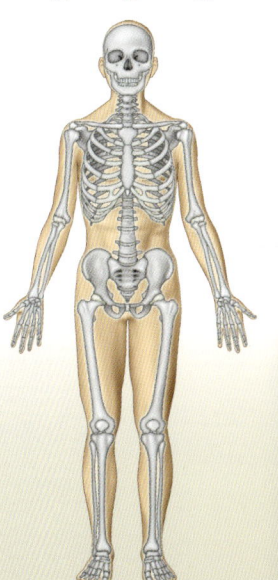

CONTENTS

PART 2 ☞ 身体の解剖とその機能

上肢（腕）の動き

1. 上肢の骨格、上肢帯の関節・靭帯・筋肉 — 42
2. 上肢帯の肩甲骨の動き — 46
3. 肩関節の動き — 48
4. 肩関節の障害 — 52
5. 肘を構成する骨格・関節・靭帯・筋肉 — 54
6. 肘関節の動き — 59
7. 肘関節の障害 — 62
8. 手を構成する骨・関節・靭帯・筋肉 — 64
9. 手関節と手の動き — 68
10. 手の把持動作 — 70
11. 手関節・手指の障害 — 72

下肢（脚）の動き

1. 下肢を構成する骨格・骨盤 — 75
2. 股関節の構造と動き — 76
3. 股関節と骨盤の運動にかかわる筋肉 — 80
4. 股関節と骨盤の障害 — 84
5. 膝関節の構造と動き — 86
6. 膝関節の運動にかかわる筋肉 — 90
7. 足関節の構造と動き — 92
8. 足関節の運動にかかわる筋肉 — 96
9. 足のアーチ構造 — 100
10. 足関節・足趾の障害 — 102

体幹の動き

1	体幹の構造と運動	104
2	頸椎の構造	106
3	頸椎の運動	108
4	頸椎の障害	110
5	胸椎・胸郭の構造	112
6	呼吸運動	114
7	腰椎の構造	116
8	腰椎の運動	118
9	胸椎・腰椎の障害	119
10	頭部・顔面の骨・関節・筋肉	122
11	頭部・顔面の運動	124
12	頭部・顔面の障害	126

column	ロコモティブシンドロームとは何か	128

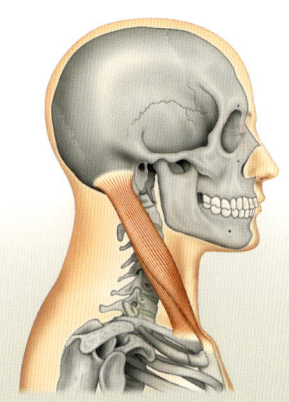
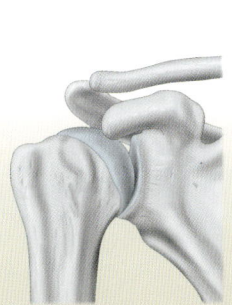
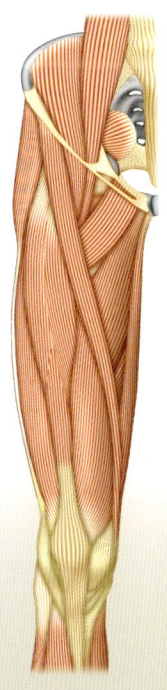

CONTENTS

PART 3 👉 姿勢と歩行のしくみ

姿勢を支える筋肉・関節
1. 重心と姿勢の関係 —————————— 130
2. 姿勢の安定性 ———————————— 132
3. 立位姿勢と座位姿勢 ————————— 134
4. 構えと体位 ————————————— 136
5. 「良い姿勢」とは —————————— 137

姿勢の異常
1. 姿勢保持による筋疲労 ———————— 138
2. 疾患による姿勢異常 ————————— 140

正常歩行
1. 正常歩行とは ———————————— 142
2. 歩行時の関節と筋肉 ————————— 144

異常歩行
1. 正常歩行の変形（歩き方のくせ）———— 146
2. 神経筋疾患による異常歩行 —————— 147
3. さまざまな異常歩行 ————————— 150

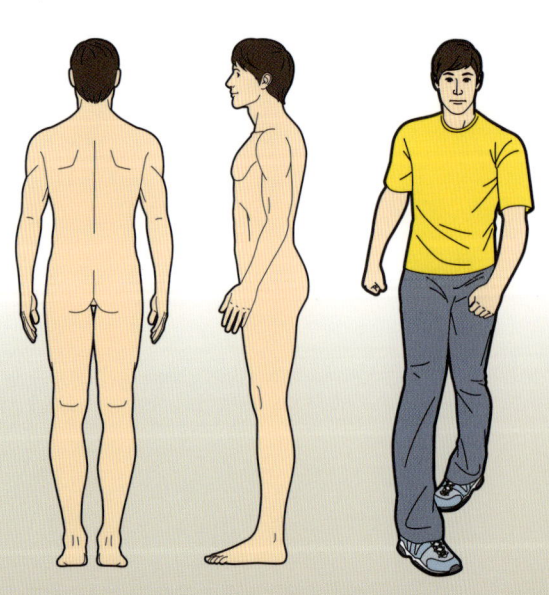

PART 4 👉 スポーツにおける外傷・障害

スポーツにおけるトラブル
1. スポーツ外傷とスポーツ障害の違い ───── 152

代表的なスポーツ外傷
1. 肩関節脱臼 ───── 154
2. Unhappy triad（不幸の三徴候）───── 156
3. 足関節内反捻挫 ───── 160

代表的なスポーツ障害
1. 野球肘（内側側副靱帯損傷）───── 162
2. テニス肘 ───── 166
3. 腸脛靱帯炎 ───── 168

....

さくいん ───── 170
参考文献 ───── 175

※本書は特に明記しない限り、2013年8月1日現在の情報にもとづいています。

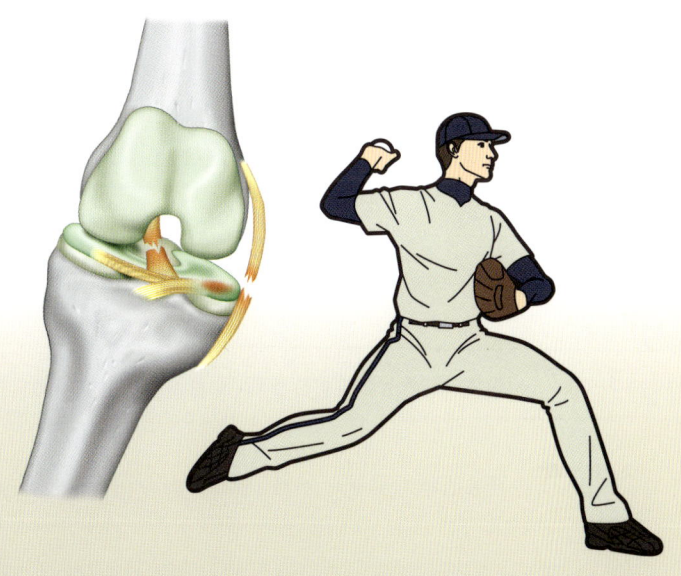

この本の使い方

この本では、初学者でも理解ができるよう、わかりやすい解説文・精細なイラストを用いて構成しています。

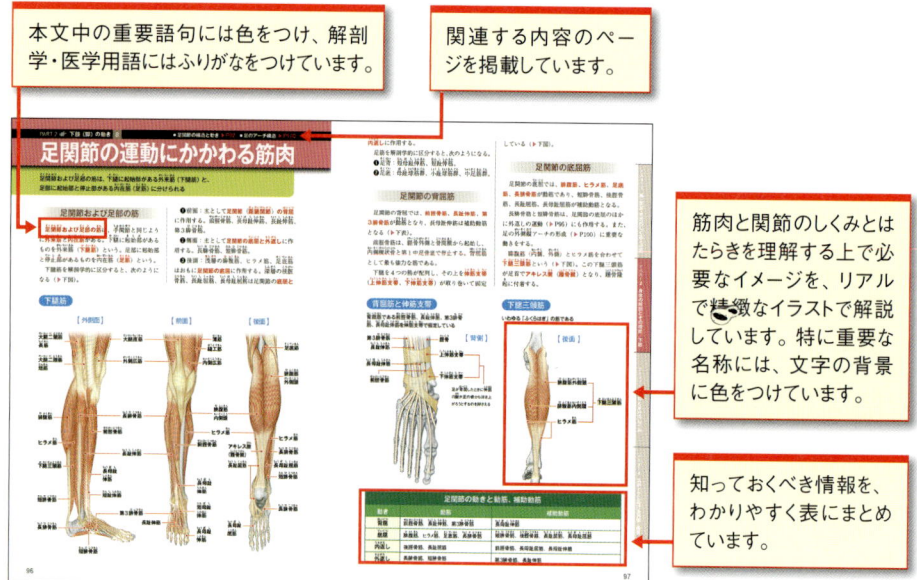

本文中の重要語句には色をつけ、解剖学・医学用語にはふりがなをつけています。

関連する内容のページを掲載しています。

筋肉と関節のしくみとはたらきを理解する上で必要なイメージを、リアルで精緻なイラストで解説しています。特に重要な名称には、文字の背景に色をつけています。

知っておくべき情報を、わかりやすく表にまとめています。

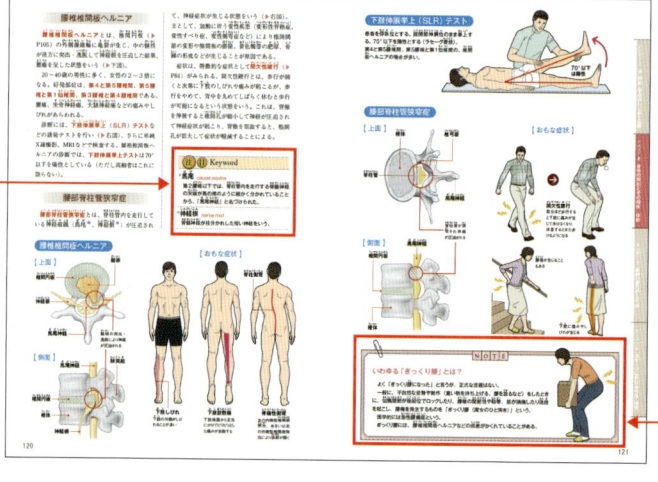

「注目Keyword」では、本文・イラストの中に出てくる難しい用語などを解説しています。

「NOTE」では、本文中の内容に関する情報や知識を紹介しています。

本書の内容

PART 1 　骨・関節・筋肉のしくみと役割
骨・関節・筋肉の基本的な構造とその役割について解説しています。

PART 2 　身体の解剖とその機能
身体を上肢(腕)、下肢(脚)、体幹に分けて、各部位の骨・関節・靱帯・筋肉などの名称や機能、動き、代表的な障害などについて解説しています。

PART 3 　姿勢と歩行のしくみ
身体の動きを理解するうえで必要な姿勢と歩行の基礎知識について解説しています。

PART 4 　スポーツにおける外傷・障害
代表的なスポーツの外傷・障害を取り上げ、原因と対処法などについて解説しています。

PART 1

骨・関節・筋肉の しくみと役割

骨・関節・筋肉は、身体を動かす主要な運動器である。骨格を形成しているのは骨であり、骨と骨の連結部分を関節という。その関節は、筋肉によって動かされる。

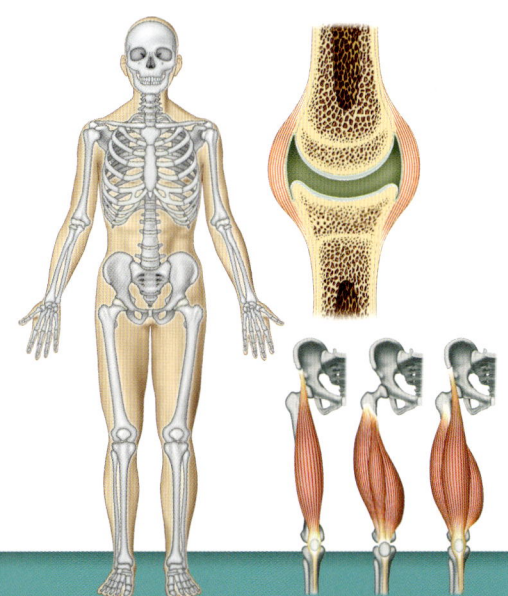

PART 1 骨のしくみと役割 1 　●関節の動きと構造 ▶P14　●骨格筋の機能 ▶P22

骨の種類と構造

人の骨はその形から、長骨、短骨、扁平骨、種子骨、不規則骨および含気骨に分類できる。
骨は骨膜、骨質（緻密質、海綿質）、骨髄、関節軟骨で構成されている。

骨の機能

骨は集まって骨格を形成し、**関節**（▶P14）とともに受動運動機能を構成する。筋（▶P22）は**能動運動機能**を持っており、骨と関節は**筋収縮**（▶P26）によって動かされている。

その他の骨の機能としては、身体の内部の支柱として形を保持する**支持機能**、内臓器官や脳などを外力から守る**保護機能**、カルシウムやリン、マグネシウムなどの**無機塩類の貯蔵**、骨髄において血液成分を産生する**造血機能**などがある。

骨の種類

人体の骨格は、**約200個の骨**から成る。人体の骨格は中軸性骨格と付属性骨格に分けられる。中軸性骨格とは身体の柱となるもので、頭蓋23個、椎骨26個、胸郭25個から成る。付属性骨格は軸骨格に付属しているもので、上肢64個（肩甲骨2個と鎖骨2個を含む）と下肢62個（寛骨2個を含む）および耳小骨6個から成る。

骨にはさまざまな形状があり、**含気骨、扁平骨、短骨、長骨、不規則骨、種子骨**に大別される（▶下図）。

骨の種類

骨は、形状によって大きく6つに分けられる

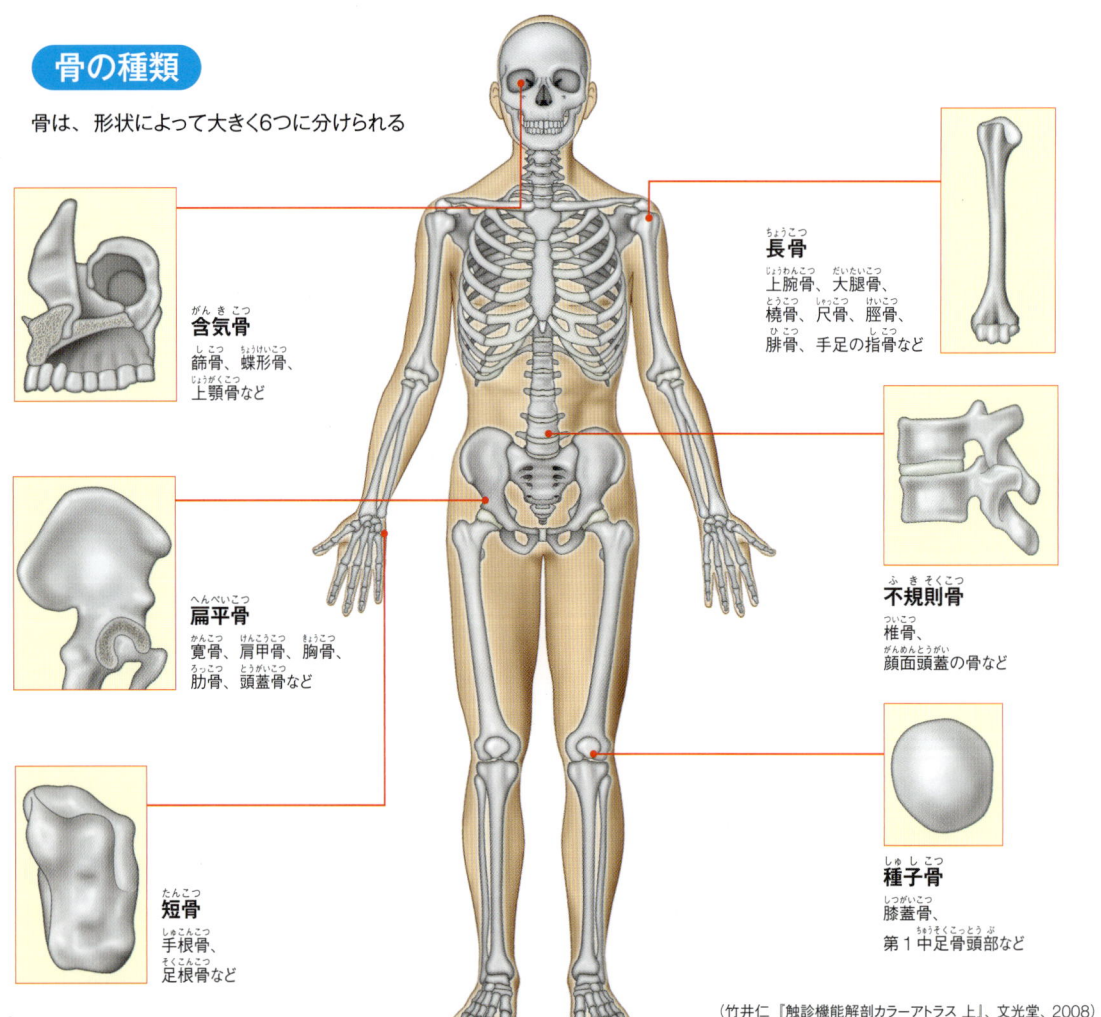

含気骨
篩骨、蝶形骨、上顎骨など

扁平骨
寛骨、肩甲骨、胸骨、肋骨、頭蓋骨など

短骨
手根骨、足根骨など

長骨
上腕骨、大腿骨、橈骨、尺骨、脛骨、腓骨、手足の指骨など

不規則骨
椎骨、顔面頭蓋の骨など

種子骨
膝蓋骨、第1中足骨頭部など

（竹井仁『触診機能解剖カラーアトラス 上』、文光堂、2008）

骨の肉眼的構造

骨は**骨膜**、**骨質**、**骨髄**、**関節軟骨**の組織から構成される（▶下図）。長骨の両端を骨端、太くなっている中央部を骨幹といい、骨幹から骨端に移行する部分を骨幹端という。長骨は外層から外骨膜、皮質（緻密質）、海綿質、内骨膜からなり、骨幹部では中央に骨髄腔がある。短骨は長骨のような部位による違いはなく、全体的に海綿質が詰まっている。

下図は骨の微細構造である。皮質は硬い骨がぎっしりと詰まっていて緻密質と呼ばれている。緻密質は、中心部の空洞（**ハバース管**＊）と、それを同心円状に囲む複数の層板円柱から成る。これが骨の形成の単位となっており、骨単位（オステオン）という。ハバース管の中を血管が縦走し、横行する**フォルクマン管**＊と連絡している。

骨は血流に富んでいる。骨には、❶骨膜から骨に流入する**骨膜動脈**、❷栄養孔（小さな穴）から入り緻密質を貫いて髄腔に達する**栄養動脈**、❸骨の両端に血液を送る**骨幹端動脈や骨端動脈**がある。

骨に分布する神経は動脈とともに走行している。緻密質のハバース管、フォルクマン管の中を神経線維が走行し、その神経線維には痛みを感受する**骨髄神経**（**感覚神経**）と、血管の収縮と拡張にかかわる**血管運動神経**が主である。

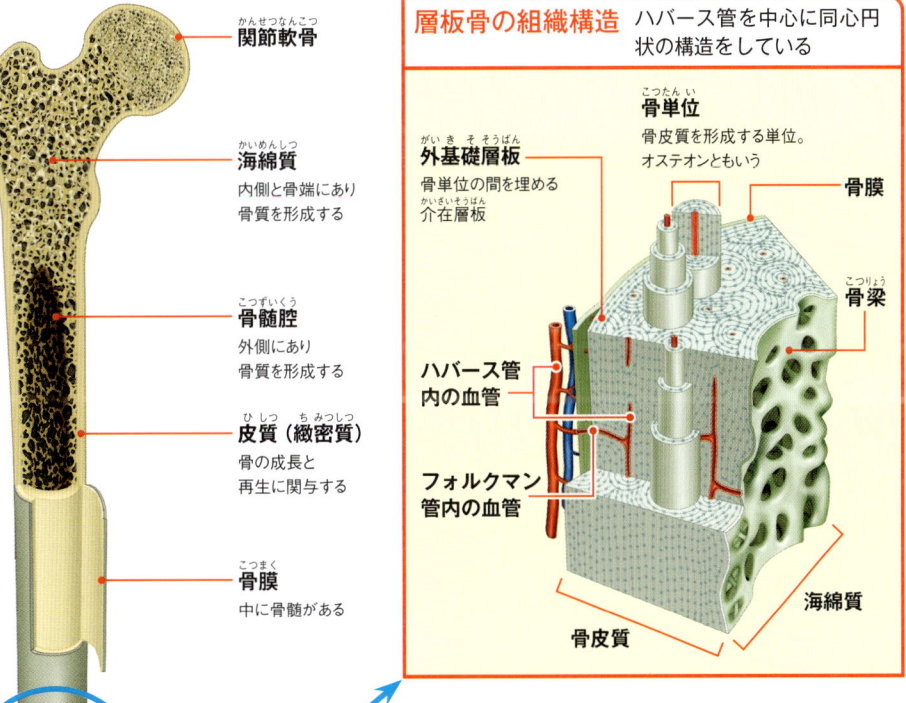

長骨の構造 長骨の構造は、骨幹と骨端、骨幹端で構成される

層板骨の組織構造 ハバース管を中心に同心円状の構造をしている

注目 Keyword

＊**ハバース管** haversian canal
骨に血管を通すために縦方向に走っている管のことをいう。

＊**フォルクマン管** volkmann's canal
骨内を横方向に連絡している管。中には血管が入り、ハバース管をつないでいる。

（竹井仁『触診機能解剖カラーアトラス 上』、文光堂、2008）

骨の成長と代謝（リモデリング）

骨は胎生期にいったん軟骨組織として形成され、その後、骨に置き換わる（骨化）。
骨化のプロセスには、膜性骨化と軟骨性骨化がある。

骨のリモデリング

ヒトの一生における**骨代謝**は、骨の形が決定する胎生期、出生から成人までの過程で骨が大きくかつ強固になる成長期、20～50歳頃までの骨の質と量が一定に保たれる維持期、50歳以降の骨が減少する後退期に分かれる。

骨は、成長後もその形態や大きさを維持するため、形成、吸収、再形成の新陳代謝を繰り返している。これを**骨改変（リモデリング）**といい、❶**破骨細胞**による骨の解体、❷**骨芽細胞**による骨の建設、❸**骨細胞**による骨の保守の役割分担で行われている。

骨の発生と成長

骨の発生には2つの様式がある。1つは、軟骨組織を介さず**間葉*系組織**から直接骨が形成される**膜性骨化**という様式であり、長骨（▶P10）の横径成長や頭蓋の扁平骨、下顎骨、鎖骨などはこの様式で形成される。

もう1つは軟骨が骨化するもので**軟骨性骨化**（▶右図）と呼ばれ、四肢骨、頭蓋底部の骨、骨盤などがこれに当てはまる。

まず、軟骨組織に**石灰化**がみられる。軟骨組織の中央には骨芽細胞があらわれ、石灰化した軟骨組織を骨組織に置き換える。この骨芽細胞が骨化し始める部分を**1次骨化核**といい、胎生期7～8週頃にみられる。この骨化は軟骨を両端に押しやるように進み、出生前まで続く。出生後は、骨の両端に1～3個の**2次骨化核**があらわれ、骨を形成していく。

1次骨化核と2次骨化核の間には骨端成長板という軟骨組織が存在する。この骨端成長板が存在する間は骨の長径は伸び続け、骨端成長板が完全に消失し**骨端線**（▶P14）を形成すると、骨の成長は止まる。この骨端線はX線写真で確認することができる。

骨のリモデリングにかかわるホルモン

いくつかのホルモンが、骨の成長に重要な役割を果たしている。

❶**成長ホルモン**（growth hormone：GH）は脳下垂体から分泌される。骨に対する作用としては、骨端成長板の軟骨細胞の増殖を促し、骨の長径を伸ばす。

❷**副甲状腺ホルモン**（parathyroid hormone：PTH）は、甲状腺の付近にある副甲状腺から分泌される。PTHは、破骨細胞を活性化し骨吸収を促進することで血中のカルシウムを上昇させる働きをもつ。また、PTHは腎臓において活性化ビタミンDの合成を促進し、**活性化ビタミンD**は腸管からのカルシウム吸収を促進させる。

❸**カルシトニン**は、PTHと反対の作用を示し、破骨細胞の働きを抑え、骨吸収を抑制する。結果として骨の形成の促進につながる。

骨形成に必要なビタミン

ビタミンDは脂溶性ビタミンの1つであり、その作用は小腸からのカルシウムの吸収と骨へのカルシウムの取り込みである。腎臓で産生された活性型ビタミンDは、体内におけるカルシウムやリンの恒常性維持、骨代謝調節に大きな役割を担う。

ビタミンKは緑黄色野菜などに含まれるフィロキノンという形で含まれている。ビタミンKは、骨芽細胞が産生するオステオカルシンという物質を促進、骨形成を促す。

ビタミンCは、コラーゲンを合成する酵素の

補因子である。骨に存在するコラーゲン線維は高い強度を持っており、このコラーゲンの合成にビタミンCは不可欠である。

ビタミンAは脂溶性ビタミンであり、破骨細胞を活性化する。したがって、慢性的なビタミンAの過剰摂取は骨密度の減少につながる。

長骨における軟骨性骨化

発生初期に硝子軟骨性の支柱が形成され、軟骨周骨の形成（❶）後、軟骨石灰化、血管進入がみられる（❷）。骨芽細胞による骨化（1次骨化核：❸）、骨端の骨化（2次骨化核：❹）が起こった後、骨端線が形成される（❺）と、骨の成長は止まる（❻）

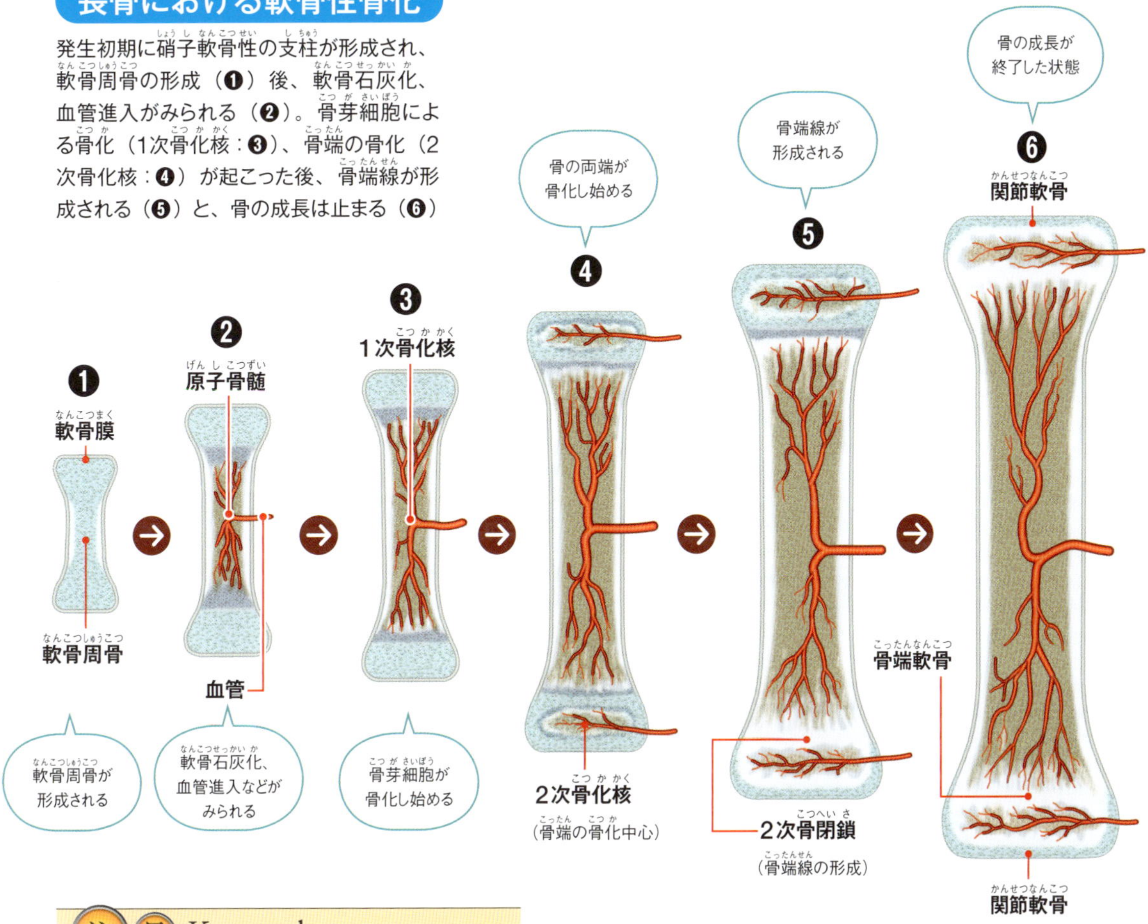

❶ 軟骨膜／軟骨周骨
❷ 原子骨髄／血管
❸ 1次骨化核
❹ 骨の両端が骨化し始める／2次骨化核（骨端の骨化中心）
❺ 骨端線が形成される／骨端軟骨／2次骨閉鎖（骨端線の形成）
❻ 骨の成長が終了した状態／関節軟骨／関節軟骨

❶ 軟骨周骨が形成される
❷ 軟骨石灰化、血管進入などがみられる
❸ 骨芽細胞が骨化し始める

注目 Keyword

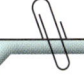

* **間葉** *mesen chyme*
  胎児の中胚葉結合組織のこと。結合組織・骨・脂肪・筋などの中胚葉系の細胞に分化する。

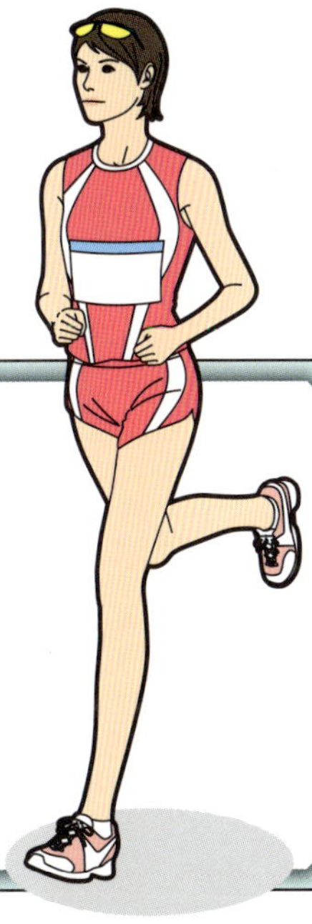

NOTE

女性アスリートの骨障害

女性アスリートが陥りやすい3主徴「摂食障害、無月経、骨粗鬆症」は、競技を続けていく上で重要な問題である。特にマラソンなど長距離ランナーは、パフォーマンス向上のためにスリムな体型を維持しようとするため、ビタミンD不足になりやすい。
また、性ホルモンの変化などの影響で無月経や稀発月経となり、骨量の低下を招く。このような女性アスリートは疲労骨折などの骨障害を引き起こしやすい。ホルモンやビタミン、カルシウムなどの栄養は、骨量の形成に重要な因子である。

PART 1　関節のしくみと役割　1　●関節の分類 ▶P16　●関節が正常に働くためには ▶P18

関節の動きと構造

関節は骨と骨のつなぎ目であり、関節が存在することで、
ヒトは体を曲げたり伸ばしたり、回旋したりすることができる。

関節の役割

関節とは、骨と骨とを可動的に結合させる部分をいう。

関節には、❶動き（可動性）、❷靱帯、関節包などの**静的安定機構**＊、❸筋肉による**動的安定機構**＊、❹関節内部にある感覚センサー（靱帯や関節包などに多くみられる。関節の位置の感覚や動きの感覚などに関与している）、などの役割をもつ。

滑膜関節の構造

一般に、関節といえば関節包を有する**滑膜関節**をさす（▶下図）。関節は**関節体、関節面、関節包、関節腔、関節の特殊装置**で構成されている。

関節には少なくとも2つ以上の関節体がある。その関節面は、一方が**凸面（関節頭）** となり、もう一方が**凹面（関節窩）** となるのが一般的である。関節面を覆っているのは1〜5mmほどの平滑な硝子軟骨であり、クッション性に優れている。

滑膜関節の構造

滑膜関節は可動性のある関節で、狭義の関節のことである

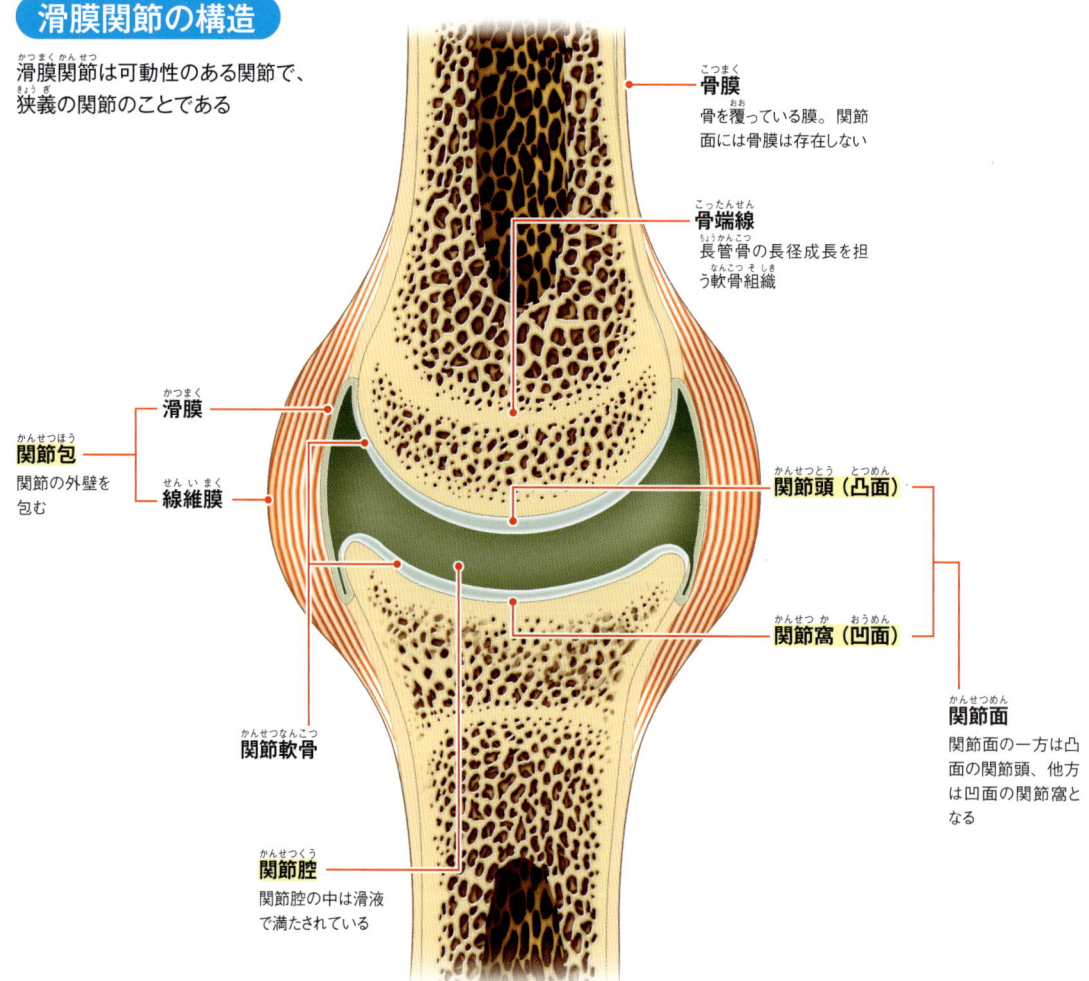

- **骨膜**：骨を覆っている膜。関節面には骨膜は存在しない
- **骨端線**：長管骨の長径成長を担う軟骨組織
- **滑膜**
- **関節包**：関節の外壁を包む
- **線維膜**
- **関節頭（凸面）**
- **関節窩（凹面）**
- **関節面**：関節面の一方は凸面の関節頭、他方は凹面の関節窩となる
- **関節軟骨**
- **関節腔**：関節腔の中は滑液で満たされている

2つの関節体の間には、関節腔という空洞がある。関節腔の中には、関節の運動を円滑にする**滑液**が充満している。この滑液の粘度は**ヒアルロン酸**の含有量によって変わり、温度が上がれば滑液の粘度が低くなり、関節が可動しやすくなる。

　2つの関節腔が連結することはなく、関節腔を包んでいる関節包という強靱な袋によってつながっている。なお、関節包の内側にある**滑膜**は、滑液を分泌している。

関節の動きを補う特殊装置

　関節の動きを補う役割をもつ**特殊装置**として、**関節円板・関節半月**、**関節唇**、**滑液包**、**靱帯**などがある。

　たとえば、関節頭と関節窩がよく適合しない場合に、関節円板・関節半月が補う役目をする。関節円板は顎関節（▶P122）、手関節（▶P65）などにみられ、関節半月は膝関節（▶P86）にみられる。

　関節唇は、肩関節（▶P44）や股関節（▶P76）に存在し、関節窩を補強する弾力性のある線維性軟骨である。

　靱帯は、関節包を補強する線維束であり、関節包の外に存在する。また靱帯は、関節の安定や円滑な運動にも寄与している。一方、関節包の内側に存在する靱帯もあり、股関節の**大腿骨頭靱帯**がこれに当てはまる。

可動性のない関節（不動結合）

　関節の中には、可動性がほとんどない不動性の関節がある（**不動結合**）。特徴は、関節包を有しない、関節腔が軟骨や結合組織で埋められていることであり、骨の連結の仕方によって**線維性連結**、**軟骨性連結**、**骨性連結**の3つに分類される（▶下図）。

不動結合の分類

不動結合には、線維性連結、軟骨性連結、骨性連結がある

```
                          関節
           ┌───────────────┴───────────────┐
    可動性のある関節（可動結合：滑膜関節）    可動性のない関節（不動結合）
                              ┌─────────────┼─────────────┐
                          線維性連結      軟骨性連結       骨性連結
```

線維性連結
骨が線維性結合組織で連結されている。頭部の縫合部位（鋸状縫合、鱗状縫合）、骨間膜などがある

軟骨性連結
骨が軟骨で連結されている。硝子軟骨結合（胸骨と第1肋骨間の結合）、線維軟骨結合（椎間円板恥骨結合）がある

骨性連結
骨が骨で連結されている。寛骨（骨盤）などがある

滑液の役割

滑液は関節液ともいい、黄色がかった透明な液体である

❶関節軟骨への栄養補給
❷関節面の潤滑。摩擦を減らし、運動を滑らかにする
❸関節面への衝撃を吸収する

注目 Keyword

＊静的安定機構
その組織が受動的に働くことにより関節が安定化される機構をいう。靱帯、関節唇など。

＊動的安定機構
筋の能動的な収縮により関節が安定化される機構をいう。筋や筋膜など。

PART 1 関節のしくみと役割 2　　●関節の動きと構造 ▶P14　　●関節が正常に働くためには ▶P18

関節の分類

関節は運動軸、関節体の数、形状などによって分類することができる。
特に形状による分類では、さまざまな特徴的な形をした関節が存在する。

運動軸による分類

関節は**運動軸**＊の数により、**1軸性関節**、**2軸性関節**、**多軸性関節**に分類される（▶下表）。

❶ **1軸性関節**：関節軸が1つ。1方向のみの運動となる（自由度1度）。**指節間関節**（▶P65）が代表的で、屈曲か伸展の運動しかない。

❷ **2軸性関節**：関節軸が2つ。2方向の運動となる（自由度2度）。**手関節**（▶P65）が代表的で、手首を手掌側（掌屈）・手背側（背屈）に曲げる、手首を橈骨側（橈屈）・尺骨側（尺屈）に曲げる（▶P68）。

❸ **多軸性関節**：関節軸が3つ以上。3方向の多軸運動となる（自由度3度）。**肩関節**（「かたかんせつ」とも読む▶P44）が代表的で、内転／外転、屈曲／伸展、内旋／外旋、水平屈曲／水平伸展（▶P51）といった運動が行われる。さらに、これらを組み合わせることで**分回し運動**（▶P50）が可能となる。

関節体の数による分類

関節を作る骨の数によって、**単関節**、**複関節**がある。

❶ **単関節**：2つの骨から成る。肩関節（▶P44）、股関節（▶P76）など。

❷ **複関節**：3つ以上の骨から成る。肘関節（▶P54）、膝関節（▶P86）など。

関節の形状による分類

関節の形状によって、**蝶番関節**、**らせん関節**、**車軸関節**、**顆状関節**、**楕円関節**、**鞍関節**、**平面関節**、**半関節**、**球関節**、**臼状関節**に分類される。それらを運動軸の自由度によって分類すると、1方向のみ運動が可能な1軸性関節、2方向に運動が可能な2軸性関節、あらゆる方向に運動が可能な多軸性関節に分けることができる（▶下表）。

関節の分類（運動軸および形状）

運動軸による分類	形状による分類	特徴	代表的な関節
1軸性	**蝶番関節**	ドアの「ちょうつがい」のような形。運動軸は横方向にあり、一方向のみの運動となる	●指節間関節
1軸性	**らせん関節**	蝶番関節に似ている。運動はらせん状になる	●腕尺関節 ●距腿関節
1軸性	**車軸関節**	車輪のような回転運動が可能。一方向のみの運動となる	●上橈尺関節 ●下橈尺関節 ●正中環軸関節

2軸性	顆状関節	球関節に似ているが、関節窩は浅い。長軸と短軸の2方向に動く。回旋運動は不能		●中手指節関節 ●中足趾節関節 ●顎関節 ●膝関節
	楕円関節	楕円形の関節頭がそれに対応した関節窩におさまる長軸と短軸の2方向に動く。回転運動は不能		●橈骨手根関節 ●環椎後頭関節
	鞍関節	関節頭と関節窩が鞍の形をしている。運動は直交する2方向となる		●母指手根中手関節 ●胸鎖関節 ●踵立方関節
多軸性	平面関節	関節頭と関節窩の関節面はほぼ平面のため、すべり運動が可能		●外側環軸関節 ●肋骨頭関節 ●胸肋関節 ●肋横突関節 ●椎間関節 ●肩鎖関節 ●手根骨の近位列と遠位列の間の関節 ●母指以外の手根中手関節 ●膝蓋大腿関節 ●脛腓関節 ●距舟関節を除いた足根間関節
	半関節	形状は平面関節に似ているが、関節面には凹凸がある。運動範囲は平面関節より少ない		●仙腸関節
	球関節	関節頭は半球状であり、関節窩は、関節頭に対応したぽみがある。可動性が最も大きい		●肩関節 ●腕橈骨関節 ●有頭骨・有鉤骨間関節 ●舟状骨・月状骨間関節
	臼状関節	形状は球関節に似ているが、関節窩は深い。そのため、球関節より可動範囲は狭い		●股関節

注目 Keyword

*運動軸

ヒトの運動は3つの面と3つの軸で行われる。面は身体を左右に分ける矢状面、前後に分ける前額面、上下に分ける水平面がある。軸は、上下方向の軸となる垂直軸、前後方向の軸となる矢状－水平軸、左右方向の軸となる前額－水平軸がある。

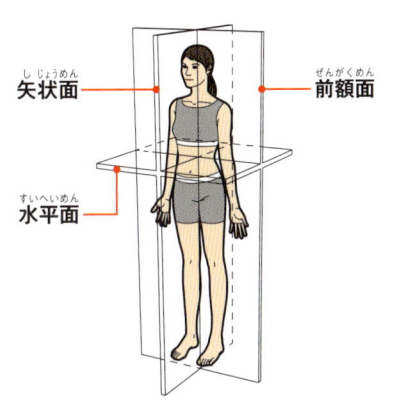

矢状面　前額面　水平面

PART1 骨・関節・筋肉のしくみと役割

PART2 身体の解剖とその機能

PART3 姿勢と歩行のしくみ

PART4 スポーツにおける外傷・障害

PART 1 関節のしくみと役割 3 ●関節の働きと構造 ▶P14 ●膝関節の構造と動き ▶P86

関節が正常に働くためには

関節が正常に動くには、関節包がゆるみ、関節内での運動が必要となる。
関節包内の運動は滑り、転がり、軸回旋が中心となる。

関節のゆるみとしまり

関節が正常に働くには、関節包（▶P14）内における滑膜関節（▶P14）の面と面の動きが円滑でなければならない。運動時に関節面は相互に接触するが、関節の角度によって接触面の大きさは変わる。

関節の接触面が広く、なおかつ靱帯や関節包が緊張している位置を**しまりの肢位**という。一方、関節の接触面が小さく、しまりの位置以外を**ゆるみの肢位**といい、最大ゆるみの位置を**安静肢位**（resting position）ともいう。

関節包内で生じる運動

関節包内で生じる運動は**副運動**ともいい、**関節の遊び**（joint play）と**構成運動**（component motion）に大別できる。

関節の遊びとは、筋が完全にリラックスした状態で他動的にのみ起こる関節面の動きをいう。

副運動（関節の遊び）

副運動の関節の遊びとは、筋が完全にリラックスした状態で他動的にのみ起こる関節面の動きをいう。下図は左側の骨を固定し、右側の骨を動かした場合の動きを表す

❶離開（牽引）

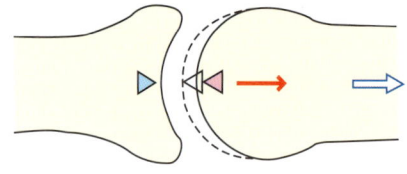

右側の骨が左側の骨から垂直方向に離れる動き

❷圧迫

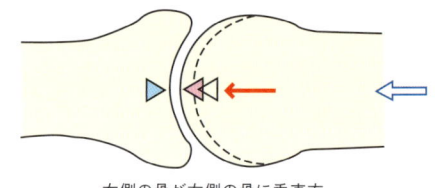

右側の骨が左側の骨に垂直方向に近づく動き

❸滑り

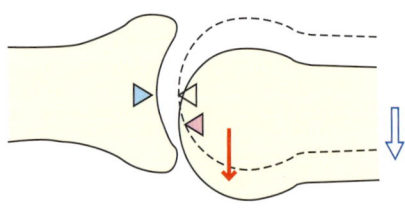

右側の骨が左側の骨に対して平行方向に滑る動き

❹転がり

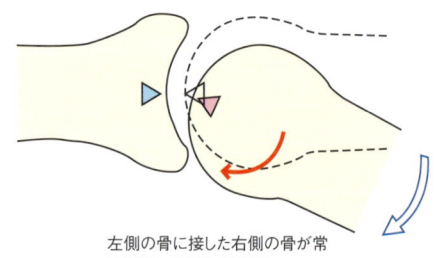

左側の骨に接した右側の骨が常に移動して変化する動き

❺軸回旋

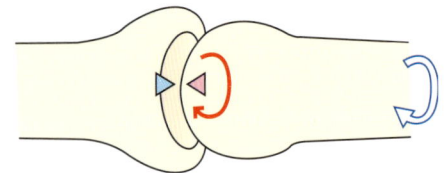

左側の骨に接した右側の骨が軸を中心に回旋する動き

凡例：
← ：関節包内運動
⇐ ：骨運動
▷ ：固定点　◁ ：開始点
◁ ：移動点

（竹井仁『触診機能解剖カラーアトラス 上』、文光堂、2008）

関節の遊びには**離開**（牽引）、**圧迫**、**滑り**（▶P89）、**転がり**（▶P89）、**軸回旋**といった動きがある（▶左図）。

一方、**構成運動**とは、骨の運動に伴って起こる関節面相互の生理的な運動をいう。滑り、転がり、軸回旋の動きのうち、2つ以上の組み合わせで生じる複合運動となる。

たとえば、膝関節（ひざかんせつとも読む）の屈伸においては、転がり運動と滑り運動が同時に行われている。膝関節の最終伸展では、軸回旋も加わる（▶下図、P89）。

関節面の凹凸と滑り運動

関節面の多くが凹と凸になっており、運動する関節がどちらの形状かによって滑る方向が決まる。これを**凹凸の法則**という。

凸面の関節頭が動かず、関節窩を有する骨が動く場合、関節面の滑りは骨運動の方向と同じ方向に生じる（**凹の法則**）。

一方、凹面の関節窩は動かず、凸面の関節頭を有する骨が動く場合、関節面の滑りは骨運動の方向と反対の方向に生じる（**凸の法則**）。

膝関節の伸展における構成運動

副運動の構成運動の一例として、膝関節の伸展の動きを構成する最終域での脛骨外旋・大腿骨に対する脛骨の前方滑り・膝蓋骨の上方滑り、腓骨の上方滑りがある

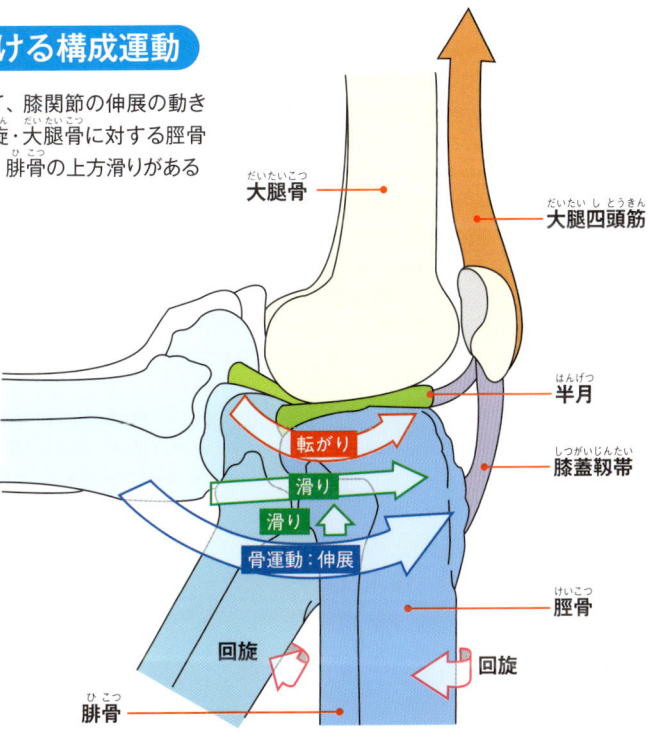

（竹井仁『触診機能解剖カラーアトラス 上』、文光堂、2008）

凹凸の法則

運動する関節面の形状によって滑りの方向が決まる

❶凹の法則
関節面は骨運動と同じ方向に滑る

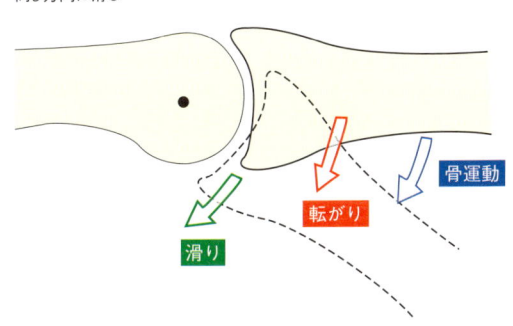

❷凸の法則
関節面は骨運動と反対方向に滑る

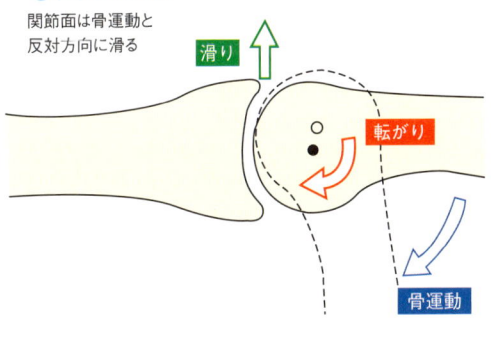

（竹井仁『触診機能解剖カラーアトラス 上』、文光堂、2008）

筋膜の構造

筋膜とはその名のとおり、筋を包む膜のことであるが、
身体の重要な組織も包み込んでいるため「第2の骨格」と呼ばれている。

皮膚の構造

　皮膚は、身体最大の器官であり、**表皮**、**真皮**からなる。その下には**筋膜**がある（▶右図）。
　表皮は皮膚の最も外側にある層であり、細菌やウイルスなどの侵入を防ぐ、筋や神経などを外傷から守る役割をもつ。
　真皮には**コラーゲン**（▶P12、24）と**エラスチン**にたんぱく質が多く、皮膚に弾力性と伸張性を与えている。そのほかに、体温調節、熱や寒さを感じるなどの働きをもつ。

筋膜の構造と機能

　筋膜は真皮のすぐ下に存在する線維組織である。筋膜は全身の筋をはじめ、骨や心臓、脳などすべての臓器を包んでいるため、**第2の骨格**といわれている。
　筋膜の構造は、大きく**浅筋膜**と**深筋膜**（▶P24）に分けられる。浅筋膜は皮下組織の中に含まれる。皮下組織には脂肪細胞、皮膚の血管・神経、浅在性リンパ系＊などが含まれる。
　浅筋膜より深部にあって筋に接している筋膜を総じて深筋膜という。さらに、筋を包んでいる**筋外膜**（▶P24）、筋束（▶P24）を包んでいる**筋周膜**（▶P24）、個々の筋線維を包んでいる**筋内膜**も含めて筋膜という。
　筋膜は、コラーゲンを主成分とする**膠原線維**と、エラスチンを主成分とする少量の**弾性線維**で構成されている。ただし、筋内膜には弾性線維は含まない。膠原線維は、弾性は乏しいが、張力に対しては強い抵抗性を示す。
　一方、弾性線維はゴムの性質に似ており、極めて弾性に富んでいる。
　筋膜は、この膠原線維と弾性線維がガーゼ状に縦、横、斜めの**3方向に交錯して存在**している。
　通常、膠原線維は弾性線維の収縮力によって波状に縮んだ状態にある。ところが外部からの力が加わると、弾性線維は最大2.5倍まで伸びるが、膠原線維は波状から直線状に変化することで、線維自体が伸びることはない。これが姿勢と運動のコントロールに重要な要素となっている。

注目 Keyword

＊**リンパ系** *lymphatic system*
リンパ系はリンパ液、リンパ管、リンパ節から構成される。生体防御に重要な役割を果たすネットワークである。

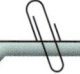

NOTE

食肉の筋膜

　鶏肉を調理するとき、表面の皮をはがした後に現れる薄い膜をみたことがあるだろう。これが筋膜である。ヌルヌルした白い膜で、弾力性がある。
　牛肉では、運動する筋が集まっているカタ肉（うでの部分）やスネ肉に筋膜が多くみられる。ゼラチン質が多いため、煮込み料理などに向いている。

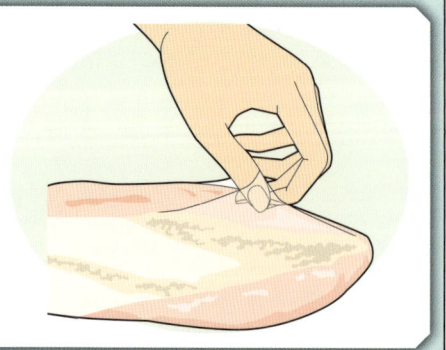

皮膚の構造

皮膚は表皮と真皮から成り、さらにその下には皮下組織、下に筋膜がある

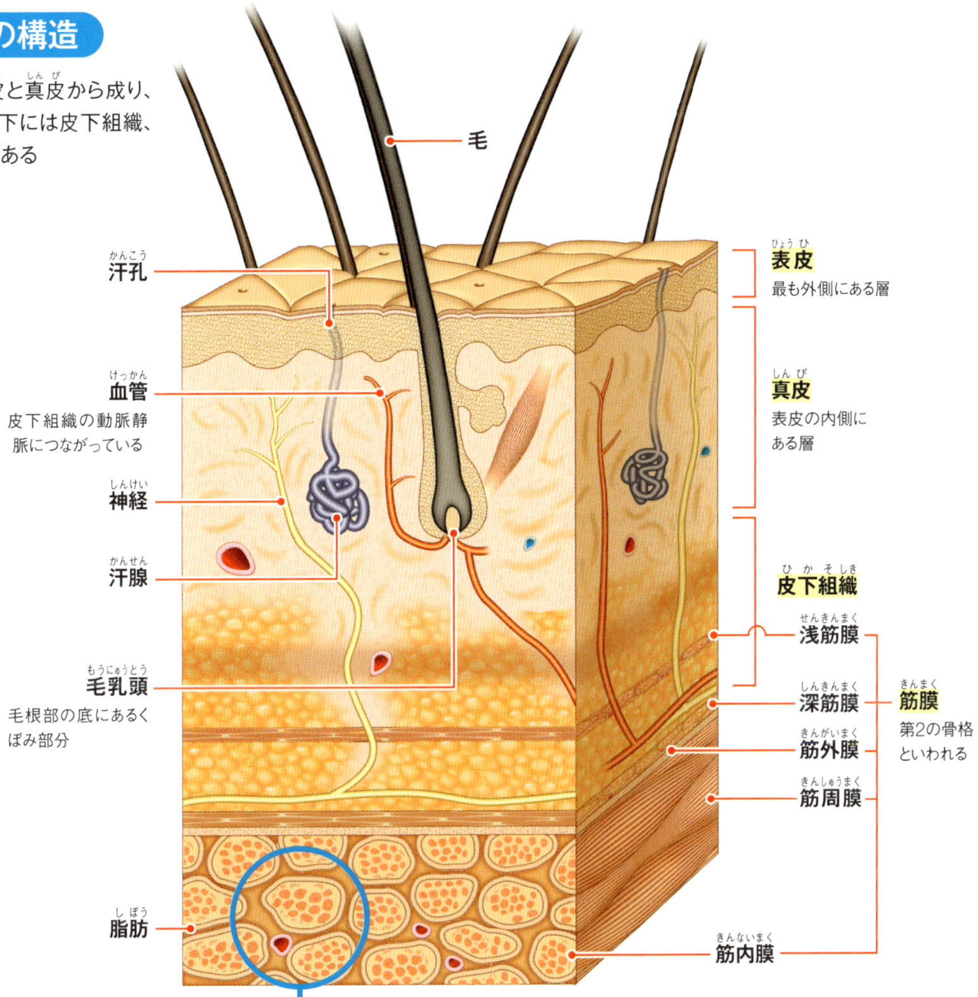

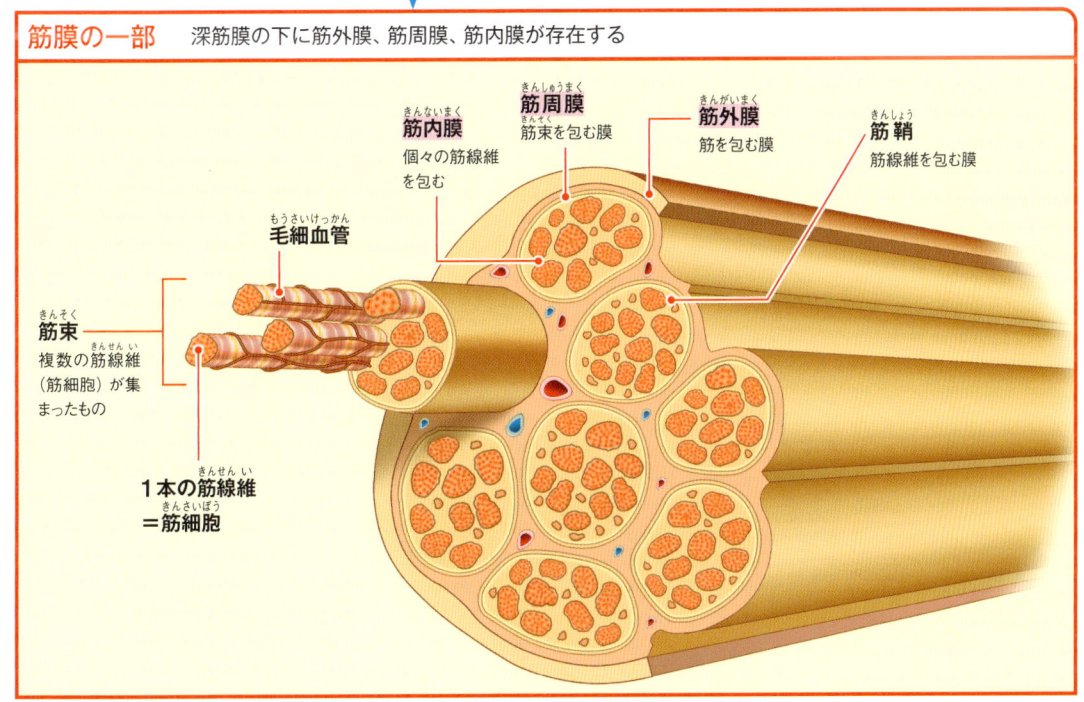

PART 1 筋肉のしくみと役割 1　●骨格筋の構造 ▶P24　●筋収縮のメカニズム ▶P26

骨格筋の機能

筋の基本は骨格筋である。人体には約650個の骨格筋があり、体重の約40〜50％を占めている。

骨格筋、心筋、平滑筋

筋は筋線維（▶P21、24）の集まりであり、筋線維の収縮（▶P26）によって、内部の器官を含め身体のあらゆる部分を動かしている。筋は、その構造や機能の違いにより骨格筋、心筋*、平滑筋*の3つに分類される。

骨格筋は、心筋とともに筋線維に縞目構造があることから横紋筋（▶P36）とも呼ばれる。一方、平滑筋は横紋筋をもたない。

骨格筋の性質

骨格筋は一般に骨に付着するが、関節包や皮膚や筋膜（▶P20）に付着するものもある。

骨格筋の多くは、意識的に筋を動かせることから随意筋と呼ばれる。そのほかにも、平滑筋は下表のような性質を持っている。

筋の起始・停止

筋の両端が骨に付着しているところを起始・停止という（▶下図）。起始は、筋の近位端（体幹に近いほうの端）が着いているところで、通常は筋収縮のときに固定されている。一方、停止は筋の遠位端（体幹から遠いほうの端）が着いており、通常は筋収縮のときに動く。

たとえば、上腕二頭筋の起始・停止でも、コップを口に運ぶときの運動は停止部が起始部に近づいたものであり、鉄棒で懸垂するときの運動は、起始部が停止部に近づいたものである。後者を逆作用（reversed action）と呼ぶ。

筋の起始・停止（上腕二頭筋）

筋の両端は骨に付着しており、体幹に近いほうの端を起始部、遠いほうの端を停止部という

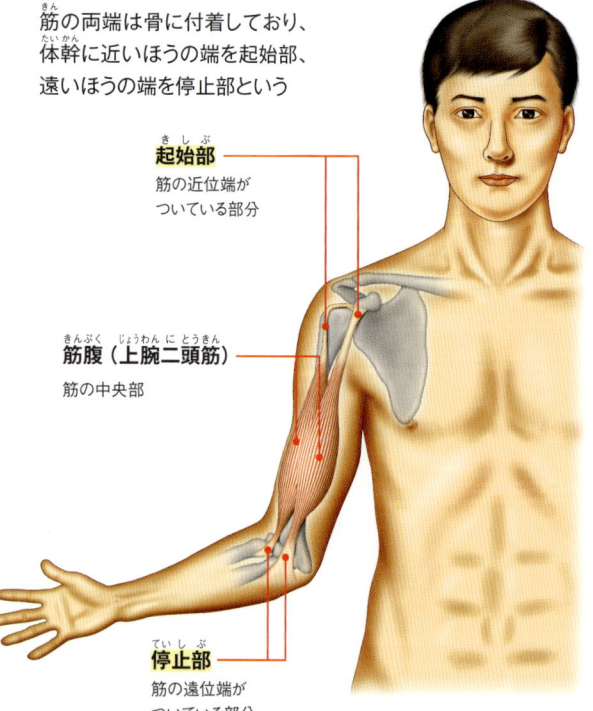

- 起始部　筋の近位端がついている部分
- 筋腹（上腕二頭筋）　筋の中央部
- 停止部　筋の遠位端がついている部分

骨格筋の性質

❶体型、シルエット、表情の形成
❷興奮性がある。
　神経の刺激に対して反応する
❸収縮性がある。自ら短縮できる
❹伸展性がある。
　筋自身が引き伸ばされる
❺弾力性がある。
　収縮・伸張後に元の長さに戻る

注目 Keyword

*心筋　cardiac muscle
心臓のみに存在する不随意筋。

*平滑筋　smooth muscle
血管、消化管、気道、膀胱などの壁に存在する。不随意筋。

PART 1 ▶ 筋肉のしくみと役割 ③　　●骨格筋の機能 ▶P22　●骨格筋の構造 ▶P24

筋の形状による分類

骨格筋は、筋の形状の違いにより大きく紡錘状筋、羽状筋に分類される。
また、筋頭の数によっても分けられる。

さまざまな筋の形状

骨格筋（▶P22）は、複数の筋線維（▶P22、24）が束ねられた**筋束**（▶P21、24）によって形成されており、身体の部位によってさまざまな形をつくっている（▶下図）。筋の形状による分類で代表的なものとしては**紡錘状筋**、**羽状筋**がある。

紡錘状筋は筋線維が腱と並行に配列した筋であり、筋の発揮力がほとんど腱に伝わる。一方、羽状筋は筋線維が腱に対して斜めに配列した筋であり、力は強いが運動は小さい。

なお、骨格筋は**筋頭**（身体の内側に近い筋）の数によっても分類でき、**二頭筋**、**三頭筋**、**四頭筋**などとなる。

筋の形状による分類

紡錘状筋
筋の基本となる形状。筋線維が腱と並行に配列し、その両端が細く中央部が太い。
例）上腕筋

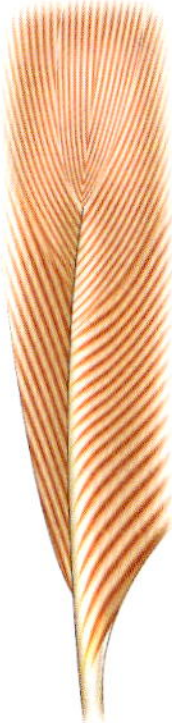

羽状筋
筋線維が腱に向かって斜めに配列し鳥の羽のようにみえる。羽状筋が両側にある。
例）大腿直筋

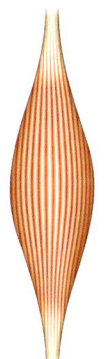
半羽状筋
斜めに走行する筋が片側のみにある。
例）後脛骨筋

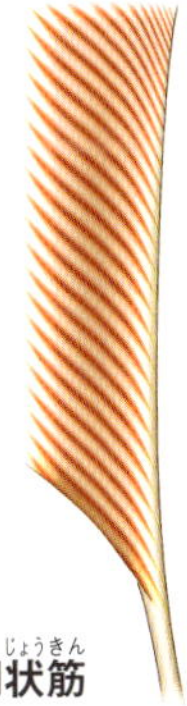

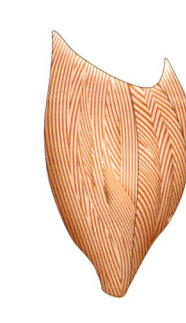
多羽状筋
複数の羽状筋が1つの筋をつくる。
例）三角筋

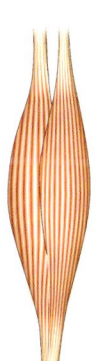
二頭筋
筋頭が2つある。
例）上腕二頭筋

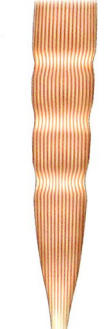
多腹筋
筋腹が複数の腱で分かれている。
例）腹直筋

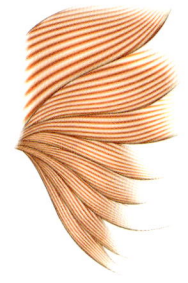
鋸筋
のこぎり状にみえる筋。
例）前鋸筋

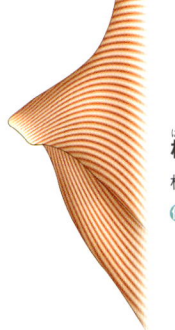
板状筋
板状の筋。
例）外腹斜筋

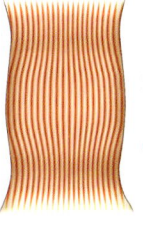
方形筋
四角形で扁平な筋。
例）腰方形筋

骨格筋の構造

骨格筋の構造は、筋束▶筋線維▶筋原線維である。筋原線維はミオシンとアクチンという2種類の線維性たんぱくであるフィラメントによって構成されている。

筋外膜～筋内膜の結合組織

深筋膜（▶P20）の下では、複数の**筋線維**が集まって**筋束**（▶P23）を形成し、その筋束は**筋周膜**（▶P20）で包まれている。**筋外膜**は筋周膜、筋内膜とともに筋膜を形成し、筋外膜と筋周膜の波状コラーゲン線維が腱に移行する。

筋原線維

筋線維は、直径10～150μm、長さ数～約30cmの円柱状の長い細胞（筋細胞）である。筋線維は**筋原線維**が集まったものである。

筋原線維は、線維性たんぱく質からなるフィラメント（細糸）で構成され、その中で太いものを**ミオシンフィラメント**、細いものを**アクチンフィラメント**という（▶右図）。

ミオシンフィラメントとアクチンフィラメントはそれぞれ等間隔に並んでいる。**Z線**とZ線の間を**筋節**といい、これが骨格筋の細小の機能的単位となる。

電子顕微鏡で筋原線維を見ると、**暗帯（A帯）**と**明帯（I帯）**が交互に並ぶ、いわゆる横紋がみられる。**A帯**はアクチンフィラメントとミオシンフィラメントが重なる部分である。A帯にある隙間を**H帯**といい、ミオシンフィラメントのみの部分のためやや明るい。I帯はアクチンフィラメントのみが並んでいる。

ミオシンフィラメントは、ミオシン頭部がゴルフクラブの形で、尾部がシャフトの形をしており、分子量20万の2本の重鎖と分子量2～3万の4本の軽鎖からなる6量体である。

アクチンフィラメントは、**G-アクチン**＊がらせん状に重合した鎖（F-アクチン）、そのらせんに絡んでいる細長い分子のトロポミオシン、およびトロポニン複合体から構成される。

トロポニン複合体は、Ca^{2+}と結合するトロポニンC、収縮を抑制するトロポニンI、トロポミオシンと結合するトロポニンTのサブユニットから成る。

細胞外マトリックス

動物細胞では、植物細胞の**細胞壁**＊のようなものがないため、代わりに細胞の外側に、網目状の複合体の**細胞マトリックス**を巡らせている。特に**基底膜**では重要な役割を果たしている。細胞外マトリックスの主な構成成分はコラーゲンやエラスチンなどの線維性たんぱくと**ムコ多糖類**＊である。筋線維や血管、神経線維などの構造を保護し、筋の形状を維持する役割をもつ。

注目 Keyword

＊G-アクチン *globular actin*
アクチンが1個ずつになった単量体状態をいう。

＊細胞壁 *cell wall*
植物は骨格をもたないが、細胞壁が体を支える役目をしている。細胞壁は病原菌やウイルスなどの進入を防ぐ役割もある。

＊ムコ多糖類 *mucopolysaccharide*
複数の単糖類が、グルコシド結合した化合物を多糖類といい、ムコ多糖類は粘液質の多糖類をいう。

＊ネブリン *nebulin*
たんぱく質の1つ。アクチンフィラメントに沿って存在する。ネブリンフィラメントはアクチン鎖の長さを決める。

＊コスタメア *costamere*
たんぱく質の1つ。ミオシンフィラメントの先端をZ線に結びつけている。

＊デスミン、スケルミン *desmin*、*skelemin*
細胞骨格を構成するたんぱく質。

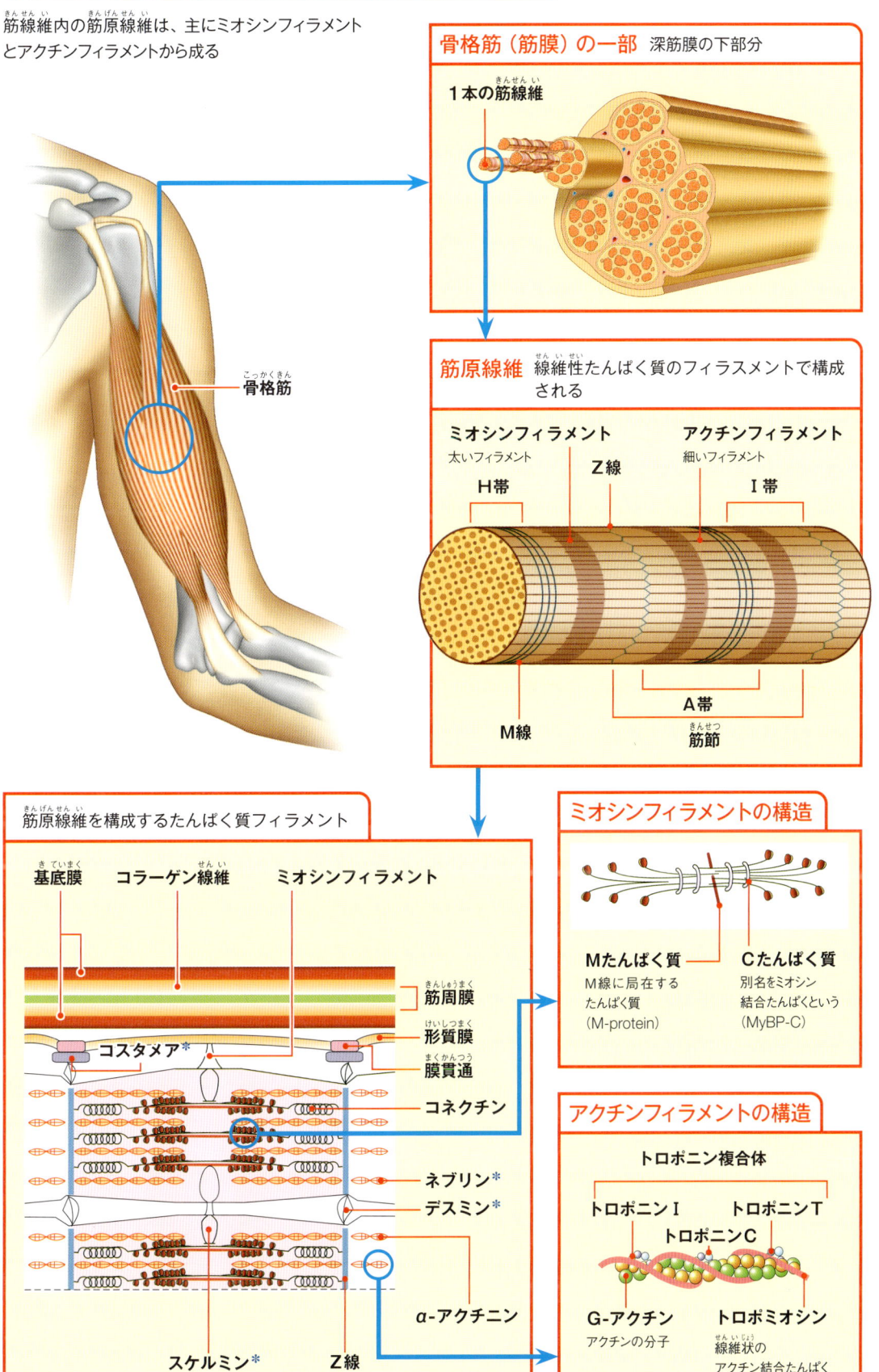

筋収縮のメカニズム

PART 1 筋肉のしくみと役割 4　　●骨格筋の構造 ▶P24　●筋線維の種類 ▶P28

筋収縮に必要なエネルギーは、アデノシン三リン酸（ATP）の分解によって得られる。
筋収縮は、ミオシンフィラメントがアクチンフィラメントに滑り込むことで生じる。

筋収縮に必要なエネルギー

筋収縮には**エネルギー**が必要である。筋線維内に蓄えられた化学的エネルギー（**アデノシン三リン酸***、adenosine triphosphate：ATP ▶P28）を機械的エネルギーに変換することによって生じる。

筋収縮・弛緩の流れは下記のとおり。

❶骨格筋が収縮するには運動ニューロン（運動神経細胞）からの刺激が必要である。

❷運動ニューロンから筋線維への興奮の伝達により、神経線維の端末から神経伝達物質である**アセチルコリン**（acetylcholine：ACh、▶P34）が放出される。

❸AChの刺激が筋細胞の筋小胞体へ伝達されると、貯蔵されていたカルシウムイオン（Ca^{2+}）が放出される。

❹Ca^{2+}がたんぱく質のトロポニンCと結合することで、アクチンフィラメントはミオシンフィラメントと結合しやすい状態になる（▶P24）。ミオシンフィラメントはATPを分解してエネルギーを獲得し、アクチンフィラメントをたぐり込み滑走する。これによりフィラメントの長さは変わらず、筋の両端が短縮、収縮する（これを**フィラメント滑走説**という）。

❺筋線維の興奮状態が静止すると、筋小胞体からのCa^{2+}の放出が止まり、ATPの分解エネルギーを使ってCa^{2+}の再取り込みが行われる。

❻細胞内のCa^{2+}が減少し、トロポニンCからも解離する。アクチンとミオシンの位置が戻り、筋が弛緩する。

筋収縮のエネルギー源

筋の収縮時にATPは、アデノシン二リン酸（adenosine diphosphate：ADP）とリン酸に加水分解され、その際に発生したエネルギーが筋収縮に用いられる。しかし、その後にATPの再合成を行う必要があり、そのためのエネルギー供給にはリン酸**ATP-CP系**、**解糖系**、**有酸素系**の3種類がある。

ATP-CP系は、クレアチンリン酸（creatine phosphate：CP）の分解によってエネルギーが生じる。解糖系は乳酸系ともいい、グリコーゲンが乳酸に分解される過程でエネルギーが生じる。有酸素系は、酸素の存在下において、糖質や脂質からATPを産生する過程においてエネルギーが発生する。なお、いわゆる有酸素運動とはこの有酸素系からエネルギーを取り出す運動のことであり、これに対して、ATP-CP系と解糖系は酸素を必要としない無酸素運動となる。

筋収縮時の横紋の変化

筋が収縮するときには筋節（Z線とZ線の間）が短くなる。その際、I帯とH帯の幅は狭くなるが、A帯の幅は変わらない（▶P25）。

筋の種類によって筋収縮による横紋の変化をみると、紡錘状筋（▶P23）は、筋収縮によって**解剖学的筋横断面積***は大きくなる（▶右図）。一方、羽状筋（▶P23）は収縮によって筋束の傾斜角度は増加するものの、解剖学的筋横断面積は変わらない。つまり、筋線維が長い紡錘状筋のほうが、羽状筋よりも筋の収縮量が大きく、収縮速度に優れているといえる。

一方、**生理学的筋横断面積***で考えた場合、羽状筋のほうが紡錘状筋よりも生理学的筋横断面積が大きく、筋の収縮力が大きい。**筋力は筋の生理学的横断面積に比例する**ことを考えると、羽状筋は高い筋収縮力を発揮することができるといえる。

筋の収縮・弛緩時の横紋の変化

収縮時は各筋節の長さが短くなる。I帯とH帯の幅は短くなるが、A帯は変わらない

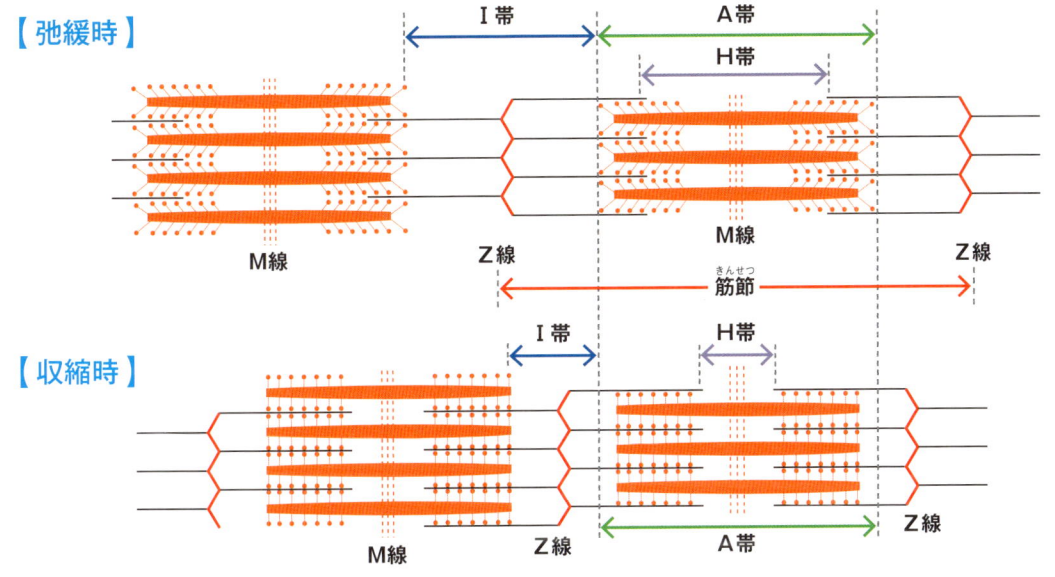

（竹井仁『触診機能解剖カラーアトラス 下』、文光堂、2008）

筋収縮時の解剖学的筋横断面積の変化

紡錘状筋と羽状筋では、筋線維が短縮したときの解剖学的横断面積の変化が異なる

【紡錘状筋】
筋線維が腱と平行に配列している

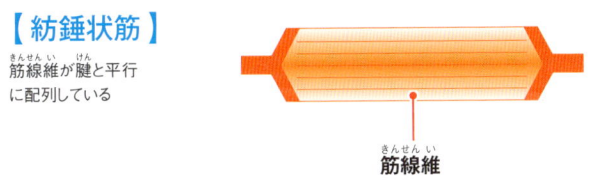

筋線維

短縮すると →

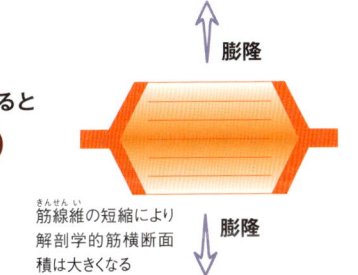

膨隆
筋線維の短縮により解剖学的横断面積は大きくなる
膨隆

【羽状筋】
筋線維が腱に向かって斜めに配列している

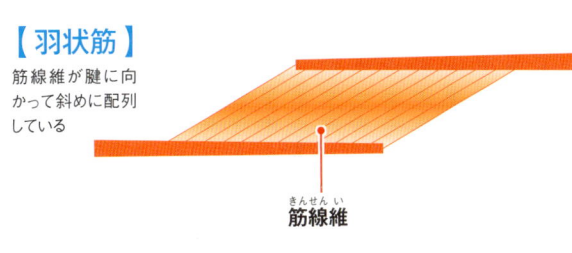

筋線維

短縮すると →

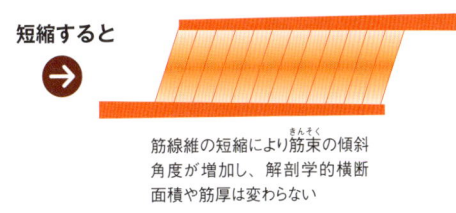

筋線維の短縮により筋束の傾斜角度が増加し、解剖学的横断面積や筋厚は変わらない

（竹井仁『触診機能解剖カラーアトラス 下』、文光堂、2008）

注目 Keyword

* **アデノシン三リン酸（ATP）** adenosine triphosphate
  アデノシン三リン酸（ATP）は、アデノシン二リン酸（ADP）とリン酸（P）とエネルギーとで合成される。

* **解剖学的筋横断面積**
  筋の長軸に対して直角に横断した断面積。

* **生理学的筋横断面積**
  筋線維の走行に対して直角に横断した断面積。

PART 1 筋肉のしくみと役割 5 ●骨格筋の機能 ▶P24 ●筋収縮のメカニズム ▶P26

筋線維の種類

骨格筋は、遅筋線維（タイプⅠ線維、赤筋）と速筋線維（タイプⅡ線維、白筋）という異なる2種類の筋線維によって構成される。

筋線維の分類のしかた

骨格筋は、筋収縮（▶P26）の特性から**遅筋線維（slow-twitch：ST）**と**速筋線維（fast-twitch：FT）**の2種類に大別できる。遅筋線維は、筋収縮の開始から弛緩までの時間がかかり、速筋線維は短時間で弛緩が終了する。2つの速度の違いはミオシン（▶P24）の違いによるものであり、遅筋線維を**タイプⅠ線維**、速筋線維を**タイプⅡ線維**と分類することも多い。

さらに、筋線維を酸化酵素活性の差により分類することもある。この分類方法では、**ATP加水分解酵素（ATPase）**染色が用いられ、タイプⅡ線維は、異なるpHでの反応によって**タイプⅡa線維（FTa）**と**タイプⅡb線維（FTb）**のサブタイプに分けられる。

上記の3分類は、エネルギー代謝特性による**SO線維（slow-twitch、oxidative）**、**FOG線維（fast-twitch、oxidative、glycolytic）**、**FG線維（fast-twitch、glycolytic）**という分類のしかたとも対応している。

また、筋線維の収縮、疲労性などによるS（slow、fatigue-resistant）タイプとFR（fast、fatigue-resistant）タイプ、FF（fast、fatigable）タイプの分類もある。

それぞれの筋線維の特徴

それぞれには筋線維の特徴がある（▶下表）。遅筋線維（タイプⅠ線維）は収縮速度は遅いが、持久力に優れている。一方、速筋線維（タイプⅡ線維）は収縮速度が速くパワーがあるが、持久力は乏しい。タイプⅡ線維のサブタイプについては、タイプⅡa線維は収縮速度は速く持久力も備わった筋線維であり、タイプⅡb線維は収縮速度は速いものの持久力に乏しいという特徴がある。

なお、収縮速度の違いはミオシンの滑り運動速度の違いであり、持久力の違いは効率的にエ

筋線維の特徴

筋線維の種類	遅筋線維（タイプⅠ線維） [ST線維、SO線維、Sタイプ]	速筋線維（タイプⅡa線維） [FT線維、FOG線維、FRタイプ]	速筋線維（タイプⅡb線維） [FT線維、FG線維、FFタイプ]
収縮速度	遅い	速い	速い
同速度での収縮力	小さい	中間	大きい
疲労性	疲労しにくい	やや疲労しやすい	疲労しやすい
毛細血管	密度が高い	密度が高い	密度が低い
有酸素運動能力	高い	中間	低い
筋線維	赤色	中間	白色
筋線維の太さ	細い	中間	太い
特徴	姿勢保持筋など持久力を必要とする筋に多い	SO線維とFG線維の両方の性質をもつ	すばやく大きな力を発揮する筋などに多い

ネルギー代謝を行う上で必要な酵素活性の高さの違いである。

筋線維は、外観の色から赤筋と白筋に分けられる。この色の違いは、筋細胞中の色素たんぱく質であるミオグロビンの量の差によるものである。ミオグロビンの量が多いと筋が赤くみえることから赤筋と呼ばれ、少ないと白くみえるため白筋と呼ばれる。赤筋と白筋はそれぞれ遅筋線維（タイプⅠ線維）、速筋線維（タイプⅡ線維）と合致する。

ヒトの筋は、赤筋と白筋が明確に分かれているのではなく、両方が1つの筋に混在し、その比率（筋線維組成）が異なる。表にも示したように、遅筋線維（タイプⅠ線維、赤筋）は主として姿勢保持筋に多く、速筋線維（タイプⅡ線維、白筋）は運動筋に多い。

例をあげると、タイプⅠ線維には、脊柱起立筋（主に頸部と腰部）、肋間筋、腸腰筋、三角筋、ヒラメ筋などがある。タイプⅡ線維には眼輪筋、上腕三頭筋、内側広筋表層部、腓腹筋、足底筋などがある。両者の中間として腹直筋、上腕二頭筋、大殿筋、外側広筋、内側広筋深層部、前脛骨筋などがある。

ただし、運動歴や性別、遺伝的要因などで個人差は大きい。

筋力トレーニングの効果

筋に一定以上の強さの抵抗荷重をかけて行うレジスタンストレーニング*は、筋肥大の効果が得られるため、瞬発力に長けている速筋を鍛えることができる。

筋線維のタイプ別にみると、タイプⅠ線維とタイプⅡ線維のどちらも肥大するが、肥大率はタイプⅡ線維のほうが大きい。これを選択的肥大という。なお、筋力トレーニングによって筋線維組成は、タイプⅡb線維が減少し、タイプⅡa線維が増加する。すなわち、エネルギー産生高率の高い方向へ変化する。

一方、持久力に長けた遅筋については、有酸素運動系エネルギー供給機構が増強するような中強度～高強度の持久力トレーニングを長く行う必要がある。代表的なものが、長距離走やエアロバイクなどである。

筋の形状による分類

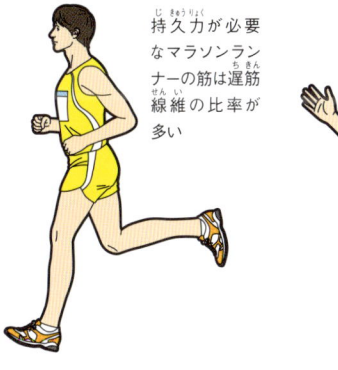

持久力が必要なマラソンランナーの筋は遅筋線維の比率が多い

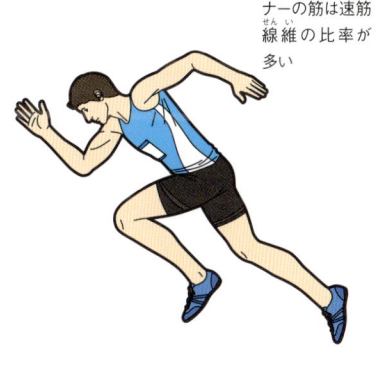

瞬発力を必要とする短距離ランナーの筋は速筋線維の比率が多い

注目 Keyword

*レジスタンストレーニング resistance training
筋に負荷（抵抗）を与えて筋力を向上させる目的で行われる。負荷の種類には、ダンベルやトレーニングマシンを使うウエイトトレーニングのほかに、自重（体重）を用いるものやゴムチューブを用いる方法などがある。

NOTE

魚の赤身と白身

私たちは、魚を筋の色から「赤身」「白身」と分ける。これがまさに赤筋と白筋である。赤身魚の代表格はマグロやカツオであり、これは長距離を泳ぎ続けるだけの持久力が必要なため赤筋が多い。一方、タイやヒラメは近海あるいは海底でじっとして瞬間的に動く力が必要なため白筋が多い。生態の違いによって筋も異なるということである。

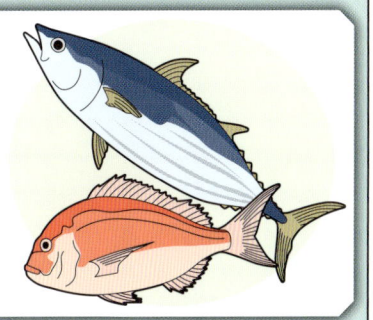

筋収縮の様式

筋収縮の様式はとらえ方により3通りに分けられるが、代表的な様式として筋の長さを変えずに収縮する等尺性収縮、筋張力を一定にしたまま収縮する等張性収縮がある。

筋収縮の分類

筋収縮（▶P26）とは、**筋に張力が得られた状態**をいい、そのとらえ方により3通りに分けられる。
1. 等尺性・等張性収縮
2. 静止性・求心性・遠心性収縮
3. 緊張性・相動性収縮

ここでは一般的によく用いられる①と②について解説する。

等尺性・等張性収縮

等尺性収縮は、**筋の長さを変えずに収縮する様式**である。全体の筋長が変わっていないようにみえるのは、筋が短縮している一方で腱が伸びており、全体的に筋長が変わらないようにみえている（▶右図）。

等尺性収縮は、たとえば、壁を両手で押している状態において力が発揮される。あるいは、ダンベルを持った腕の肘を直角に曲げて固定した状態などが当てはまる（▶右図）。

筋張力を一定にしたまま筋が収縮する様式を**等張性収縮**という。たとえば、ダンベルを持った腕を伸ばした状態から、ゆっくりと肘を曲げる動作において力が発揮されている。ただし、実際には関節の動きに関与するため、筋張力はたえず変化する。したがって、正確には生体において等張性収縮はありえない。

なお、等張性収縮が、**動的収縮**＊において「発揮した張力が一定」であるのに対し、「関節の速度が一定」である場合を**等速性収縮**という。

静止性・求心性・遠心性収縮

静止性収縮とは、筋の長さを変えずに収縮する様式である。たとえば、水の入ったコップを空間で保持したままの状態や、ダンベルを動かさずに保持した状態の際に力を発揮する。**等尺性収縮**と同義語で用いられる（▶右図）。

求心性収縮は、筋の長さを縮めながら収縮する様式である。たとえば、水の入ったコップをテーブルから持ち上げて口に運ぶ際、あるいは保持したダンベルをゆっくり体に近づける際の肘関節（ひじかんせつとも読む）屈曲（上腕二頭筋、▶P33、56）が当てはまる（▶右図）。

求心性収縮は抵抗（負荷）に負けない筋張力を発揮するが、筋張力が抵抗より少ない場合は、筋長が延長しながら収縮する。これを**遠心性収縮**という。たとえば、水の入ったコップを口に運んだ状態からスタートし、テーブル上にゆっくり戻すまでの動作（上腕二頭筋など）や、持ち上げたダンベルをゆっくり下げる際の動作などが当てはまる。

遠心性収縮の中でも、求心性収縮をもたらす努力に逆らって他動的に逆方向に力を加えたときの収縮を**アイソリティック収縮**（isolytic contraction）という。

なお、等尺性・等張性収縮と静止性・求心性・遠心性収縮の関係と筋力トレーニングの例については、右図表のとおりである。

注目 Keyword

＊**動的収縮**
筋収縮において筋の長さを変えながら収縮するものを動的収縮という。反対に、筋の長さが変化しない状態で収縮するものを静的収縮という。

＊**アイソメトリック** isometric
筋の長さを変えないで収縮する方法。アイソメトリックトレーニングは静止した状態で行うため、関節に負担をかけることがない。

等尺性収縮と等張性収縮の違い

等尺性収縮は筋長が一定で収縮するものであり、等張性収縮は筋張力が一定のまま収縮するものである

❶ 等尺性収縮

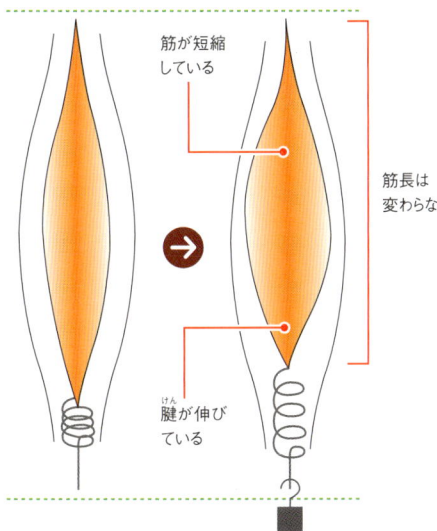

筋が短縮している
筋長は変わらない
腱が伸びている

おもりをつけると、全体の筋長は変わっていないが、筋は短縮している

❷ 等張性収縮

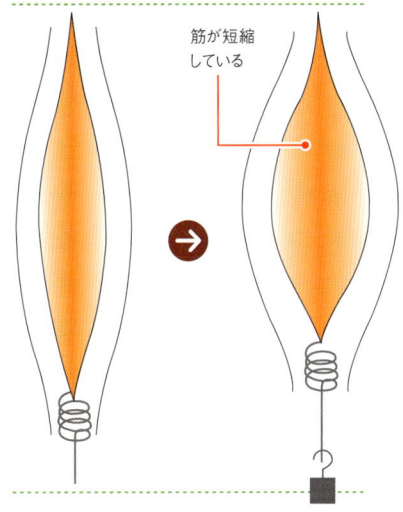

筋が短縮している

おもりをつけると、筋張力が一定のまま収縮する。生体では筋張力は絶えず変化しているため、正確にはありえない

筋収縮の様式（一例）

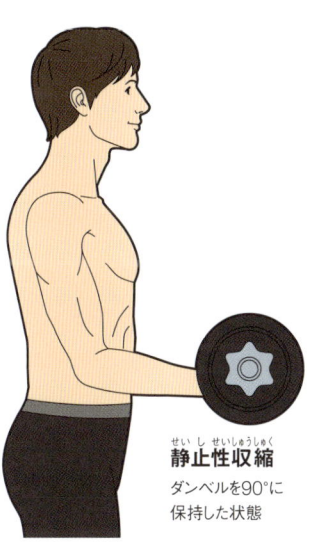

静止性収縮
ダンベルを90°に保持した状態

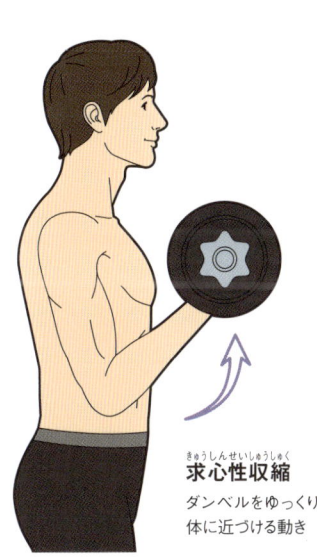

求心性収縮
ダンベルをゆっくり体に近づける動き

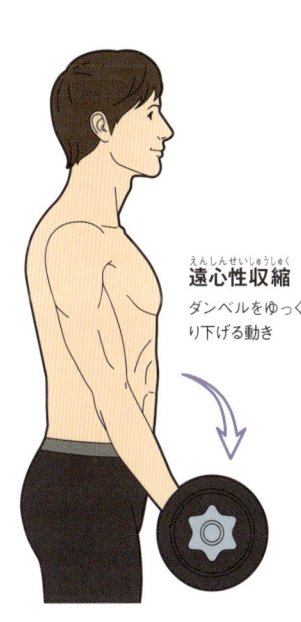

遠心性収縮
ダンベルをゆっくり下げる動き

筋収縮の様式と筋力トレーニング例

	筋収縮の様式		筋力トレーニング例
静的収縮	等尺性収縮	静止性収縮	アイソメトリック*
動的収縮	等張性収縮	求心性収縮	アイソトニック：等張性収縮
		遠心性収縮	

筋収縮と関節運動

複数の筋が連動して動く場合、筋の担う役割はその立場によって、主として働く動筋、動筋と逆の働きをする拮抗筋、動筋とともに働く共同筋などとなる。

機能的な筋の分類

骨格筋の関節運動は、複数の筋が連動して働いている。その場合、機能的な立場から筋を動筋、拮抗筋、共同筋などに分類することができる。

動筋と拮抗筋の関係

2つの関節が同時に運動した場合、両関節はそれぞれ動筋、拮抗筋の役割を担う。

主として働く筋を動筋といい、**動筋と逆の働きをする筋を拮抗筋**という（▶右図）。動筋と拮抗筋は、身体の筋バランスを保つよう**互いに協調している**。たとえば、**アームカール**＊による肘関節の屈曲運動（▶P59）を行うとき、上腕二頭筋が縮まると上腕三頭筋が伸びる。この場合、上腕二頭筋が動筋で、上腕三頭筋が拮抗筋である。また、肘関節の伸展運動（▶P59）では、上腕三頭筋が動筋で、上腕二頭筋が拮抗筋となる。

動筋を補助する共同筋

共同筋は**協力筋**ともいい、関節運動を行うときに、動筋とともに**その関節運動に参加するすべての筋**のことである。また、2つの筋が1つの運動に作用するとき、介在する関節の動きを抑制（中和）する役割をもつ。

共同筋は、動筋を補助する役割を担っているといえる。

身体や骨を固定する固定筋

関節運動を行うときに、等尺性収縮（静止性収縮、▶P30）によって身体や骨を固定する筋を**固定筋（安定筋）**という。たとえば、腕立て伏せの姿勢のとき、頭部が下がらないよう頸部伸筋群が固定筋として働く。

また、アームカールを行うとき、三角筋、僧帽筋などが固定筋として働くことで肩関節を安定させる。

共同筋として働く中和筋

2つの筋が1つの運動に作用するとき、拮抗する方向の力のベクトルが相殺、中和される。

たとえば、体幹のまっすぐな屈曲時には、左右の外腹斜筋（▶P117）の体幹の回旋運動は中和される。

偶力（force couple）

同じ直線上になく、大きさが等しく向きが正反対の2つの力は、合力できないため、1対の力として作用する。これを**偶力（force couple）**という。

たとえば、立位において腹直筋は骨盤前面を上方に引き上げ、ハムストリングスは坐骨結節を下方へ引き下げる。これで骨盤の後傾と腰部の平坦化が生じる。また、背筋群は骨盤を引き上げ、股関節屈筋群は骨盤を下げる。これにより骨盤の前傾と腰椎伸展が生じる。このように**共同筋として作用**するのが偶力である。

単関節筋と多関節筋

1つの関節にまたがる短い筋を**単関節筋**といい、2つ以上の関節にまたがる長い筋を**多関節筋**という。

たとえば、下肢の大腿四頭筋（▶P91）は、内側広筋、外側広筋、中間広筋、大腿直筋の4つの筋で構成されている（▶右図）。そのうち内側広筋、外側広筋、中間広筋は膝関節のみをま

たぐため単関節筋であり、膝関節の伸展動作に働く。

一方、大腿直筋は膝関節と股関節の2つの関節をまたぐため、多関節筋（2関節筋）である（▶P81）。この大腿直筋は、膝関節の伸展だけではなく股関節の屈曲動作にも働いている。

ちなみに、大腿四頭筋の後面には**ハムストリングス**（**大腿二頭筋長頭・短頭**、**半腱様筋**、**半膜様筋**を総じていう。▶P82、91）がある。大腿二頭筋長頭、半腱様筋、半膜様筋は、股関節と膝関節の両方の動作に関与し、大腿二頭筋短頭は単関節筋で股関節の屈曲や外旋に働く。

注目 Keyword

＊アームカール *arm curl*
バーベルやダンベルなどを使って上腕二頭筋を鍛える筋トレーニング。

肘関節の動作における動筋と拮抗筋

肘関節の屈曲運動と伸展運動では、動筋と拮抗筋が逆になる

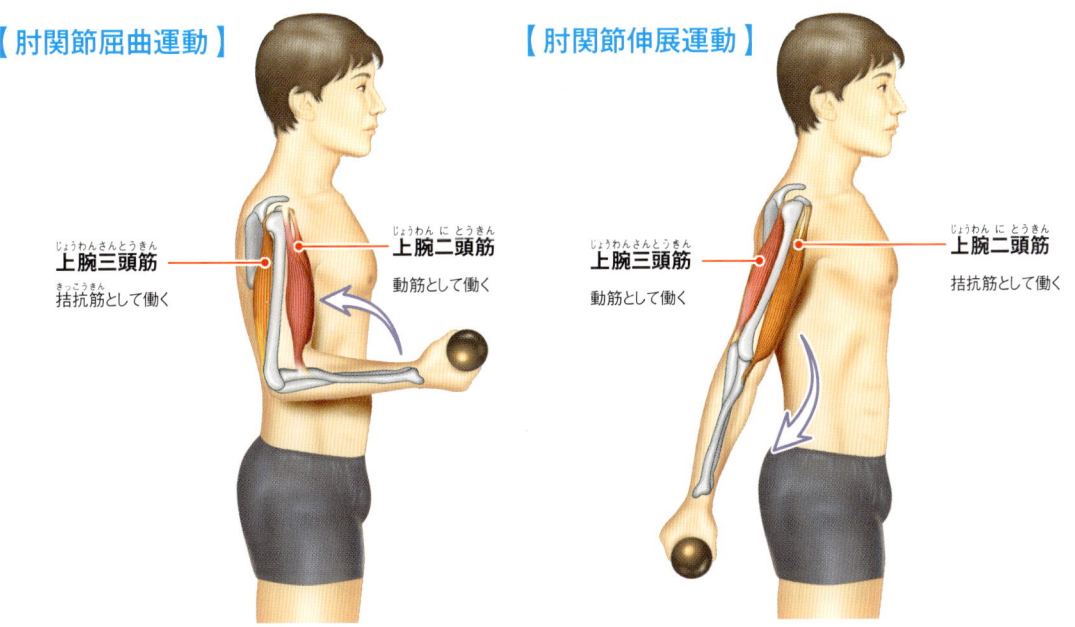

【肘関節屈曲運動】
上腕三頭筋　拮抗筋として働く
上腕二頭筋　動筋として働く

【肘関節伸展運動】
上腕三頭筋　動筋として働く
上腕二頭筋　拮抗筋として働く

大腿四頭筋の構造

大腿四頭筋は、❶内側広筋、❷中間広筋、❸外側広筋、❹大腿直筋の4つの筋で構成される

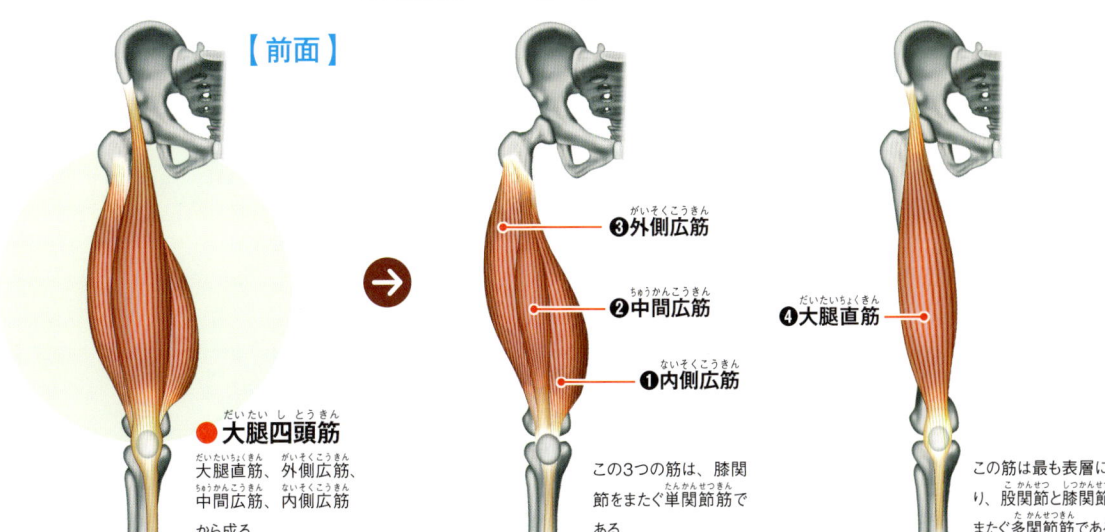

【前面】

● 大腿四頭筋
大腿直筋、外側広筋、中間広筋、内側広筋から成る

❸外側広筋
❷中間広筋
❶内側広筋

この3つの筋は、膝関節をまたぐ単関節筋である

❹大腿直筋

この筋は最も表層にあり、股関節と膝関節をまたぐ多関節筋である

PART 1 神経系のしくみと役割 1

● 神経系の分類 ▶P35

神経・ニューロン

神経組織の基本細胞は、ニューロン（神経細胞）である。
神経細胞は、複数の突起を介して情報の伝達を行う。

神経組織の構造

神経組織は、細胞学的には**ニューロン（神経細胞）**と**支持細胞（グリア細胞）**から成る。その神経細胞は、**細胞体**と**神経線維（突起）**で構成されている（▶下図）。

神経線維には、他の神経細胞からの情報を受け取る**樹状突起**と、その情報を次の神経細胞に伝える**軸索**の2種類の突起がある。樹状突起は、細胞体から木の枝のように分岐するが、軸索は直線状に伸長し、末端付近で分岐する。

神経細胞と神経細胞の間には**シナプス**が介在し、情報伝達が行われている。グリア細胞は、神経細胞やその突起を支持し、保護と栄養を行っている。

神経細胞の情報伝達機能

神経活動における情報伝達では、神経細胞から発せられた**電気信号**がシナプス前部に到達すると、**神経伝達物質**＊が**シナプス間隙**に放出され、**シナプス後部**が神経伝達物質を受け取ることで情報が伝達されていく。その興奮は一方向にしか伝わらない（**一方向伝達**）。

> **注目 Keyword**
> ＊**神経伝達物質** neurotransmitter
> シナプス前部から分泌される情報伝達物質。アセチルコリン、ノルアドレナリン、グルタミン酸などがある。

神経組織の構造

神経細胞（ニューロン）、細胞体と2種類の突起（樹状突起と軸索）から構成される

- **樹状突起** 情報を受け取る
- **核**
- **ニッスル小体** 粗面小胞体
- **軸索** 情報を送り出す
- **ミエリン鞘** 軸策を囲み絶縁体の役割を担う
- **筋線維**
- **グリア細胞**
- **神経細胞体**
- **軸索終末** 標的の近くで分岐し他の細胞とつながる

PART 1　神経系のしくみと役割　2　　●神経・ニューロン ▶P34　●脊髄反射とは ▶P36

神経系の分類

神経系は、中枢神経系と末梢神経系に大きく分類される。
中枢神経系は脳と脊髄であり、末梢神経系は脳神経と脊髄神経から成る。

中枢神経系とは

中枢神経系は、**脳と脊髄**から構成される（▶下図）。中枢神経系は、神経信号を統括・調整したり、記憶、認知、学習、思考などの高次の精神機能をもつ。中枢神経系は髄膜に覆われており、その髄膜の中には脳脊髄液（髄液）が存在し、ともに神経が傷害することを防いでいる。

末梢神経系とは

末梢神経は、中枢神経と骨格筋や皮膚などの標的器官を結ぶ神経である。末梢神経には、脳から直接出入りする**脳神経**（全部で12対）と、脊髄から直接出入りする**脊髄神経**（全部で31対）がある（▶下図）。

末梢神経を機能的に分類すると、**体性神経系**と**自律神経系**に分けられる。体性神経系には、知覚に関わる**感覚神経**と、身体の部位を意識的にコントロールする**運動神経**（▶P37）がある。

末梢神経から中枢神経に向かう神経が**求心性神経**（感覚神経）であり、中枢神経から末梢神経に向かう神経が**遠心性神経**（運動神経）である。

自律神経系は、循環、呼吸、体温調節など、自分の意識に関係なくコントロールしている。自律神経系は、ストレスの強い状況下で活発になる**交感神経系**と、安静時に働く**副交感神経系**の2つに分けられる。

脳神経と脊髄神経

【脳神経（12対）】

- 嗅神経　機能：嗅覚
- 視神経　機能：視覚
- 動眼神経　機能：眼球運動
- 滑車神経　機能：眼球運動
- 三叉神経　機能：顔面の感覚
- 外転神経　機能：眼球運動
- 顔面神経　機能：顔面の運動
- 内耳神経　機能：聴覚
- 舌咽神経　機能：咽頭の運動
- 舌下神経　機能：舌の運動
- 副神経　機能：肩と頸部の運動
- 迷走神経　機能：咽頭と喉頭の運動、内臓器官の統御

終脳／間脳／中脳／橋／小脳／延髄

【脊髄神経（31対）】

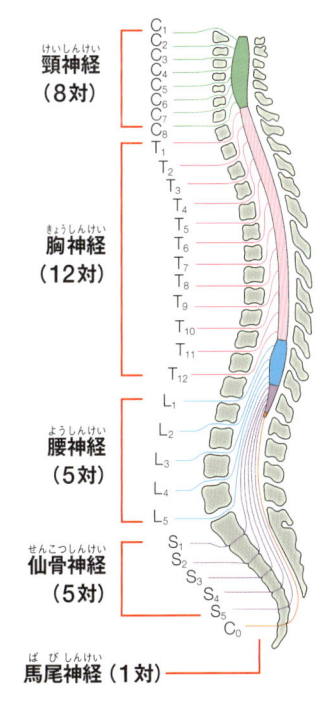

脊髄は部位により頸髄、胸髄、腰髄、仙髄、尾髄に分かれる

- 頸神経（8対）C1〜C8
- 胸神経（12対）T1〜T12
- 腰神経（5対）L1〜L5
- 仙骨神経（5対）S1〜S5
- 馬尾神経（1対）C0

凡例：頸髄／胸髄／腰髄／仙髄／尾髄

脊髄反射とは

反射は、大脳に信号が達しなくても刺激に対して素早い反応ができるものであり、身体の動きを調節したり、危険から身を守るための装置である。

反射とは

たとえば、手が熱いものに触れたとき、無意識に手を引っ込める動きを行う。あるいは、目の前にボールが飛んできたとき、とっさに目をつむってしまう。このように、受容器（皮膚）の刺激によって起こった興奮が、中枢において無意識に変換され効果器（筋）に伝えられ起こる現象を**反射**という。**脊髄反射**では、脊髄（▶P35）が中枢として機能する。

感覚器としての筋

筋と**腱**には、**感覚器**としての部分がある。それが**筋紡錘**と**腱紡錘**（ゴルジ腱器官）である。

筋紡錘は骨格筋（▶P24）に存在し、**筋の長さおよびその変化**を感知する役割をもつ。筋紡錘は筋線維と並列に並ぶ。筋紡錘は周囲を被膜で覆われ、内部には横紋筋（▶P22）の一種である**錘内筋線維**3〜8本存在する。この錘内筋線維には、γ運動神経線維が連結している。

腱紡錘（ゴルジ腱器官）は腱に存在し、筋収縮によって生じる骨格筋の張力を感知する役割をもつ。なお、筋が受動的に伸展するとき、筋紡錘と腱紡錘ともに活動電位を発生するが、筋が自動収縮する場合は腱紡錘のみに活動電位を発生する。

脊髄反射の経路

反射が起こるときに活動電位が通る経路を**反射弓**という。反射弓において、1つのシナプス（▶P34）が関与しているものを**単シナプス反射**（▶右図）、複数のシナプスが関与しているものを**多シナプス反射**という。単シナプス反射は、感覚受容器が筋自体の中にあるため、**深部反射**ともいう。一方、多シナプス反射では、きっかけとなる求心性の情報は皮膚などの表在性から発生し、介在神経を介して運動神経に伝わるため、**表在反射**の一種でもある。

伸張反射は、人間では唯一の単シナプス反射であり、筋が伸張された刺激が脊髄内の運動神経に伝わり、筋収縮が起こるというものである。**腱反射**とは、腱を介して筋紡錘が伸展される伸張反射の1つである。その代表的な腱反射に、膝蓋腱反射（▶右図）、アキレス腱反射がある。

伸張反射において、動筋（▶P32）が収縮しやすいように、反射的にその拮抗筋（▶P32）が弛緩することで動きが円滑になる。これを**相反性抑制（Ｉa抑制）**という。

また、筋収縮が極度に伸張しすぎたとき、筋を保護するために、反射的に筋が弛緩する。これを**自己抑制（Ｉb抑制）**という。

α-γ連関

錘内筋線維は、筋紡錘の両端に存在する。錘内筋線維を収縮させる**γ運動神経線維**と、錘外筋線維を収縮させるα運動神経線維がある。随意運動では、筋短縮によって筋紡錘が緩まないよう、上位中枢から運動指令を出し、α運動神経線維とγ運動神経線維を**同時**に**興奮**させる。この現象を**α-γ連関**という。

注目 Keyword

＊上位中枢、下位中枢
一般に、上位中枢は「脳」を指し、下位中枢は「脊髄」を指す。

反射回路

脊髄反射の反射回路には、伸張反射、相反抑制（Ia抑制）、自己抑制（Ib抑制）がある

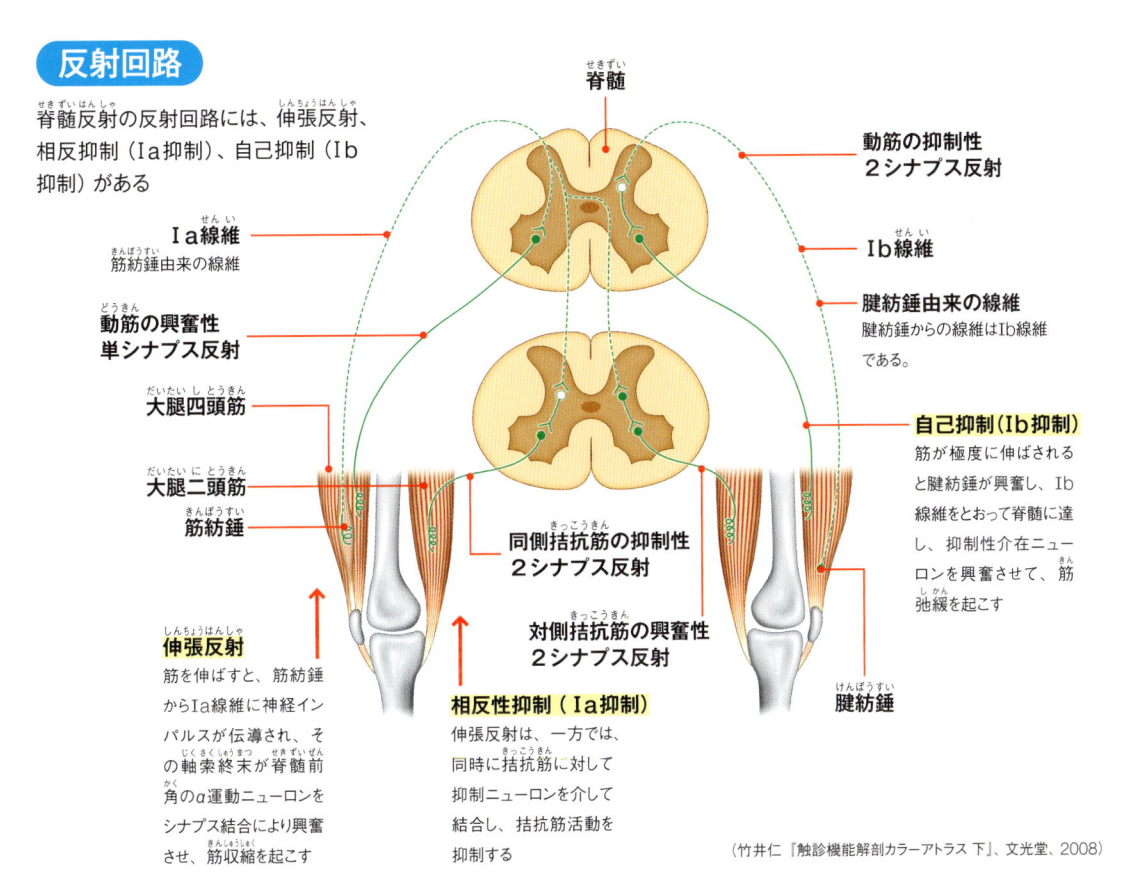

脊髄

動筋の抑制性2シナプス反射

Ia線維
筋紡錘由来の線維

Ib線維

動筋の興奮性単シナプス反射

腱紡錘由来の線維
腱紡錘からの線維はIb線維である。

大腿四頭筋

大腿二頭筋

筋紡錘

同側拮抗筋の抑制性2シナプス反射

自己抑制（Ib抑制）
筋が極度に伸ばされると腱紡錘が興奮し、Ib線維をとおって脊髄に達し、抑制性介在ニューロンを興奮させて、筋弛緩を起こす

対側拮抗筋の興奮性2シナプス反射

伸張反射
筋を伸ばすと、筋紡錘からIa線維に神経インパルスが伝導され、その軸索終末が脊髄前角のα運動ニューロンをシナプス結合により興奮させ、筋収縮を起こす

相反性抑制（Ia抑制）
伸張反射は、一方では、同時に拮抗筋に対して抑制ニューロンを介して結合し、拮抗筋活動を抑制する

腱紡錘

（竹井仁『触診機能解剖カラーアトラス 下』、文光堂、2008）

膝蓋腱反射

膝蓋腱反射は、腱反射の代表的な例である。反射が起こりにくい場合は、末梢神経障害などが考えられる

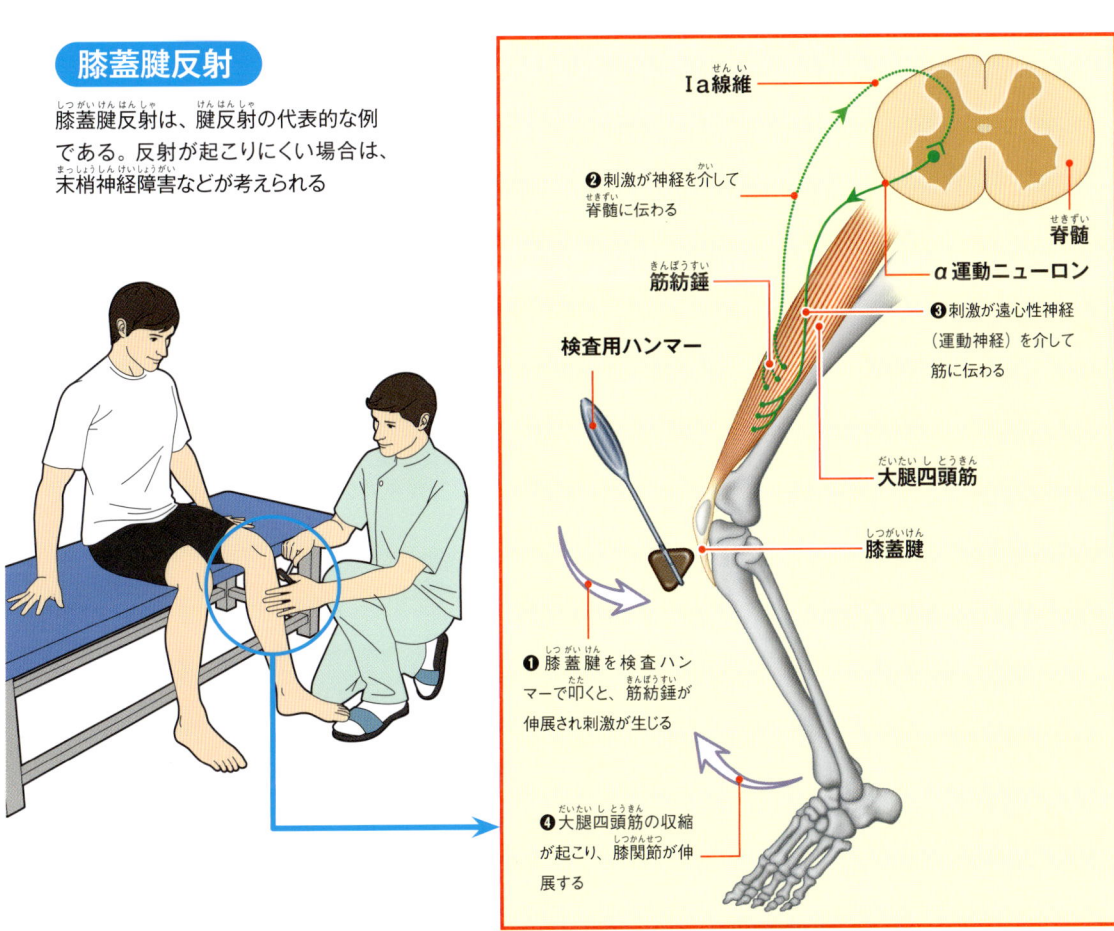

Ia線維

❷刺激が神経を介して脊髄に伝わる

脊髄

筋紡錘

α運動ニューロン

❸刺激が遠心性神経（運動神経）を介して筋に伝わる

検査用ハンマー

大腿四頭筋

膝蓋腱

❶膝蓋腱を検査ハンマーで叩くと、筋紡錘が伸展され刺激が生じる

❹大腿四頭筋の収縮が起こり、膝関節が伸展する

PART 6 運動のバイオメカニクス 1　　●てこの原理 ▶P39　●重心と姿勢の関係 ▶P130

運動の法則

身体運動を理解するには、さまざまな学問の知識が必要である。
力学（りきがく）は人間の動きに欠かせない学問である。

バイオメカニクスとは

身体運動を研究する学問を**キネシオロジー**（kinesiology）という。**バイオメカニクス**（biomechanics）は、人間を含めた**生物**（bio）を**力学**（mechanics）の観点から探求する学問のことである。そこから得られた成果はスポーツや医学、工学などさまざまな分野に応用されている。

ニュートンの3つの法則

人間の動きは力学の法則に則（のっと）っている。物理学者であるニュートンは、力学の法則を3つ発見している。それが、**第1の法則：慣性（かんせい）の法則**、**第2の法則：運動の法則**、**第3の法則：作用反作用（さようはんさよう）の法則**である（▶下図）。

❶第1の法則：慣性の法則
すべての物体は、外力（がいりょく）が作用しない限り、静止している物体は静止を続け、動いている物体はそのまま等速度で運動を続ける。この性質を**慣性**という。

❷第2の法則：運動の法則
物体に外力が加えられると、力の方向に加速度を生じる。その加速度は外力の大きさに比例し、また、加速度は物体の質量（しつりょう）（▶P130）に反比例する。

これを公式にすると、次のようになる。

> 運動方程式　　$F = ma$
> [外力（F）、物体の質量（m）、加速度（a）]

❸第3の法則：作用反作用の法則
ある物体Aが別の物体Bに力（作用）を働かせるとき、物体Aと物体Bには等しい力（反作用）で反対方向の力が働く。

重力とは

地球上の物体は地球の中心に引かれており、地球が引く力を**重力**（じゅうりょく）（▶P130）という。重力の大きさは、質量（m）×**重力加速度**で表される。重力加速度は約 $9.8 m/s^2$ である。

たとえば、下図の「第3の法則」の箱の質量が1kgの場合、箱には約10N*の重力が生じる（$1 kg × 9.8 m/s^2$）。さらに、箱が接している台から箱に対しても10Nの力が作用している。

注目 Keyword

*N（ニュートン）
力の単位。質量1kgの物体に $1 m/s^2$ の加速度を生じさせる力を1N（ニュートン）という。

力学の法則

❶第1の法則：慣性の法則 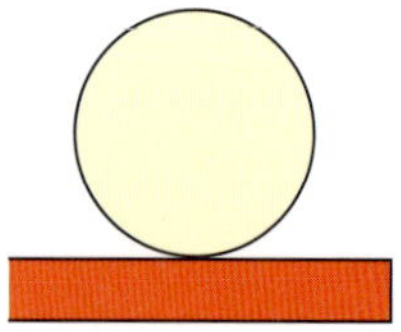
外力が作用しなければ物体は静止する。あるいは、動いている物体は等速度で運動を続ける

❷第2の法則：運動の法則 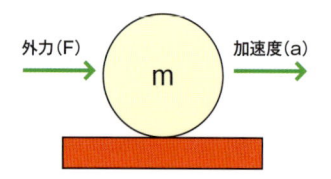
外力（F）→ m → 加速度（a）
質量（m）の物体に外力（F）が作用する

❸第3の法則：作用反作用の法則 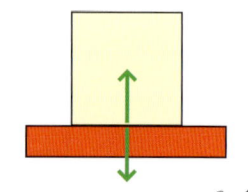
質量（m）の物体に作用する力が釣り合っているため静止している

PART 1 運動のバイオメカニクス 2　　●運動の法則 ▶P38

てこの原理

身体運動においては、骨がてこのレバーとなり、筋の停止部が力点、
関節が支点、荷重が作用点となるなど、てこの原理があてはまる。

並進運動と回転運動

　力の作用は、運動の法則（▶P38）で述べたような物体を直進運動させる**並進運動**のほかに、**回転運動**がある（▶下図）。身体運動の多くは、関節を軸として回転することで発揮される。
　物体に力が加わることで回転するが、その力を**モーメント**と呼んでいる。

てこの原理

　力のモーメントを応用した考えが**てこの原理**である。てこの原理を応用したものは、栓抜き、はさみ、スコップでの土掘り、遊具のシーソーなど身近で多くみられる。
　身体運動においても、筋収縮によって生じた張力が骨に作用して関節を回転させ、筋の付着部の骨を動かすという動きは、てこの原理を利用したものといえる。
　てこの原理は、動作を支える点の**支点**、力を加える点の**力点**、力が作用する点の**作用点**（荷重点）の3つの点を基準にしている（▶下図）。
　てこに対する支点、力点、作用点の関係から、てこを3つの種類に分けることができる（▶P40）。
　第1のてこでは、支点が力点と作用点の間に位置する。**第2のてこ**は、作用点が支点と力点の間に位置する。**第3のてこ**では、力点が支点と作用点の間に位置する。なお、身体運動では、第1と第3のてこがほとんどで、第2のてこは少ない。

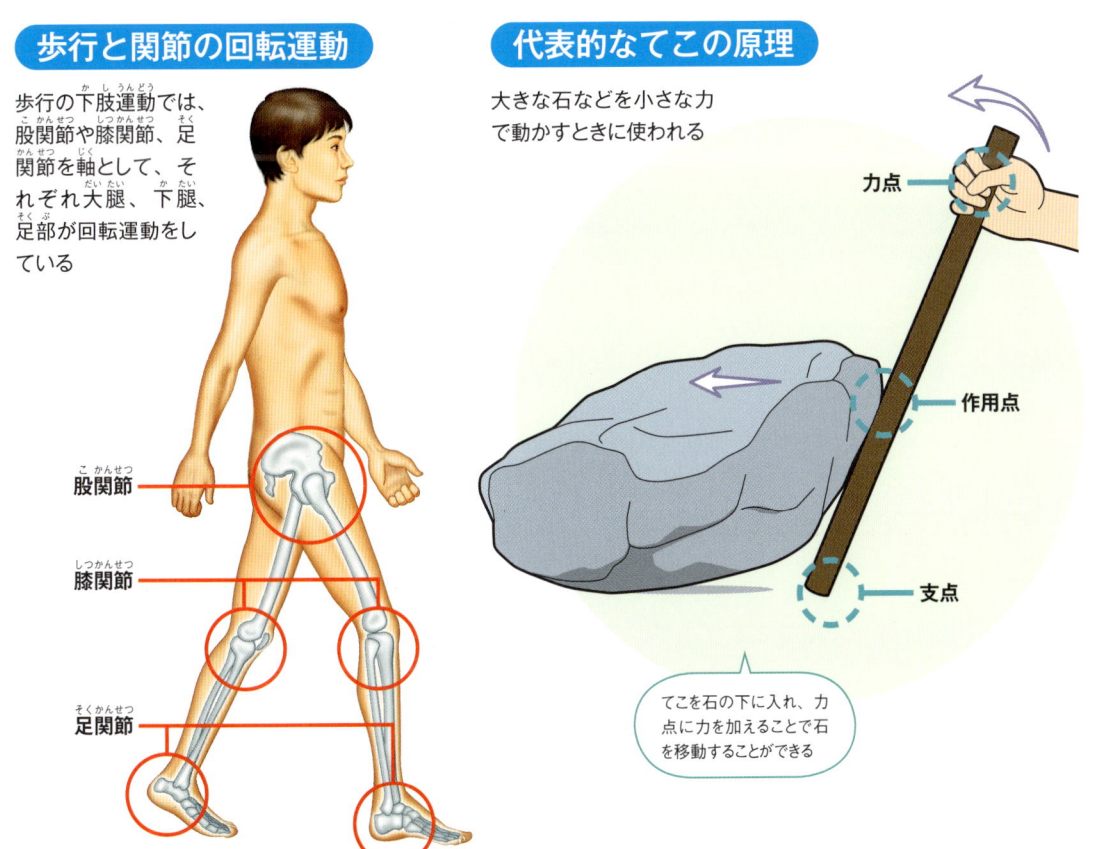

歩行と関節の回転運動

歩行の下肢運動では、股関節や膝関節、足関節を軸として、それぞれ大腿、下腿、足部が回転運動をしている

- 股関節
- 膝関節
- 足関節

代表的なてこの原理

大きな石などを小さな力で動かすときに使われる

- 力点
- 作用点
- 支点

てこを石の下に入れ、力点に力を加えることで石を移動することができる

てこの3種類

てこには、支点、力点、作用点の位置によって3つの種類に分かれる

【第1のてこ】

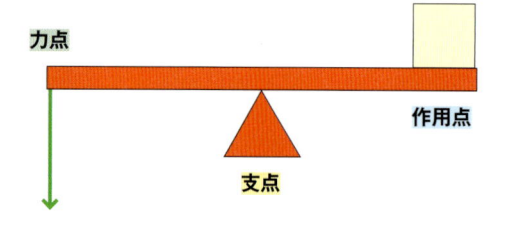

- 支点が力点と作用点の間にある
- シーソーのように安定性がある

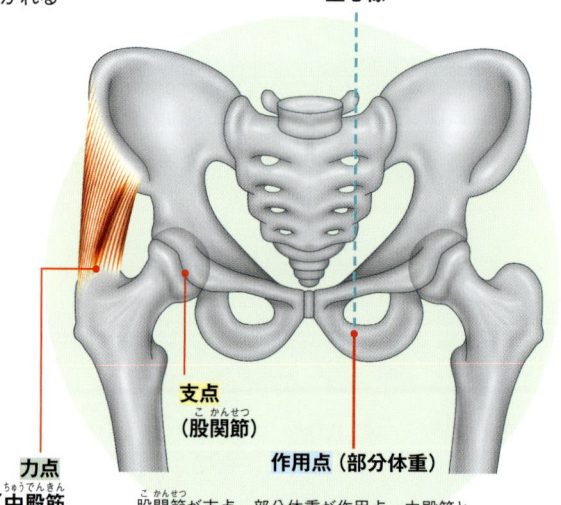

重心線

支点（股関節）
力点（中殿筋、小殿筋）
作用点（部分体重）

股関節が支点、部分体重が作用点、中殿筋と小殿筋などが力点となる。図は右片足立ちで、左足が床から浮いている状態である

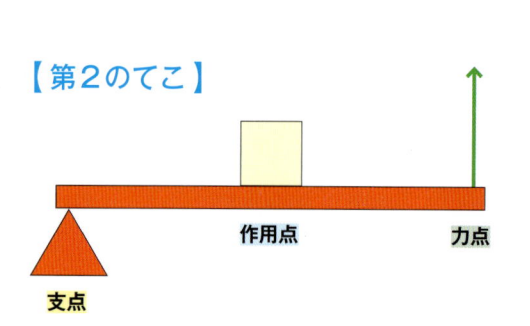

【第2のてこ】

- 作用点が支点と力点の間にある
- 身体運動にはほとんどみられない
- 力点を支点に近づけることで、大きな力を出すことができる

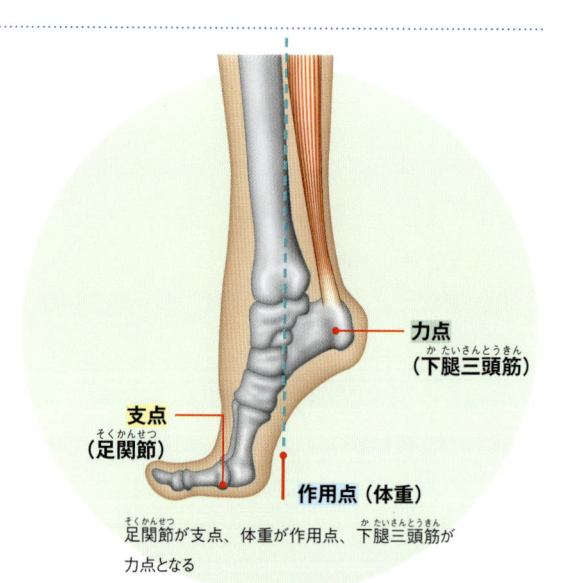

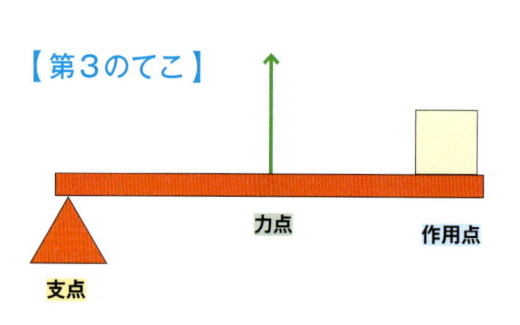

力点（下腿三頭筋）
支点（足関節）
作用点（体重）

足関節が支点、体重が作用点、下腿三頭筋が力点となる

【第3のてこ】

- 力点が支点と作用点の間にある
- 力に対しては不利だが、運動の速さに有利である

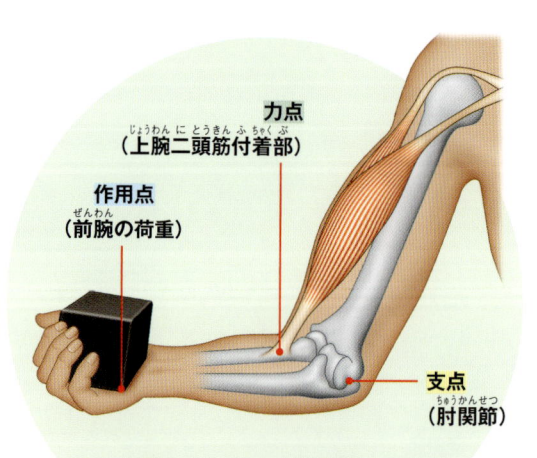

力点（上腕二頭筋付着部）
作用点（前腕の荷重）
支点（肘関節）

肘関節が支点、上腕二頭筋付着部が力点、前腕の荷重が作用点となる

PART 2

身体の解剖とその機能

身体は上肢、下肢、体幹に分類することができる。上肢はいわゆる腕の部分であり、下肢は脚の部分である。体幹には頭部・頸部・胸部・腹部・骨盤が含まれる。

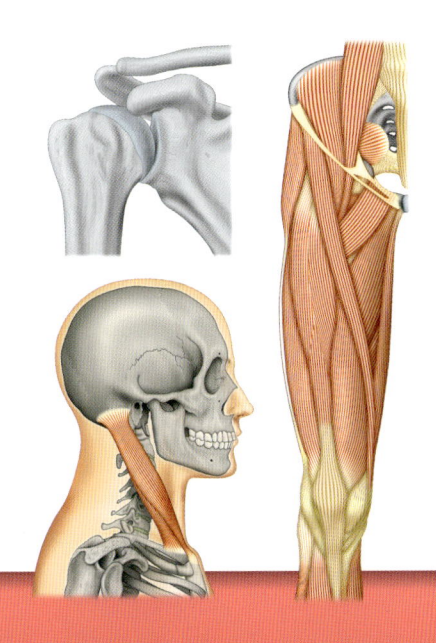

PART 2 　上肢（腕）の動き　1　●関節の動きと構造 ▶P14　●上肢帯の肩甲骨の動き ▶P46

上肢の骨格、上肢帯の関節・靱帯・筋肉

上肢帯（肩甲帯）は、体幹と上肢の連結部に位置する。上肢帯は上肢（腕）を動かすために、人体の関節の中で最も大きな可動域を持っている。

上肢の骨格

上肢の骨格は、**上肢帯**と**自由上肢**に分けられる（▶右図）。上肢帯は**肩甲帯**、**肩帯**ともいい、**鎖骨**と**肩甲骨**で構成され、体幹と自由上肢帯を連結している。自由上肢は**上腕骨**、**前腕の骨（橈骨と尺骨、▶P54）**、**手の骨（▶P64）** で構成されている。

上肢帯の関節・靱帯

肩を構成する関節（▶右図）には、❶**胸鎖関節**、❷**肩鎖関節**、❸**肩関節（肩甲上腕関節）**、❹**肩甲胸郭連結**、❺**第2肩関節**があるが、本来の滑膜関節の形態を持つもの（解剖学的関節）は❶～❸であり、❹の肩甲胸郭関節は関節の形態ではないが、前鋸筋による筋連結によって機能が関節といえるもの（機能的関節）である。❺の第2肩関節は烏口肩峰靱帯が肩関節上面の屋根として機能している（▶下表）。

胸鎖関節は、**胸骨柄と鎖骨の内側端との間にある滑膜関節**（▶P14）である。関節面の形状からみれば鞍関節（▶P17）だが、関節内に線維軟骨性の関節円板が存在するため、球関節に近い動きをする。胸鎖関節は、体幹と上肢を結ぶ唯一の関節であり、**前胸鎖靱帯**、**後胸鎖靱**

上肢の骨格

上肢の骨格は、上肢帯と自由上肢で構成される

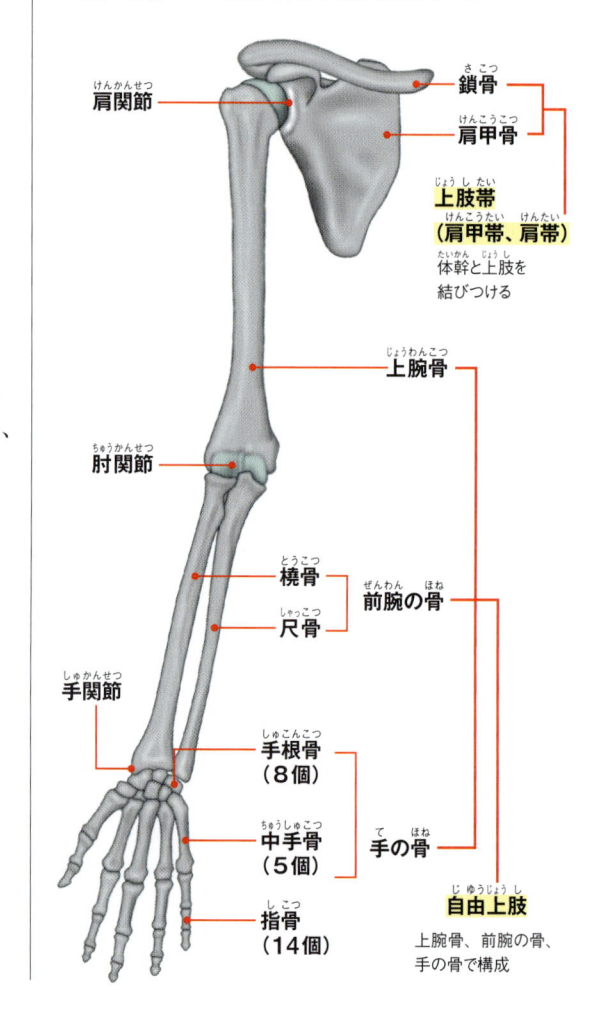

- 肩関節
- 鎖骨
- 肩甲骨
- **上肢帯（肩甲帯、肩帯）** 体幹と上肢を結びつける
- 上腕骨
- 肘関節
- 橈骨
- 尺骨
- 前腕の骨
- 手関節
- 手根骨（8個）
- 中手骨（5個）
- 手の骨
- 指骨（14個）
- **自由上肢** 上腕骨、前腕の骨、手の骨で構成

肩を構成する関節の分類

解剖学的関節（本来の関節の形態を持つもの）	胸鎖関節	胸骨柄と鎖骨の内側端との間の滑膜関節
	肩鎖関節	肩甲骨の肩峰と鎖骨の外側端がつくる関節
	肩関節（肩甲上腕関節）	肩甲骨関節窩と上腕骨頭との間にある関節
機能的関節（関節の形態ではないが、機能は関節といえるもの）	肩甲胸郭連結	肩甲骨と胸郭との間にある連結
	第2肩関節	烏口肩峰靱帯が肩関節上面の屋根として機能する

42

帯、鎖骨間靭帯の3つの靭帯が胸鎖関節を補強している（▶下図）。

肩鎖関節は、**肩甲骨の肩峰と鎖骨の外側端がつくる関節**である。関節面の形状では平面関節（▶P17）であり、内部には不完全な関節円板がある。凹型の**烏口肩峰靭帯**、凸型の**烏口鎖骨**靭帯*で固定され、**肩鎖靭帯**によって補強されている（▶P44）。外内転では肩甲骨が凹の法則（▶P19）により、外転では前方に、内転では後方に滑る。また、軸回旋として上方回旋と下方回旋に関与する。

肩を構成する骨格と関節

肩を構成する関節には、❶胸鎖関節、❷肩鎖関節、❸肩関節、❹肩甲胸郭連結、❺第2肩関節がある。この中で❶❷❸のみが滑膜関節である

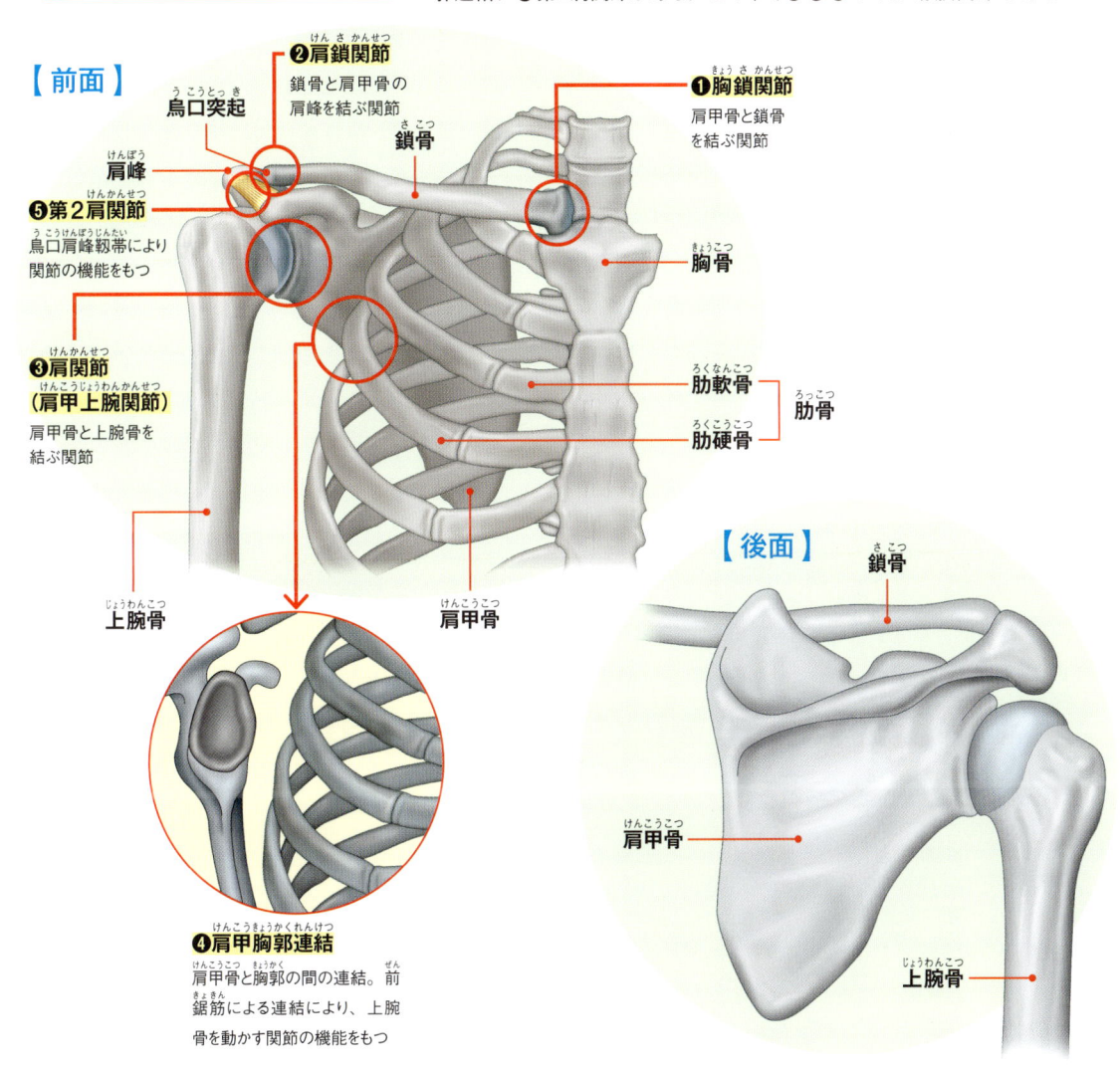

【前面】

- 烏口突起
- ❷肩鎖関節　鎖骨と肩甲骨の肩峰を結ぶ関節
- 鎖骨
- ❶胸鎖関節　肩甲骨と鎖骨を結ぶ関節
- 肩峰
- 胸骨
- ❺第2肩関節　烏口肩峰靭帯により関節の機能をもつ
- ❸肩関節（肩甲上腕関節）　肩甲骨と上腕骨を結ぶ関節
- 肋軟骨
- 肋硬骨 ─ 肋骨
- 上腕骨
- 肩甲骨
- ❹肩甲胸郭連結　肩甲骨と胸郭の間の連結。前鋸筋による連結により、上腕骨を動かす関節の機能をもつ

【後面】
- 鎖骨
- 肩甲骨
- 上腕骨

胸鎖関節と靭帯

【前面】

胸骨柄と鎖骨の内側端の間にある。なお前胸鎖靭帯の後面には後胸鎖靭帯がある

- 鎖骨間靭帯　胸骨柄の最上部に位置し、両側の鎖骨を結ぶ靭帯
- 前胸鎖靭帯　鎖骨近位部と胸骨柄の上部を結ぶ靭帯
- 第1肋骨（第1肋硬骨）
- 関節円板
- 鎖骨
- 第1肋軟骨
- 肋鎖靭帯　鎖骨近位部と第1肋骨を結ぶ靭帯
- 胸鎖関節
- 胸骨柄

肩関節（肩甲上腕関節）

肩関節は、**肩甲骨関節窩と上腕骨頭との間の関節**である。人体の中で最も大きな可動性を有している。関節面の形状では多軸性の球関節（▶P17）である。上腕骨頭の関節面は肩甲骨関節窩の約3倍もあり、大きな骨頭が関節窩の上で動くと不安定になるが、関節窩を取り囲む**関節唇*・靱帯・筋・腱が補助装置**の役目をして安定性を高めている（▶P48）。

肩関節の関節包の周囲は、靱帯によって補強されている。関節包上部は**烏口上腕靱帯**により補強され、前面は上関節上腕靱帯、中関節上腕靱帯、下関節上腕靱帯の3つの関節包靱帯により補強されている。

こうした関節包と靱帯だけでは十分な関節の安定性は得られないため、**棘上筋、棘下筋、小円筋、肩甲下筋**の4つの筋から構成される**回旋筋腱板**（ローテーターカフ）の存在が関節の安定に寄与している。

上肢帯（肩甲骨）の動きにかかわる筋

上肢帯と肩関節のおもな筋をP45に示す。

上肢帯の筋には、体幹の前面にある**鎖骨下筋、小胸筋、前鋸筋**と、後面にある**僧帽筋、肩甲挙筋、菱形筋**がある。

僧帽筋は、後頭部に始まり上背部の皮下にふれる大きな筋で、上部・中部・下部線維に区分される。**僧帽筋上部線維**は、肩甲帯を引き上げるとき（**挙上**）に働き、**僧帽筋下部線維**は反対に引き下げるとき（**下制**）に働く。僧帽筋中部線維は肩甲骨を脊柱に引き寄せるとき（**内転**）に働く。また、**僧帽筋全体**では、肩甲骨を脊柱に引き寄せながら上方に回旋させる（**上方回旋**）ときに働く（▶P47）。

肩関節の動きにかかわる筋

肩関節の筋は、**三角筋、棘上筋、大胸筋、烏口腕筋、肩甲下筋、広背筋、大円筋、棘下筋、小円筋**である。

大胸筋は胸壁と上肢を連結する筋で、上腕を内転内旋する作用を持つ。三角筋は、肩のまるみを形成する筋であり、鎖骨部・肩峰部・肩甲棘部に分かれている。三角筋は肩関節のすべての運動にかかわっている。

肩鎖関節と靱帯

肩鎖関節は、烏口肩峰靱帯、烏口鎖骨靱帯で固定され、肩鎖靱帯によって補強されている

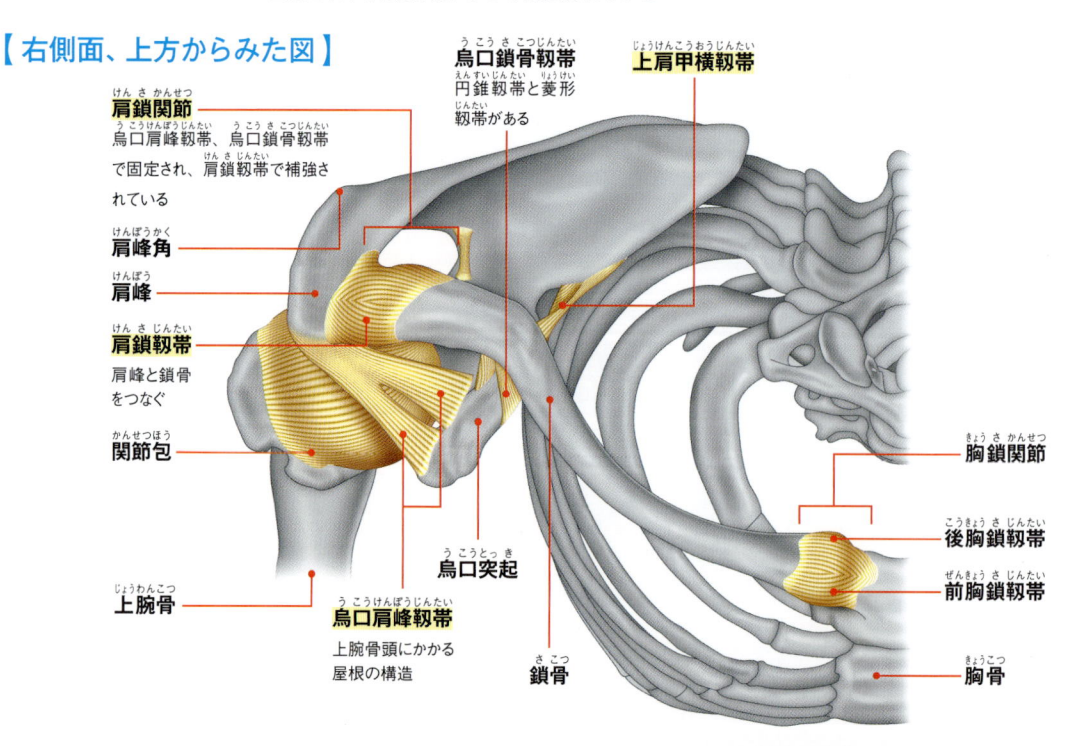

【右側面、上方からみた図】

- **肩鎖関節**：烏口肩峰靱帯、烏口鎖骨靱帯で固定され、肩鎖靱帯で補強されている
- 肩峰角
- 肩峰
- **肩鎖靱帯**：肩峰と鎖骨をつなぐ
- 関節包
- 上腕骨
- **烏口鎖骨靱帯**：円錐靱帯と菱形靱帯がある
- **上肩甲横靱帯**
- 烏口突起
- **烏口肩峰靱帯**：上腕骨頭にかかる屋根の構造
- 鎖骨
- 胸鎖関節
- 後胸鎖靱帯
- 前胸鎖靱帯
- 胸骨

回旋筋腱板とは

棘上筋、**棘下筋**、**小円筋**、**肩甲下筋**の4つの筋は、上腕骨頭を包み込んで1つの**回旋筋腱板**（**ローテーターカフ**）を形成している。

回旋筋腱板は、**上腕骨頭と関節窩を安定化させる**重要な役目を担っている。回旋筋腱板については、P48で解説する。

注目 Keyword

* **烏口鎖骨靱帯** coracoclavicular ligament
  肩甲骨の烏口突起と鎖骨下面の間にある靱帯。円錐靱帯と菱形靱帯がある。

* **関節唇** articular labrum
  関節窩の周囲を取り巻く線維性の軟骨組織。骨頭の脱臼を防ぐ働きがある。

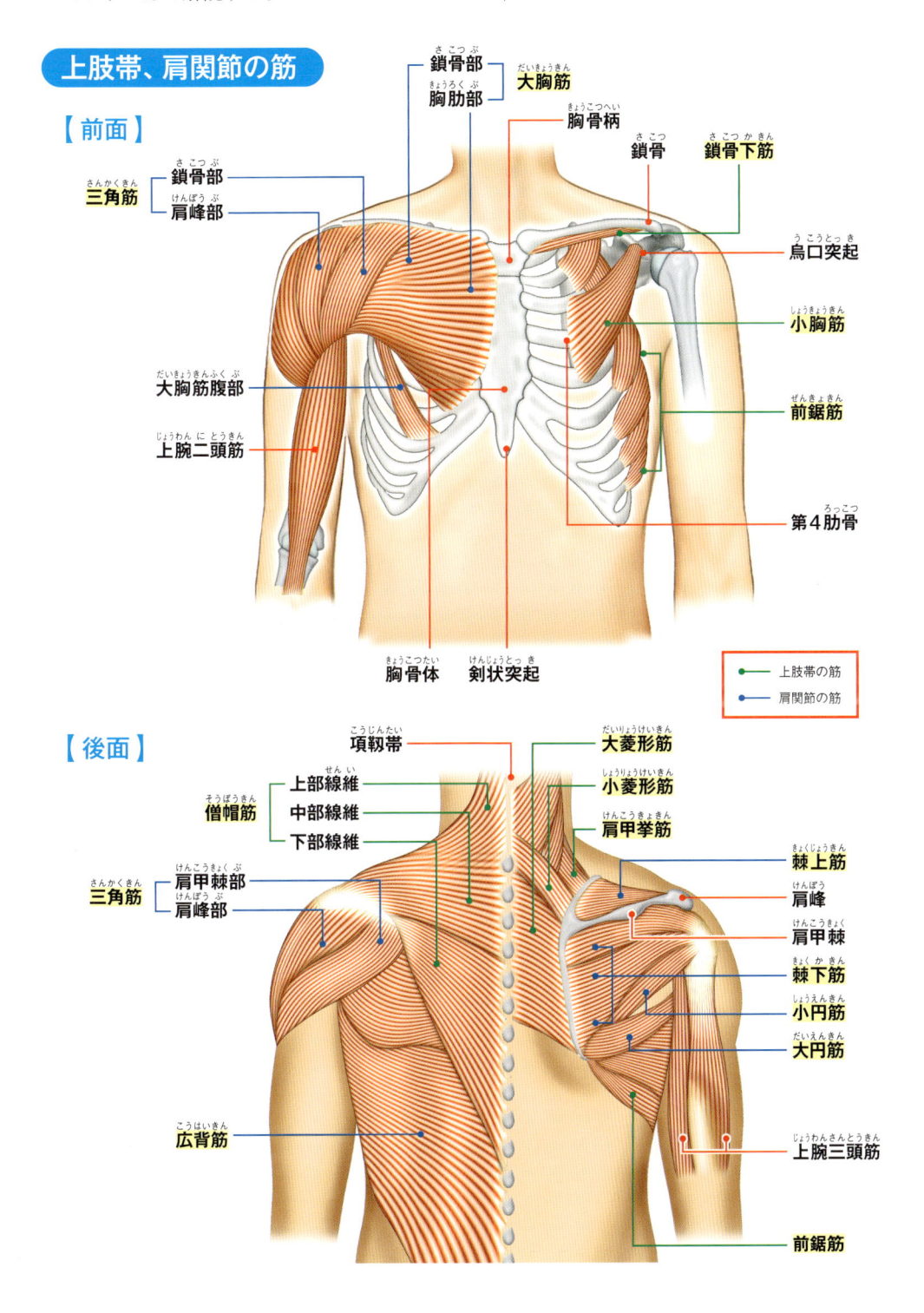

上肢帯、肩関節の筋

【前面】

- 三角筋（鎖骨部、肩峰部）
- 大胸筋腹部
- 上腕二頭筋
- 鎖骨部／胸肋部 大胸筋
- 胸骨柄
- 鎖骨
- 鎖骨下筋
- 烏口突起
- 小胸筋
- 前鋸筋
- 第4肋骨
- 胸骨体
- 剣状突起

● 上肢帯の筋
● 肩関節の筋

【後面】

- 項靱帯
- 僧帽筋（上部線維、中部線維、下部線維）
- 三角筋（肩甲棘部、肩峰部）
- 広背筋
- 大菱形筋
- 小菱形筋
- 肩甲挙筋
- 棘上筋
- 肩峰
- 肩甲棘
- 棘下筋
- 小円筋
- 大円筋
- 上腕三頭筋
- 前鋸筋

上肢帯の肩甲骨の動き

PART 2　上肢（腕）の動き 2　　　●上肢の骨格、上肢帯の関節・靱帯・関節 ▶P42

一般に、肩の運動は肩関節の運動を指すが、肩甲骨にもさまざまな6種類の動きがあり、反対方向の運動で組み合わさっている。

肩の運動

　関節運動には、**屈曲（前方挙上）、伸展（後方挙上）、外転、内転、外旋、内旋**などがある。手を挙げる、肩をすくめるといった肩の動きでは、これらの関節運動が単独で行われることはなく、組み合わさることで成り立っている。

　肩の運動は**肩関節（肩甲上腕関節）**の運動のことを指すが、機能的関節である**肩甲胸郭連結**も肩関節の運動に不可欠な存在である。（▶P42）

肩甲骨の可動と運動方向

　肩甲胸郭連結は**肩甲骨**と**胸郭**（▶P112）の間にある機能的関節であり、肩甲骨は上肢帯（▶P42）の動きの中心である。肩甲骨は上肢が効率よく動けるよう、胸郭の上を滑るように移動する（▶下図）。

　胸郭上における肩甲骨の動きには**挙上・下制、外転・内転、上方回旋・下方回旋、前傾・後傾**などがある（▶右図）。肩甲骨の運動方向は、**挙上・下制、外転・内転、上方回旋・下方回旋、前傾・後傾**である。肩甲骨の動きは上下に13cm、内外に13cm、上下方向に50～60°回旋する。

❶挙上・下制：挙上は肩甲骨を上方に挙げる動きであり、肩甲挙筋や僧帽筋上部線維が収縮することで肩甲骨が挙上する。下制は肩甲骨を下方に下げる動きであり、僧帽筋下部線維が収縮することで肩甲骨が下制する。

❷外転・内転：外転は肩甲骨が脊椎から離れる動きであり、前鋸筋が収縮すると肩甲骨が外転する。内転は肩甲骨が脊椎に近づく動きであり、菱形筋や僧帽筋中部線維が収縮すると肩甲骨が内転する。

❸上方回旋・下方回旋：上方回旋は肩甲骨関節窩が上方を向くような回旋であり、僧帽筋上部・下部線維、前鋸筋が関与している。下方回旋は肩甲骨関節窩が下方を向くような回旋であり、菱形筋、広背筋、小胸筋が関与している。

❹前傾・後傾：肩甲骨傾斜には、肩甲骨の前傾と後傾がある。前傾には小胸筋が関与している。

肩甲骨の位置

肩甲骨は、胸郭背面上で正中線から約7.5cm（女性では5～6cm）離れた位置で、第2肋骨と第7肋骨の間に位置する

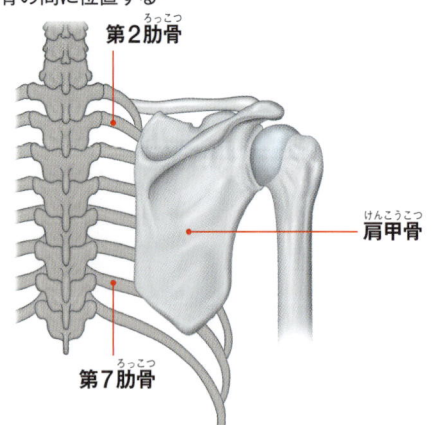

第2肋骨
肩甲骨
第7肋骨

肩甲骨の動き

肩甲骨の運動方向は、挙上・下制、外転・内転、上方回旋・下方回旋、前傾・後傾である

挙上
前傾　後傾
上方回旋
内転　外転
下制　下方回旋

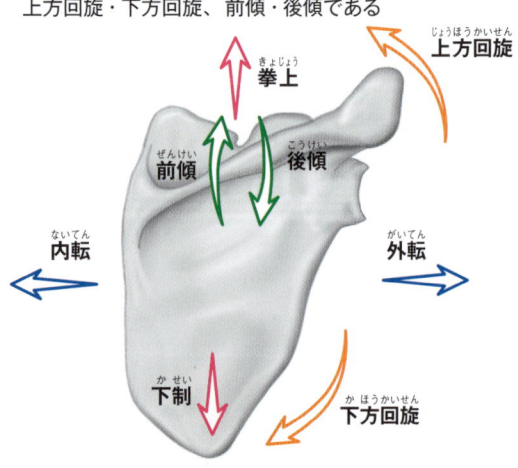

肩甲骨の動きと動筋

挙上・下制

挙上
- 僧帽筋上部線維
- 肩甲挙筋
- 小菱形筋
- 大菱形筋

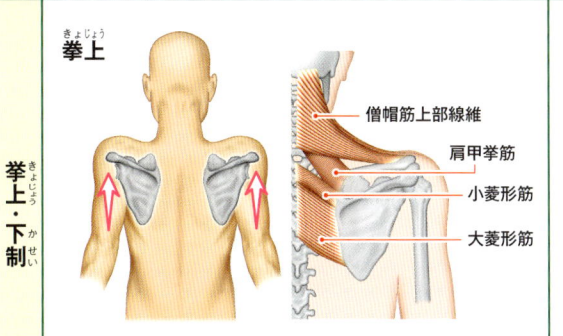

動き：肩甲骨を引き上げる
動筋：僧帽筋上部線維、肩甲挙筋、菱形筋

下制
- 僧帽筋下部線維

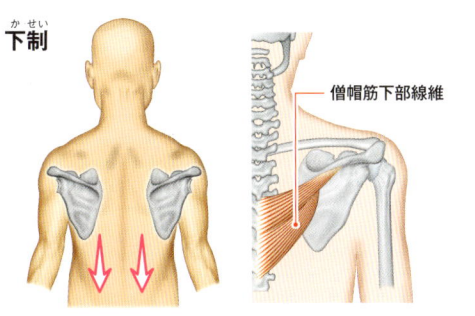

動き：肩甲骨を引き下げる
動筋：鎖骨下筋、小胸筋、僧帽筋下部線維

外転・内転

外転
- 小胸筋
- 前鋸筋

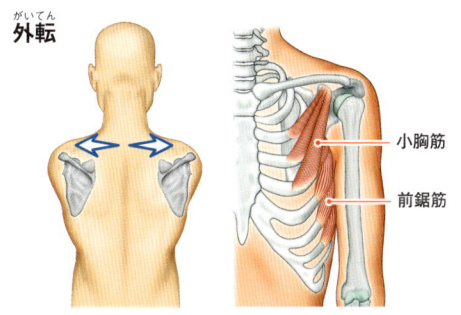

動き：手を前に押すような恰好で肩甲骨が脊柱から離れる
動筋：前鋸筋、小胸筋

内転
- 僧帽筋中部線維
- 菱形筋

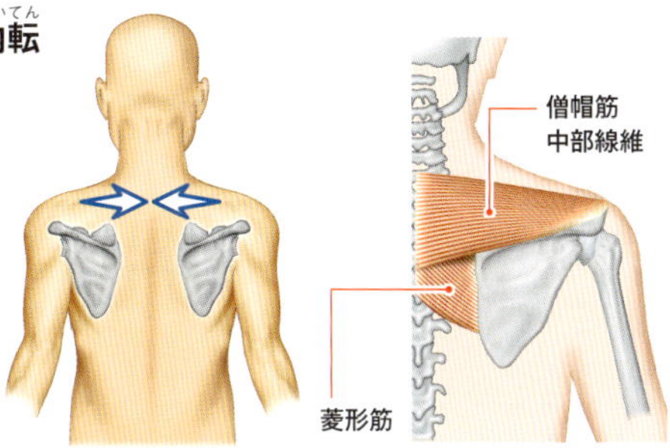

動き：肩を後ろにすぼめ、肩甲骨を脊柱に近づける
動筋：僧帽筋中部線維、菱形筋

上方回旋・下方回旋

上方回旋
- 僧帽筋上部線維
- 僧帽筋中部線維
- 前鋸筋
- 僧帽筋下部線維

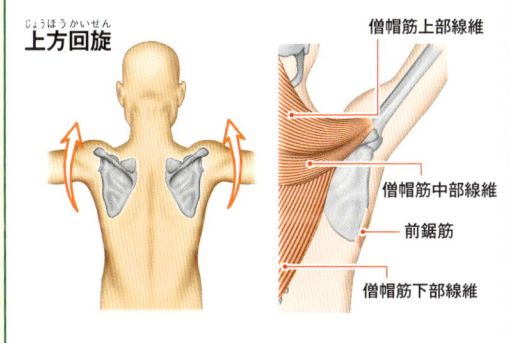

動き：肩甲骨を上方に回旋する
動筋：僧帽筋上部線維、僧帽筋下部線維、前鋸筋

下方回旋
- 大菱形筋
- 小菱形筋
- 広背筋

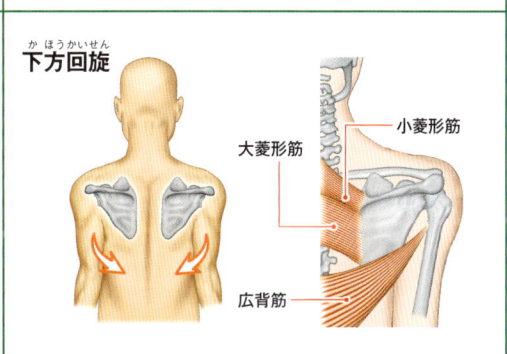

動き：肩甲骨を下方に回旋する
動筋：菱形筋、広背筋、小胸筋

前傾・後傾

前傾
- 小胸筋

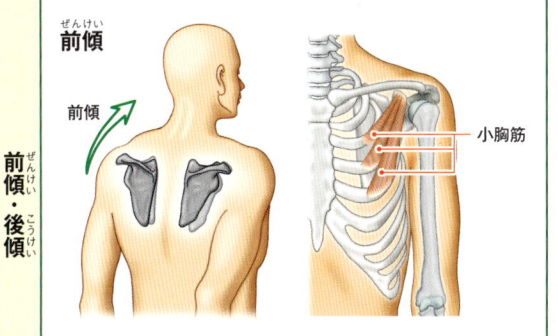

動き：肩甲骨が前方に傾く
動筋：小胸筋

後傾
- 僧帽筋下部線維
- 前鋸筋

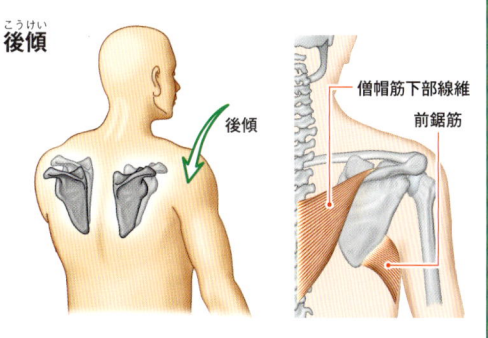

動き：肩甲骨が後方に傾く
動筋：僧帽筋下部線維、前鋸筋

PART 2　上肢（腕）の動き　3　●上肢の骨格、上肢帯の関節・靭帯・筋肉 ▶P42　●肩関節の障害 ▶P52

肩関節の動き

肩関節は、不安定な構造であるがゆえに可動域が広いが、軟骨や靭帯、筋の収縮などによって安定化を確保している。

肩関節の安定化機構

肩関節（肩甲上腕関節）は、肩甲骨関節窩が上腕骨頭に比べて小さく浅い構造である（▶下図）。そうした構造が他の関節よりも大きな可動域をもたらしている一方で、常に不安定な状態にあり脱臼しやすい。そこで、肩関節が安定して動くための安定化機構が存在する。

1つは静的安定機構（▶右表）であり、関節唇、関節包靭帯、烏口上腕靭帯、烏口肩峰靭帯、関節内圧が関与している。

上腕骨頭と関節唇を連結しているのが関節包である。関節包は肥厚することで補強作用を示す。その部分を関節包靭帯という。関節包靭帯は、関節包の上方から下方に向かって上関節上腕靭帯（SGHL）、中関節上腕靭帯（MGHL）、下関節上腕靭帯（IGHL）の3つに分けられる（▶右図）。

もう1つは動的安定化機構（▶右表）であり、回旋筋腱板の筋群（棘上筋、棘下筋、小円筋、肩甲下筋）や上腕二頭筋腱長頭、肩峰下包、三角筋下包が関与している。

回旋筋腱板の筋群（▶P45、P50）は、上腕骨頭の前方に肩甲下筋、上方には棘上筋、後方には棘下筋、小円筋があり、これらの筋が連続して上腕骨頭を包み込むような構造をしている。これらの筋群は、肩関節の内・外旋に働く以外に、肩関節の挙上時に上腕骨頭を関節窩に求心

肩甲骨関節窩と上腕骨頭の位置

肩関節の肩甲骨関節窩は上腕骨頭に比べて小さく、不安定な状態にある

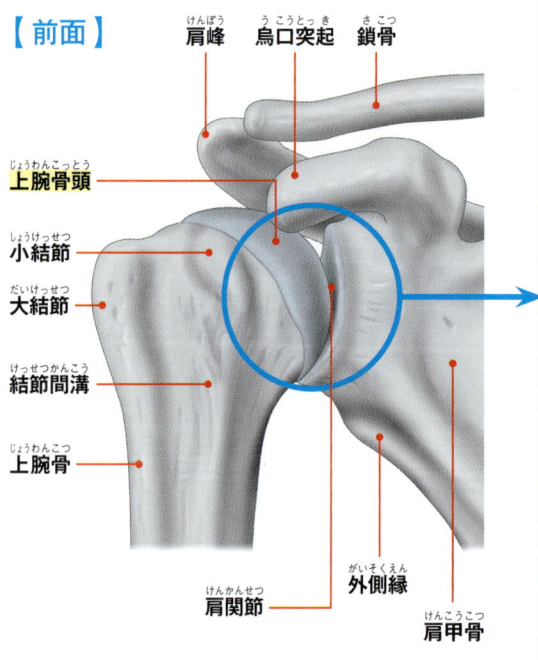

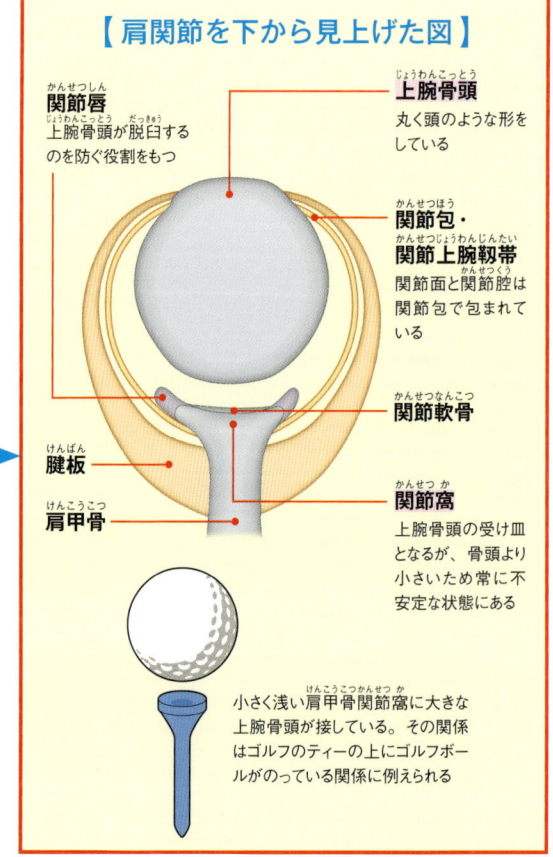

【前面】
- 肩峰
- 烏口突起
- 鎖骨
- 上腕骨頭
- 小結節
- 大結節
- 結節間溝
- 上腕骨
- 外側縁
- 肩関節
- 肩甲骨

【肩関節を下から見上げた図】

- 関節唇：上腕骨頭が脱臼するのを防ぐ役割をもつ
- 上腕骨頭：丸く頭のような形をしている
- 関節包・関節上腕靭帯：関節面と関節腔は関節包で包まれている
- 関節軟骨
- 腱板
- 肩甲骨
- 関節窩：上腕骨頭の受け皿となるが、骨頭より小さいため常に不安定な状態にある

小さく浅い肩甲骨関節窩に大きな上腕骨頭が接している。その関係はゴルフのティーの上にゴルフボールがのっている関係に例えられる

位に保つための大切な働きがある。

また、棘上筋、棘下筋、小円筋は上腕骨の大結節に停止しているが、棘上筋腱と肩甲下筋腱の間には隙間があり、その部分を**腱板疎部**（rotator interval）という。腱板疎部の上には、肩峰および烏口突起とそれらを結ぶ烏口上腕靱帯（**烏口肩峰アーチ**という ▶P52）が補強するような形で存在している。

烏口肩峰アーチは、骨頭が挙上するのを防いで骨頭の求心位を保つという役割をもつ。

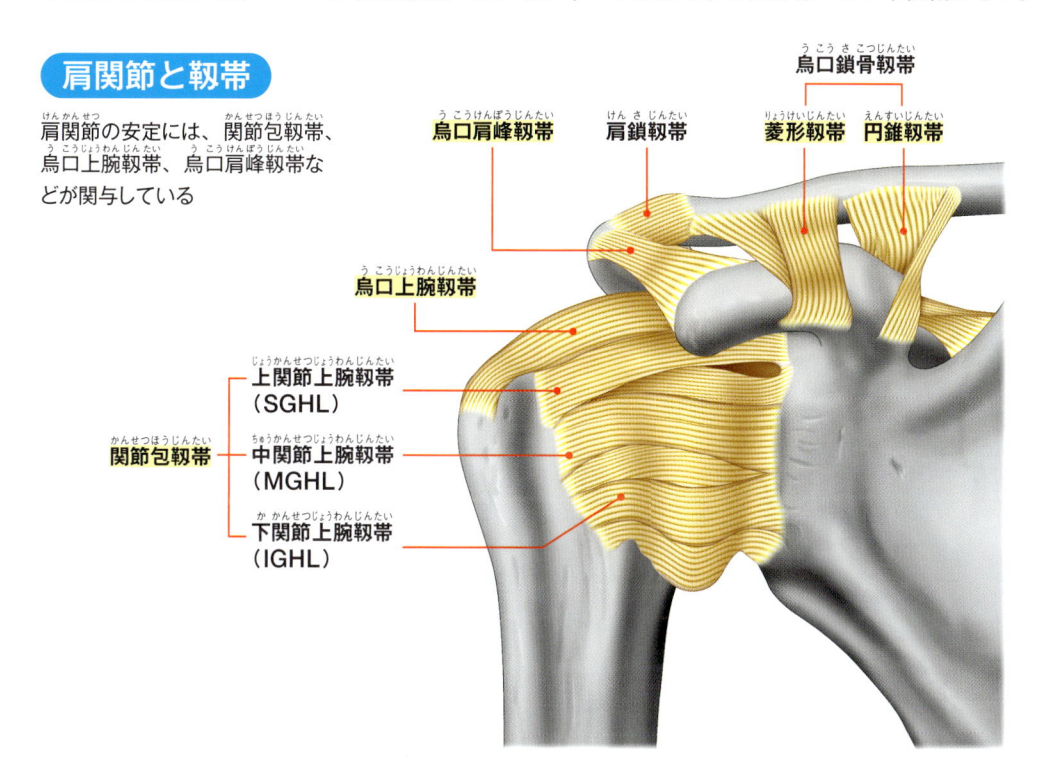

肩関節と靱帯

肩関節の安定には、関節包靱帯、烏口上腕靱帯、烏口肩峰靱帯などが関与している

烏口肩峰靱帯／肩鎖靱帯／烏口鎖骨靱帯／菱形靱帯／円錐靱帯／烏口上腕靱帯／上関節上腕靱帯（SGHL）／関節包靱帯／中関節上腕靱帯（MGHL）／下関節上腕靱帯（IGHL）

肩関節が安定して動くための安定化機構

	おもな関与部位	特徴
静的安定化機構	関節唇	関節窩の周りを取り巻く線維性の軟骨組織である関節唇は、関節窩の深さを増加させ、骨頭とのバランスを適合なものに近づけている
	関節包靱帯	関節唇には関節包が付着している。関節包の前面には関節包靱帯（上関節上腕靱帯、内側関節上腕靱帯、下関節上腕靱帯）がある
	烏口上腕靱帯	回旋筋腱板が存在しない関節包上部は、烏口上腕靱帯によって補強されている
	関節内圧	正常肩の関節内圧は陰圧であり、関節窩と骨頭の衝突を防いでいる
動的安定化機構	回旋筋腱板の筋群	回旋筋腱板は棘上筋、棘下筋、小円筋、肩甲下筋から成る。これらの筋は肩の回旋に関与していることから回旋筋腱板（ローテーターカフ）と呼ばれる。骨頭の求心位（骨頭が関節窩に収まった状態）を保っている
	上腕二頭筋腱長頭	上腕二頭筋腱の長頭は、肩が外転外旋から外転内旋へ回旋する際に安定化に寄与する。また、肩関節の屈曲や外転時に、上腕骨頭を下制する働きがある
	肩峰下包	肩関節の屈曲や外転時に肩峰下包と三角筋下包の厚みが増すことで、上腕骨頭を下制する働きがある

肩関節の運動方向

肩関節の運動方向は、屈曲・伸展、外転・内転、外旋・内旋、水平屈曲（水平内転）・水平伸展（水平外転）、分回し運動である（▶右表）。

❶屈曲・伸展：屈曲とは肩関節を前方挙上することであり、180°の可動域があり、伸展はその逆方向の動きのことであり、下垂位から後方へは50°の可動域がある。肩関節の屈曲時における肩甲骨の動きは上方回旋、挙上、外転であり、160°以降の最終挙上位では下制、内転、後傾が生じる。伸展時では肩甲骨は下方回旋、内転、前傾を伴う。

❷外転・内転：肩関節の外転は180°の可動域がある。肩関節の外転30°までは肩甲骨は動かず、肩関節のみの運動となる。それ以上の外転では、肩関節外転2°に対して、肩甲骨が1°上方回旋する。下図のように、上肢を外転90°した場合、肩甲骨上方回旋20°、肩関節外転70°となる。また、上肢を180°外転した場合、肩甲骨上方回旋50°、肩関節外転130°となる。肩関節と肩甲骨が2：1の比率で動くことでスムーズな上肢の動きが成立する。これを**肩甲上腕リズム**という（▶下図）。肩の屈曲では、屈曲60°以降に同様のリズムが生じる。

❸外旋・内旋：外旋は上腕骨を外側に回す動きであり、内旋は上腕骨を内側に回す動きである。3つの肢位があり、ファーストポジションでは上肢下垂位での内外旋、セカンドポジションでは肩外転90°での内外旋、サードポジションでは肩屈曲90°での内外旋がある。

❹水平屈曲・水平伸展：水平屈曲は、肩関節屈曲90°で上肢を前方に動かすことで、水平伸展は上肢を後方に動かすことである。

❺分回し運動：屈曲・伸展、外転・内転の複合運動である。

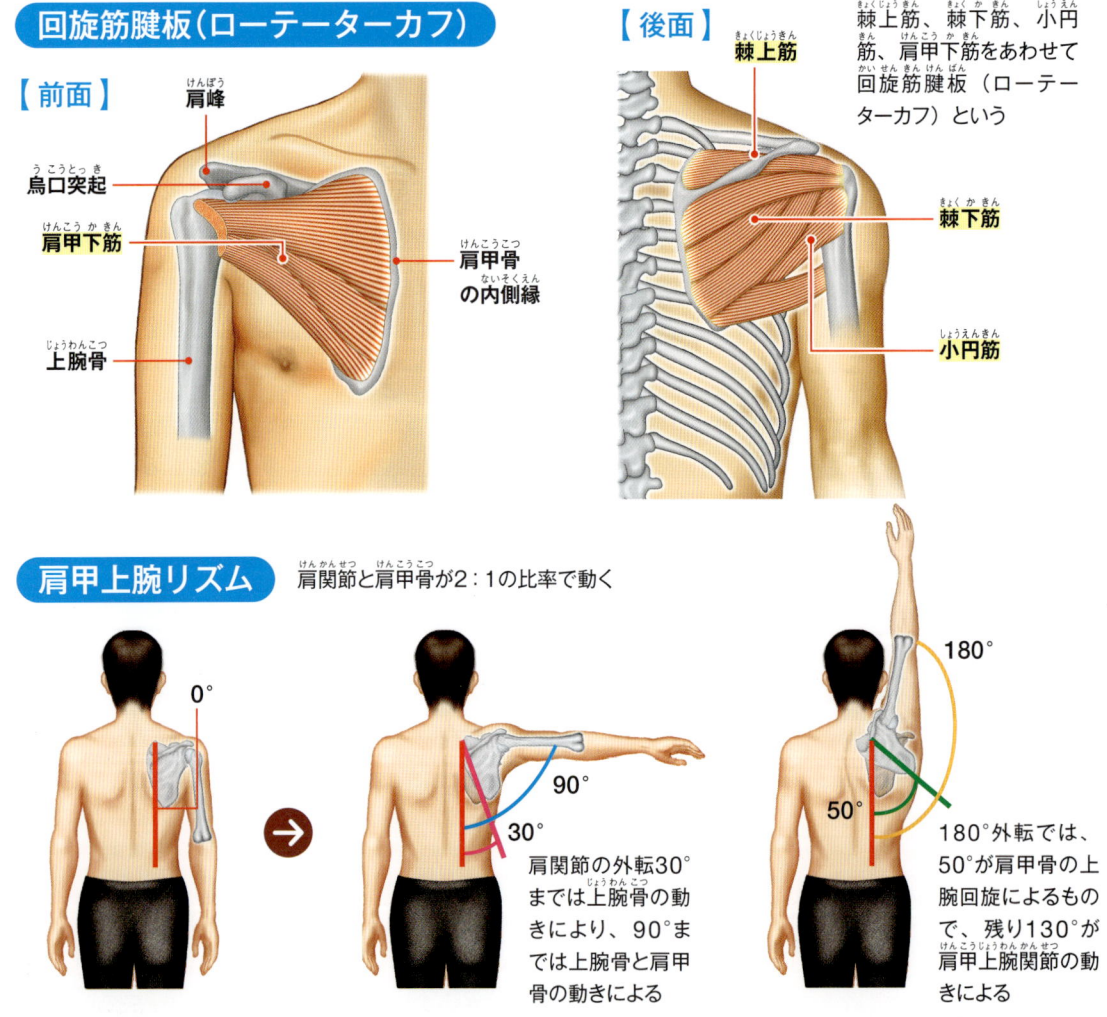

回旋筋腱板（ローテーターカフ）

【前面】
- 肩峰
- 烏口突起
- 肩甲下筋
- 上腕骨
- 肩甲骨の内側縁

【後面】
- 棘上筋
- 棘下筋
- 小円筋

棘上筋、棘下筋、小円筋、肩甲下筋をあわせて回旋筋腱板（ローテーターカフ）という

肩甲上腕リズム

肩関節と肩甲骨が2：1の比率で動く

0°

肩関節の外転30°までは上腕骨の動きにより、90°までは上腕骨と肩甲骨の動きによる（30°／90°）

180°外転では、50°が肩甲骨の上腕回旋によるもので、残り130°が肩甲上腕関節の動きによる（50°／180°）

肩関節のおもな動きと動筋

屈曲・伸展

屈曲 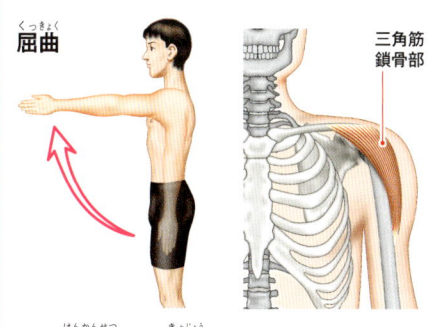
動き：肩関節を前方拳上する
動筋：三角筋鎖骨部、大胸筋鎖骨部、上腕二頭筋

（図中ラベル：三角筋鎖骨部）

伸展 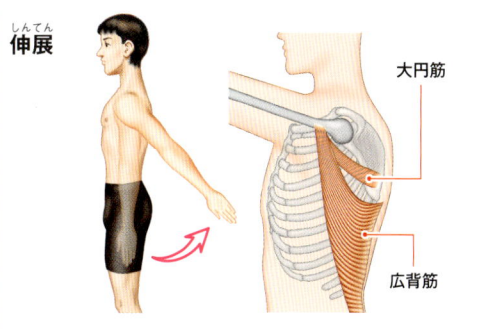
動き：肩関節を後方拳上する
動筋：三角筋肩甲棘部、広背筋、大円筋

（図中ラベル：大円筋、広背筋）

外転・内転

外転 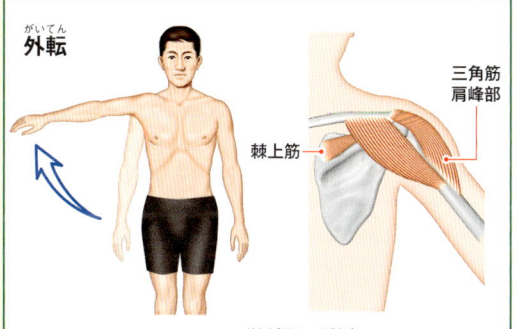
動き：手を横に上げることで、肩甲骨が脊柱から離れる
動筋：三角筋肩峰部、棘上筋

（図中ラベル：三角筋肩峰部、棘上筋）

内転 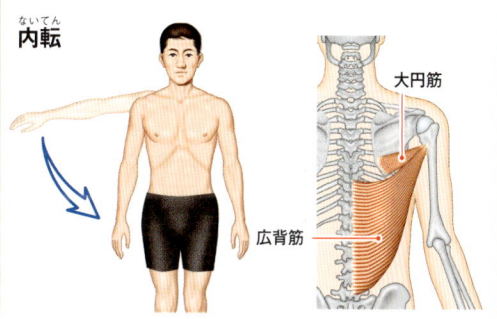
動き：肩を内側にすぼめ、肩甲骨が脊柱に近づける
動筋：大胸筋胸肋部・腹部、広背筋、大円筋

（図中ラベル：大円筋、広背筋）

外旋・内旋

外旋 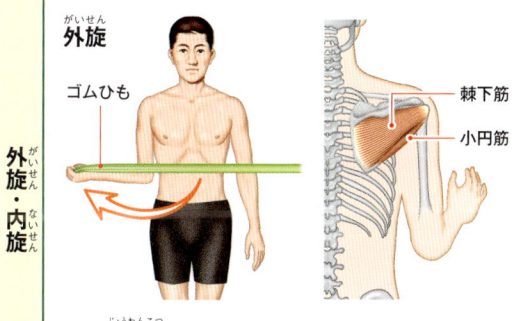
動き：上腕骨を外側に回す
動筋：棘下筋、小円筋

（図中ラベル：ゴムひも、棘下筋、小円筋）

内旋 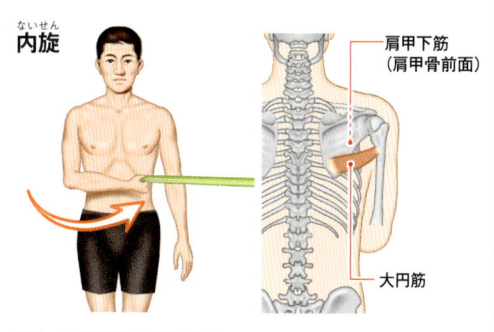
動き：上腕骨を内側に返す
動筋：肩甲下筋、大円筋

（図中ラベル：肩甲下筋（肩甲骨前面）、大円筋）

水平屈曲・水平伸展

水平屈曲 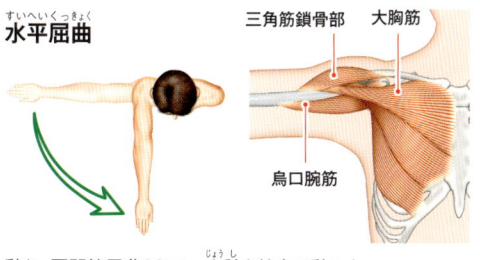
動き：肩関節屈曲90°で、上肢を前方に動かす
動筋：外転90°までは外転筋によって動く。前方へ水平屈曲するときは、三角筋鎖骨部、大胸筋、烏口腕筋、肩甲下筋の働きによる

（図中ラベル：三角筋鎖骨部、大胸筋、烏口腕筋）

水平伸展 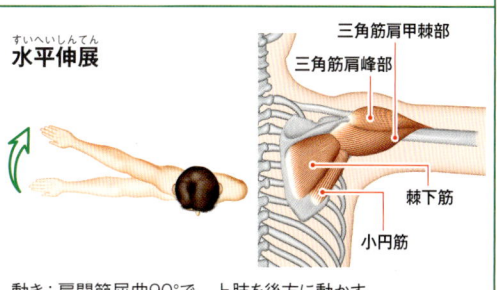
動き：肩関節屈曲90°で、上肢を後方に動かす
動筋：三角筋肩峰部・肩甲棘部、棘下筋、小円筋

（図中ラベル：三角筋肩甲棘部、三角筋肩峰部、棘下筋、小円筋）

PART 2　上肢（腕）の動き　4　　●肩関節の動き ▶P48　　●肩関節脱臼 ▶P154

肩関節の障害

肩関節は安定性が悪い構造をしているため、さまざまな障害が起こりやすい。
ここでは、翼状肩甲、腱板断裂、肩関節脱臼について解説する。

翼状肩甲

上肢を挙上するときは、肩関節運動だけでなく、前鋸筋と僧帽筋の働きによって肩甲骨が上方回旋する（▶P46）。その前鋸筋が弱化すると、肩甲骨内縁が胸壁から浮き上がって**肩甲骨が隆起**する。この状態が天使の羽根や鳥の羽根にみえることから**翼状肩甲**と呼ばれている（▶右図）。翼状肩甲になると、正常に腕を前方へ挙上できなくなる。

原因としては、菱形筋が優位となり、前鋸筋が延長位となって筋力が低下する場合や、テニスのサーブやゴルフのスイングで筋が伸張されることによる**前鋸筋の筋力低下**がある。そのほかにも三角筋拘縮、棘下筋拘縮、進行性筋ジストロフィーなどが翼状肩甲の原因となる。

治療は、原因となっている動作を避け、前鋸筋を鍛えることが大切となる。原因疾患がある場合は、その治療を行う。

腱板断裂

腱板断裂は、腱板が烏口肩峰アーチ（▶P49）と上腕骨頭（▶P48）に挟まれ、常にストレスがかかっているという構造と、加齢によって腱板の老化が生じることなどから、**中年以降にみられる障害**といえる（▶右図）。明らかな外傷がなく、気づかないうちに断裂が起こっていることが多い。

腱板断裂は、その損傷によって完全断裂と不全断裂に分かれる。

おもな症状としては、頭上の物を取ろうとしたときに生じる強い痛み（挙上時痛）、安静時痛などがある。また、挙上時の軋轢音、棘下筋の萎縮がみられる。腱板断裂は**五十肩**と症状が似ているが、五十肩にみられる関節拘縮は、腱板断裂ではあまりみられない。

また、五十肩と異なる症状として、五十肩では可動域の限界が近づくと痛みが起こるが、腱板断裂では、挙上あるいは下制していくとき、ほぼ60～120°の間で強い痛みが生じる。これを**有痛弧**（painful arc）という。

腱板断裂を調べるテストの1つに**ドロップアームテスト**がある（▶右図）。被検者の上肢を支えて、他動的に90°外転させ、手を離して被検者にゆっくり上肢を下げるよう指示する。そのとき、三角筋を収縮させて上肢を保とうとするが、いきなり上肢が下落することがある。このテスト結果から、とくに棘上筋腱断裂が疑われる。

腱板断裂の治療は、保存療法が中心となる。

NOTE

50歳代に多い五十肩

「五十肩」は50歳代に多くみられ、骨や靱帯、腱などの老化による肩関節周囲の炎症が原因と考えられている。挙上時痛など腱板断裂と似た症状を示すため鑑別が難しいが、五十肩では関節の拘縮が進むものの、腱板断裂では拘縮はあまりみられないという病態の違いがある。

五十肩は自然治癒することが多いが、完治までに約2年間かかる。自然治癒後も可動域制限や筋力低下などの機能障害が残ることもある。

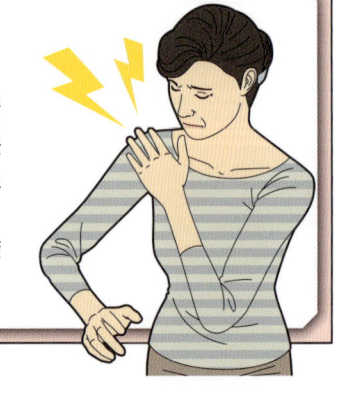

肩関節脱臼

肩関節脱臼は、脱臼する方向によって前方脱臼、後方脱臼、下方脱臼に分けられる。最も多くみられるのが前方脱臼である。

肩関節のスポーツ外傷で最も頻度が高いものが肩関節脱臼である。詳しくは、P154で解説する。

翼状肩甲の状態

壁を押すと、前鋸筋の筋力低下により翼状肩甲が顕著となる

【上部からみた図】

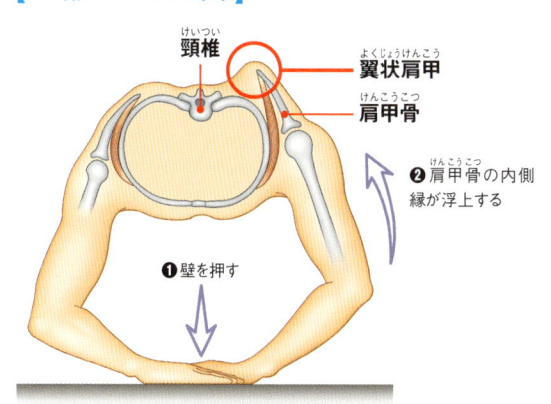

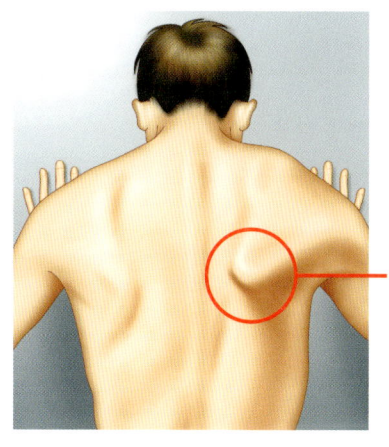

- 頸椎
- 翼状肩甲
- 肩甲骨
- ❶壁を押す
- ❷肩甲骨の内側縁が浮上する

翼状肩甲
隆起した肩甲骨が天使の羽根や、鳥の羽根にみえる

腱板断裂の状態

腱板が断裂すると、上肢を挙上したときに肩峰と上腕骨頭に切れた腱板が挟まれて痛みが生じる

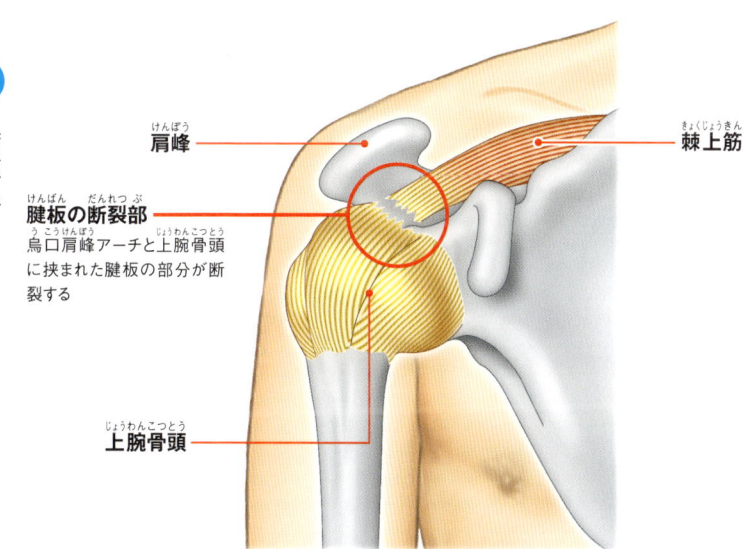

- 肩峰
- 棘上筋
- 腱板の断裂部
  烏口肩峰アーチと上腕骨頭に挟まれた腱板の部分が断裂する
- 上腕骨頭

ドロップアームテスト

腱板断裂を調べる検査

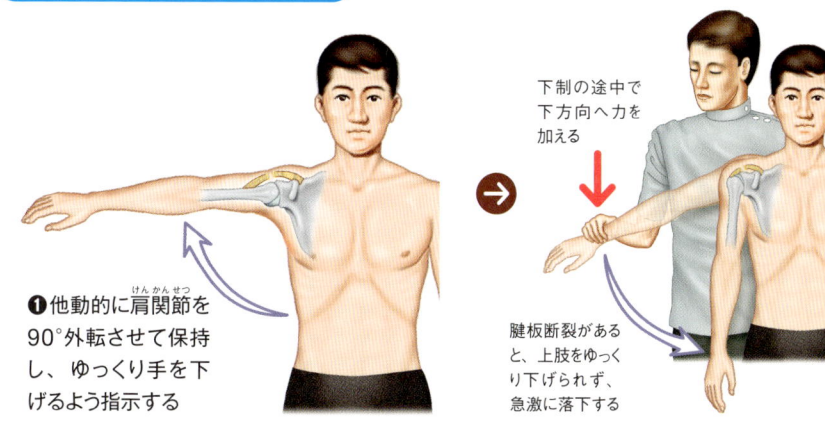

❶他動的に肩関節を90°外転させて保持し、ゆっくり手を下げるよう指示する

下制の途中で下方向へ力を加える

腱板断裂があると、上肢をゆっくり下げられず、急激に落下する

❷腱板断裂があると、下制の途中で上肢にわずかな抵抗を加えただけで痛みが起こり、上肢は急激に落下する

肘を構成する骨格・関節・靭帯・筋肉

PART 2 上肢（腕）の動き 5　●関節の分類 ▶P16　●肘関節の動き ▶P59

肘関節は、上腕骨、橈骨、尺骨の3つの骨と、腕尺関節、腕橈関節、上橈尺関節の3つの関節から構成され、1つの関節包に包まれている複関節である。

肘関節の構成

肘関節は、❶上腕骨、❷尺骨、❸橈骨の3つの骨から成り、❶腕尺関節（上腕骨と尺骨）、❷腕橈関節（上腕骨と橈骨）、❸上橈尺関節（橈骨と尺骨）の3つの関節から成る（▶下図、右図）。これらが1つの関節包に包まれている。

❶腕尺関節：上腕骨滑車と尺骨滑車切痕か

肘関節を構成する骨格

肘関節は、❶上腕骨、❷尺骨、❸橈骨の3つの骨から構成される

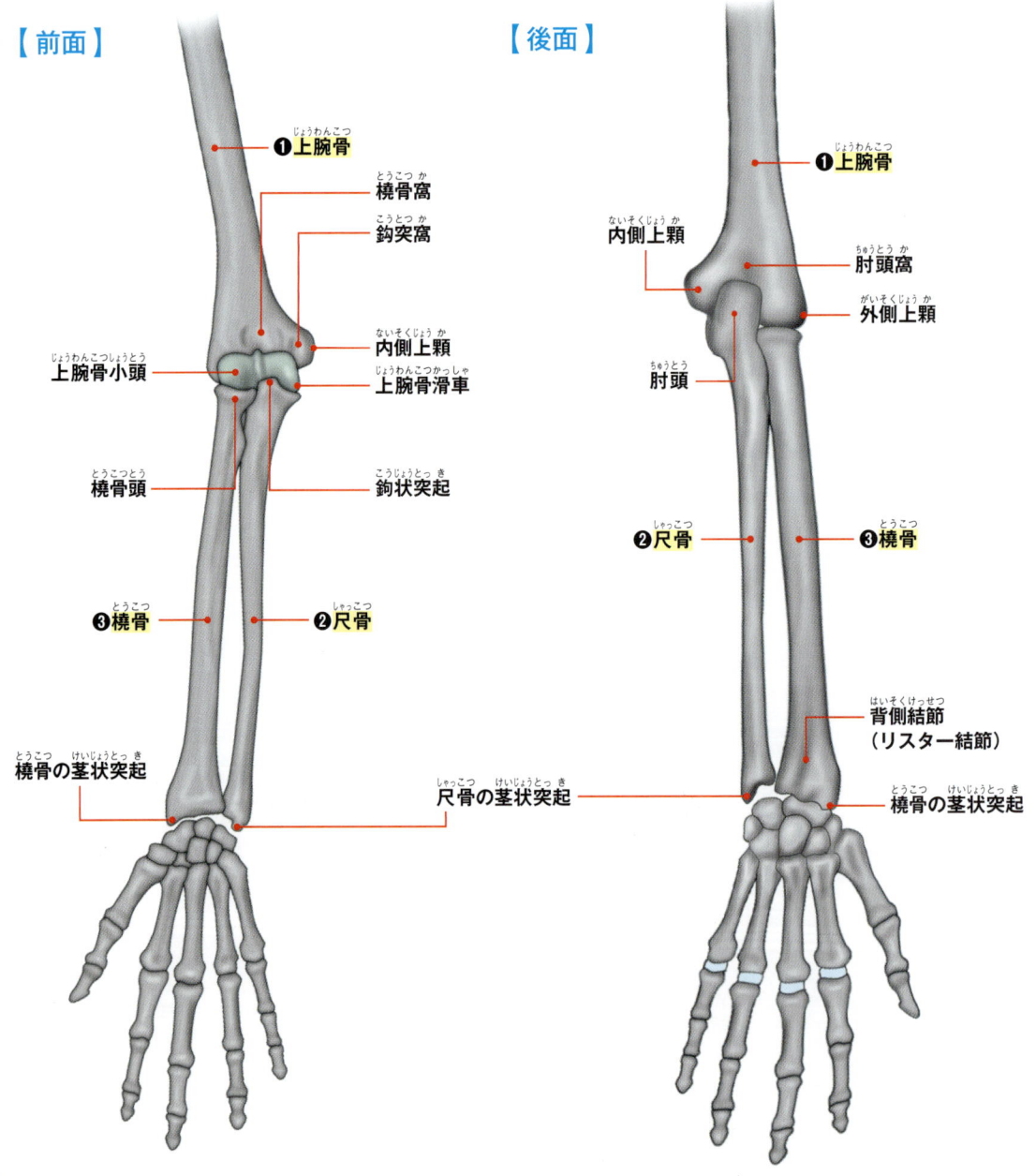

【前面】

- ❶上腕骨
- 橈骨窩
- 鈎突窩
- 内側上顆
- 上腕骨小頭
- 上腕骨滑車
- 橈骨頭
- 鈎状突起
- ❸橈骨
- ❷尺骨
- 橈骨の茎状突起
- 尺骨の茎状突起

【後面】

- ❶上腕骨
- 内側上顆
- 肘頭窩
- 外側上顆
- 肘頭
- ❷尺骨
- ❸橈骨
- 背側結節（リスター結節）
- 橈骨の茎状突起

ら成る。形状は**らせん関節**（▶P16）で、**肘関節の屈曲・伸展**にかかわっている。

❷腕橈関節：上腕骨小頭と橈骨頭窩から成る。形状は**球関節**（▶P17）で、**肘関節の屈曲・伸展運動**と**前腕の回外・回内**にかかわっている。

❸上橈尺関節：橈骨頭の関節環状面と尺骨の橈骨切痕から成る。形状は**車軸関節**（▶P16）で、**下橈尺関節とともに前腕の回外・回内**にかかわっている。

なお、下橈尺関節は、尺骨下端にある尺骨頭の関節環状面と橈骨の尺骨切痕から成るため、手関節（▶P65）の構成要素である。

肘関節
肘関節は、上腕骨、尺骨、橈骨のうち、それぞれ2組ずつ組み合わさって構成される

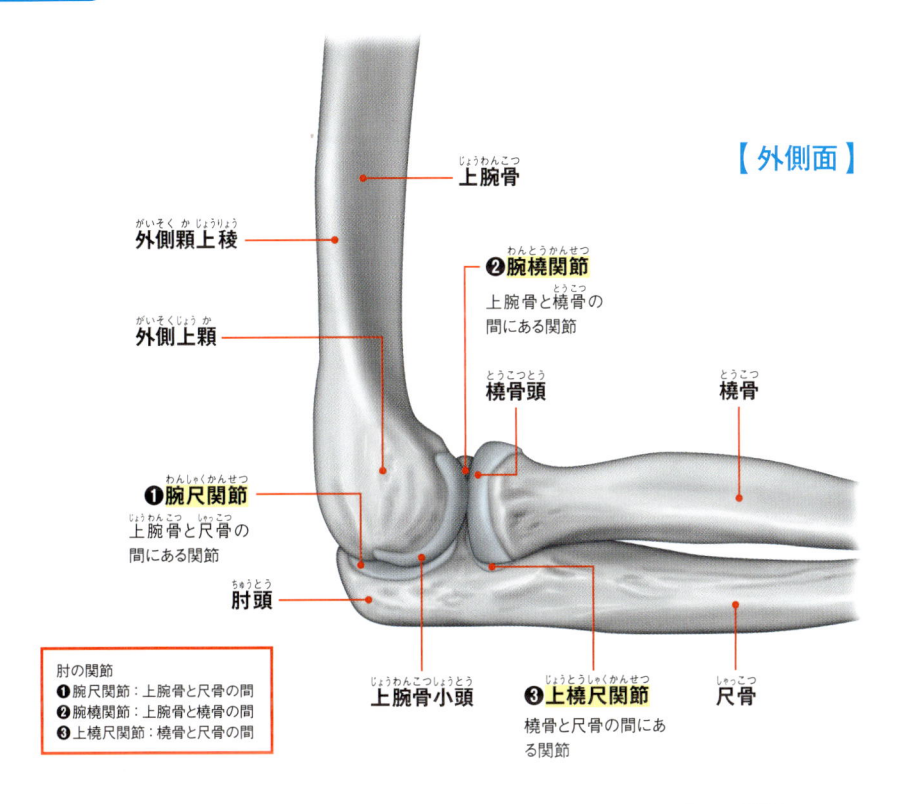

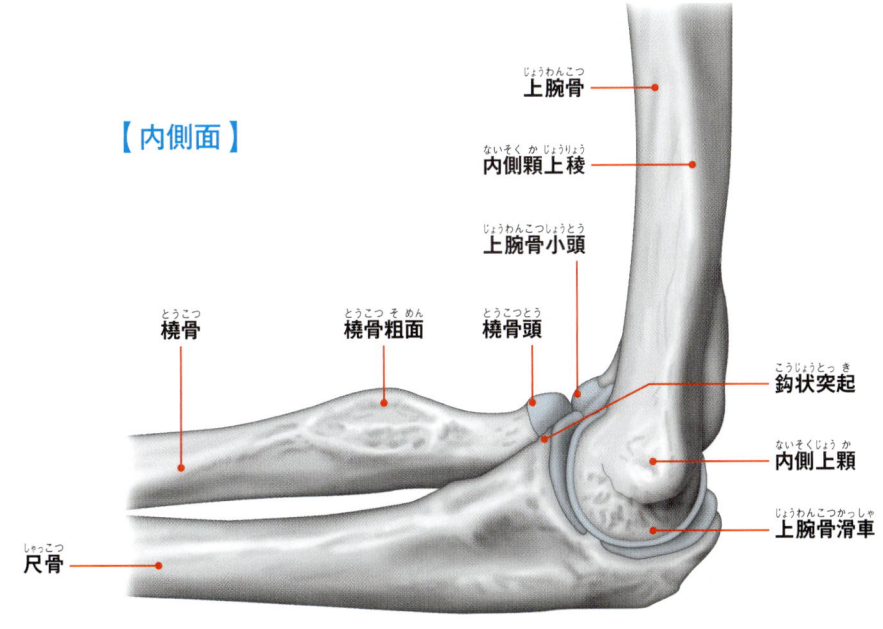

【外側面】

- 上腕骨
- 外側顆上稜
- 外側上顆
- ❷腕橈関節：上腕骨と橈骨の間にある関節
- 橈骨頭
- 橈骨
- ❶腕尺関節：上腕骨と尺骨の間にある関節
- 肘頭
- 上腕骨小頭
- ❸上橈尺関節：橈骨と尺骨の間にある関節
- 尺骨

肘の関節
❶腕尺関節：上腕骨と尺骨の間
❷腕橈関節：上腕骨と橈骨の間
❸上橈尺関節：橈骨と尺骨の間

【内側面】

- 上腕骨
- 内側顆上稜
- 上腕骨小頭
- 橈骨
- 橈骨粗面
- 橈骨頭
- 鈎状突起
- 内側上顆
- 上腕骨滑車
- 尺骨

肘関節の動きに関する筋

肘関節の動きには、肘関節の屈曲・伸展（▶P59）と前腕の回旋運動（回内・回外▶P60）があり、上腕および前腕の筋が関与している。

上腕にある筋は、**上腕二頭筋**、**上腕筋**、**上腕三頭筋**、**肘筋**である（▶下図）。

前腕にある筋は、**腕橈骨筋**、**回外筋**、**円回内筋**、**方形回内筋**である（▶右図）。前腕にはそのほかに**手関節屈筋（掌屈筋）群**と**手関節伸筋（背屈筋）群**があり、それぞれ肘関節の屈曲、伸展の補助機能としてかかわっている（▶右図、P68）。

上腕の筋

上腕のおもな筋には、上腕二頭筋、上腕筋、上腕三頭筋、肘筋がある

【右側前面】

- 烏口突起
- 肩甲骨
- **上腕二頭筋長頭**: 肩甲骨関節上結節より起始し、橈骨粗面後部、前腕筋膜に停止
- **上腕二頭筋短頭**: 肩甲骨の烏口突起尖端より起始し、橈骨粗面、前腕筋膜に停止
- **上腕筋**: 上腕骨前面下半分、内・外側上腕筋間中隔より起始し、尺骨粗面鈎状突起前面に停止

おもな作用
肘関節の屈曲、前腕の回外
長頭は肩関節外転・屈曲。
短頭は肩関節内転・屈曲。

おもな作用
肘関節の屈曲

【右側後面】

- 烏口突起
- 肩峰
- 肩峰角
- 上腕骨
- **上腕三頭筋内側頭**: 上腕骨後面（橈骨神経溝遠位）、上腕骨内側縁、内側上腕筋間中隔より起始し、肘頭に停止
- **上腕三頭筋外側頭**: 上腕骨後面、上腕骨外側縁、外側上腕筋間中隔より起始し、肘頭に停止
- **上腕三頭筋長頭**: 肩甲骨関節下結節より起始し、肘頭に停止
- **肘筋**: 上腕骨外側上顆後部より起始し、肘頭外側および尺骨体後面上4分の1に停止

おもな作用
肘関節の伸展
長頭は肩関節内転・伸展

おもな作用
肘関節の伸展
尺骨外転

前腕の筋（屈筋群）

前腕のおもな屈筋群は、手根屈筋群、長掌筋、浅背屈筋、円回内筋などである

【浅層】

- 橈骨
- 橈側手根屈筋
- 浅指屈筋
- 円回内筋
  - 上腕頭は内側上顆、橈側手根屈筋との間の筋間中隔、尺骨頭は鈎状突起内側より起始し、橈骨体中央部の外側面に停止
  - **おもな作用**: 前腕の回内、肘関節の屈曲補助
- 長掌筋
- 尺側手根屈筋

【深層】

- 尺骨
- 橈骨
- 深指屈筋
- 長母指屈筋
- 方形回内筋
  - 尺骨前面の遠位4分の1掌側面内側部より起始し、橈骨前面の遠位部に停止
  - **おもな作用**: 前腕の回内

● 手関節屈筋群

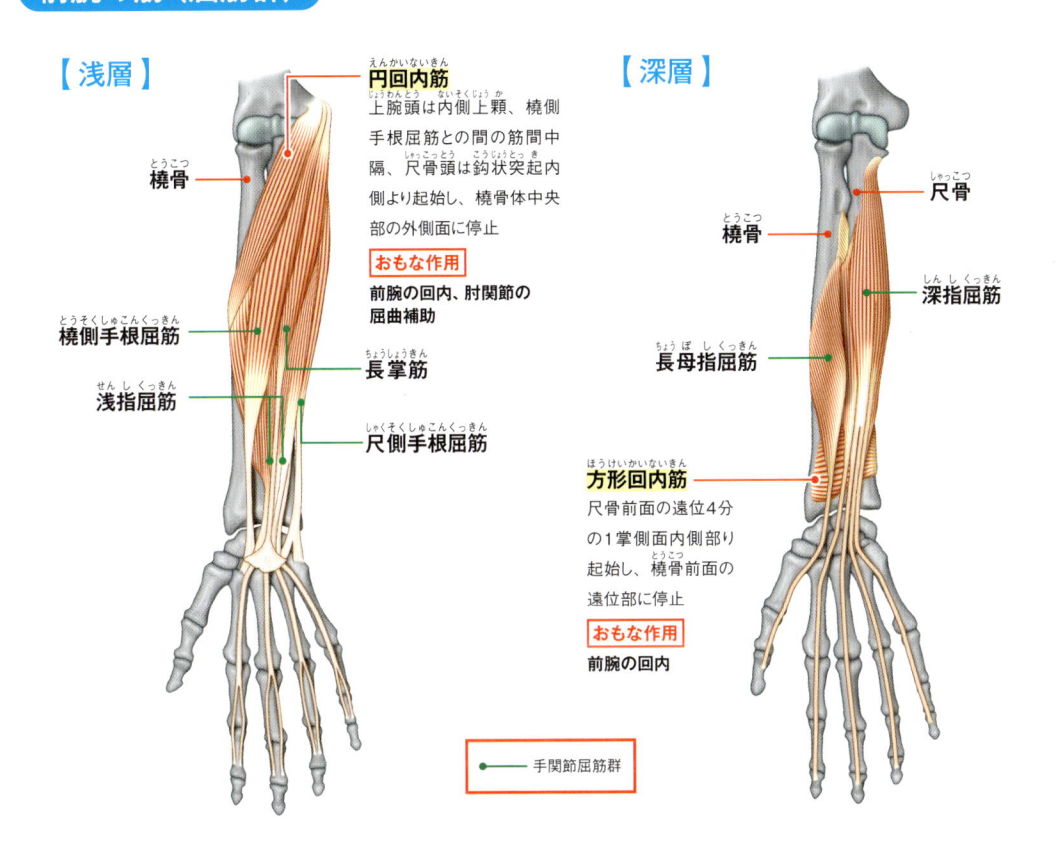

前腕の筋（伸筋群）

前腕の伸筋群は、手根伸筋群、総指伸筋、小指伸筋である

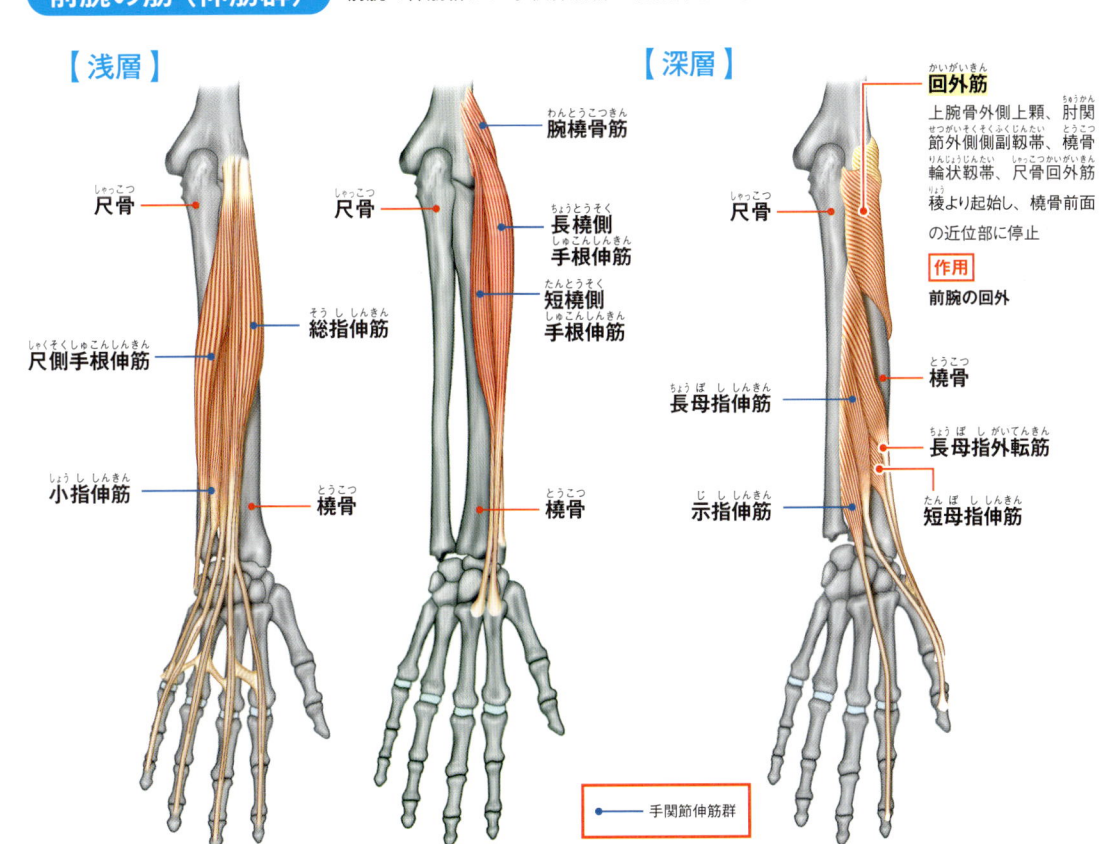

【浅層】

- 尺骨
- 総指伸筋
- 尺側手根伸筋
- 小指伸筋
- 橈骨
- 腕橈骨筋
- 尺骨
- 長橈側手根伸筋
- 短橈側手根伸筋
- 橈骨

【深層】

- 尺骨
- 回外筋
  - 上腕骨外側上顆、肘関節外側側副靱帯、橈骨輪状靱帯、尺骨回外稜より起始し、橈骨前面の近位部に停止
  - **作用**: 前腕の回外
- 橈骨
- 長母指伸筋
- 長母指外転筋
- 示指伸筋
- 短母指伸筋

● 手関節伸筋群

肘関節の靭帯

肘関節を包む関節包では、肘の屈曲・伸展が十分できるように前面・後面はゆるやかになっている。一方、肘関節の内側・外側は**側副靭帯**（▶P63）で補強することで安定化している（▶下図）。

❶**内側側副靭帯**：上腕骨内側上顆*から尺骨鈎状突起へ向かう前部線維と、肘頭の内側縁へ向かう後部線維、尺骨鈎状突起と肘頭の間を結ぶ横走線維束とでできている。肘の内側の安定化に寄与している。

❷**外側側副靭帯**：前部は上腕骨外側上顆から**橈骨輪状靭帯**の外側面につき、後部は上腕骨外側上顆から尺骨外側縁につく。肘の外側の安定化を保っている。

注目 Keyword

*上顆 epicondyla
骨のまるみを帯びて突出している部分を顆という。上腕骨遠位の内側（あるいは外側）にある顆を内側上顆（外側上顆）という。

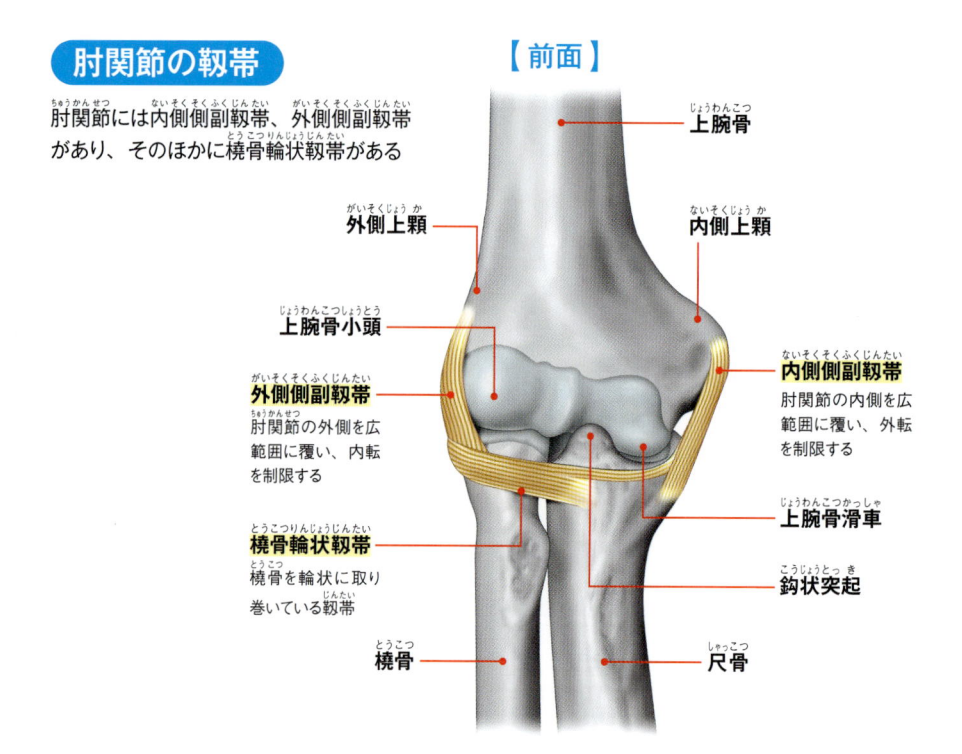

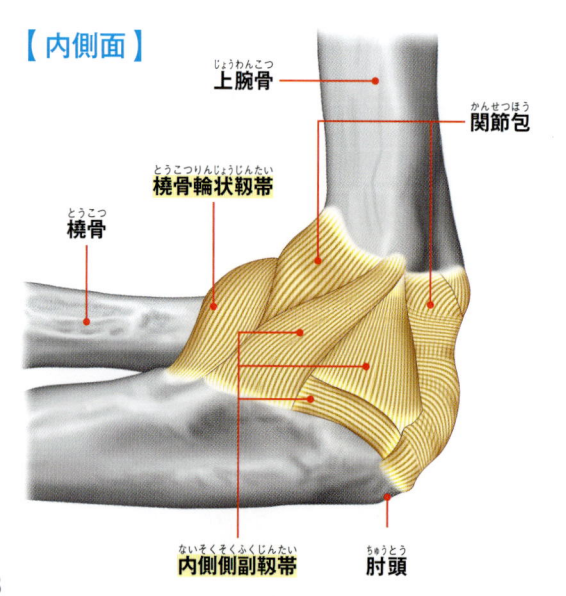

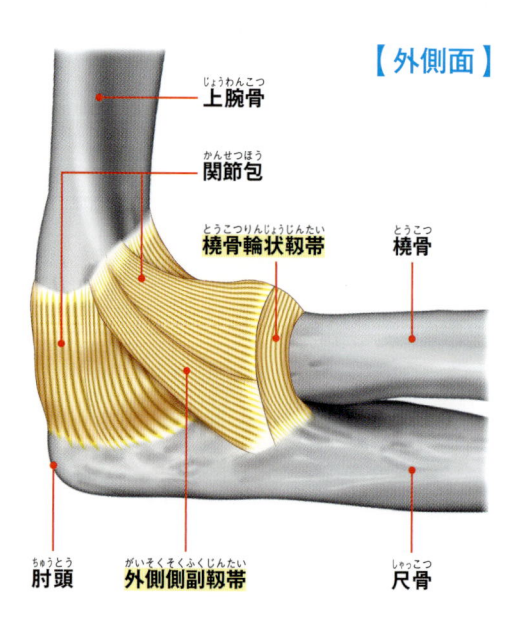

肘関節の靭帯

肘関節には内側側副靭帯、外側側副靭帯があり、そのほかに橈骨輪状靭帯がある

【前面】
- 上腕骨
- 外側上顆
- 内側上顆
- 上腕骨小頭
- 外側側副靭帯：肘関節の外側を広範囲に覆い、内転を制限する
- 内側側副靭帯：肘関節の内側を広範囲に覆い、外転を制限する
- 橈骨輪状靭帯：橈骨を輪状に取り巻いている靭帯
- 上腕骨滑車
- 鈎状突起
- 橈骨
- 尺骨

【内側面】
- 上腕骨
- 関節包
- 橈骨輪状靭帯
- 橈骨
- 内側側副靭帯
- 肘頭

【外側面】
- 上腕骨
- 関節包
- 橈骨輪状靭帯
- 橈骨
- 肘頭
- 外側側副靭帯
- 尺骨

肘関節の動き

PART 2 上肢（腕）の動き 6 ●肘を構成する骨格・関節・靱帯・筋肉 ▶P54

肘関節の動きは、食事動作など日常生活に欠かすことができない。
肘関節は屈曲・伸展だけでなく、前腕の回内・回外にも間接的にかかわっている。

肘関節の役割

肘関節は、**肩関節**と協調して対象物の位置まで手を移動し（**伸展**）、対象物を手元に寄せる（**屈曲**）という動きにかかわっているが、そこに前腕の回旋運動（**回内・回外**）にも間接的にかかわっている。

肘関節の屈曲・伸展

肘関節の可動域は、**屈曲145°**、**伸展5°**である（▶右図）。

屈曲・伸展の動きを制限しているのは、伸展では、❶肘頭が肘頭窩にはまり込むという特徴的な骨の形態、❷側副靱帯の緊張、❸屈筋群（上腕二頭筋、上腕筋、腕橈骨筋）による抵抗の3因子であり、屈曲では、屈筋群の軟部組織が制限因子である。

肘関節の屈曲の動筋は、**上腕二頭筋、上腕筋、腕橈骨筋**であり、円回内筋、手関節屈筋群が補助機能としてかかわっている（▶下表、P56、57）。

肘関節の伸展の動筋は**上腕三頭筋**であり、肘筋と手関節伸筋群が補助機能である（▶下表、P56、57）。

肘関節の可動域

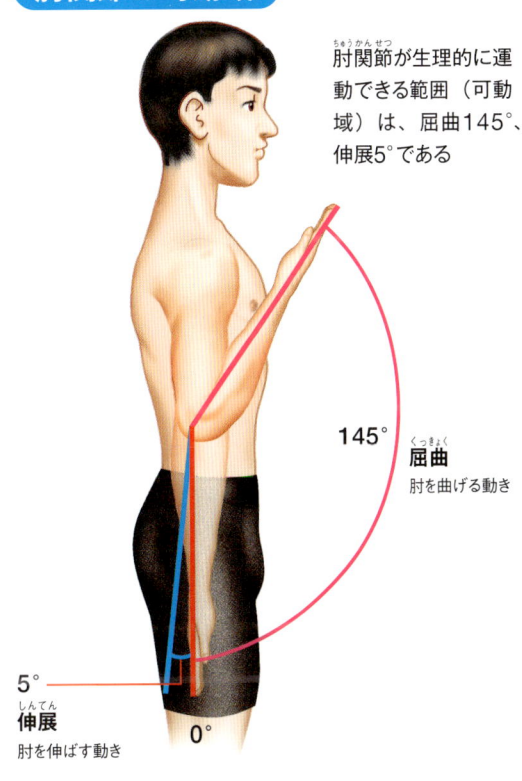

肘関節が生理的に運動できる範囲（可動域）は、屈曲145°、伸展5°である

145° 屈曲　肘を曲げる動き
5° 伸展　肘を伸ばす動き
0°

肘関節の動きに関連している筋

	筋	特徴
屈曲	上腕二頭筋	肩関節と肘関節をまたぐ2関節筋である。橈骨粗面、前腕筋膜などに停止する。肩関節には屈曲、肘関節には屈曲、前腕回外の作用がある。長頭は肩外転、短頭は肩内転にも関与する
	上腕筋	肘関節のみをまたぐ単関節筋である。尺骨粗面に停止する。肘関節の屈曲に関与している
	腕橈骨筋	肘関節のみをまたぐ単関節筋である。大きな負荷や可動域を必要とする運動で緊急に参加する筋で、「緊急時の筋（emergency muscle）」といわれる
伸展	上腕三頭筋	起始部は長頭（肩甲骨関節下結節）、外側頭（上腕骨後面）、内側頭（上腕骨後面下部）の3か所で、停止はすべて肘頭。肩関節の伸展、肘関節の伸展などに関与している
	肘筋	上腕骨外側上顆後面から起こり、肘頭に停止する。肘関節の伸展に関与している

前腕の回旋運動（回内・回外）

前腕の動きの特徴として、**回旋運動（回内・回外）**がある（▶下図）。たとえば、日常生活において、ドアノブを回したり、ドライバーを回す、スプーンですくうなどの手の動きである。

肘関節を90°屈曲した場合の前腕の**回内・回外の可動域は90°**である。

肘関節には側副靱帯のほかに、橈骨輪状靱帯がある。回内・回外において、橈骨の上端は輪状靱帯内で回旋し、下端は尺骨頭周囲を回旋する。したがって、尺骨は回旋しない。

前腕の回内の動筋は、**方形回内筋、円回内筋**であり、肘筋、腕橈骨筋、手関節屈筋群が補助機能としてかかわっている（▶P56、57）。

前腕の回外の動筋は、**回外筋、上腕二頭筋**であり、長母指外転筋、腕橈骨筋が補助機能としてかかわっている（▶P56、57）。

日常生活における前腕の回旋運動

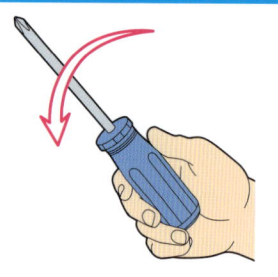

ドライバーを回して
ネジをゆるめる（回内）

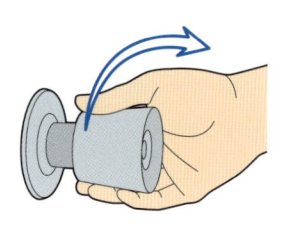

ノブを回す（回外）

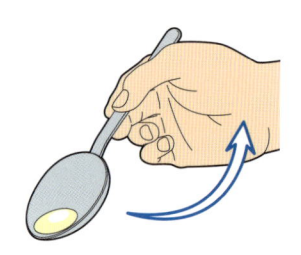

スプーンですくう（回外）

前腕の回内・回外

肘関節の90°屈曲位における前腕の回内・回外の可動域は90°である

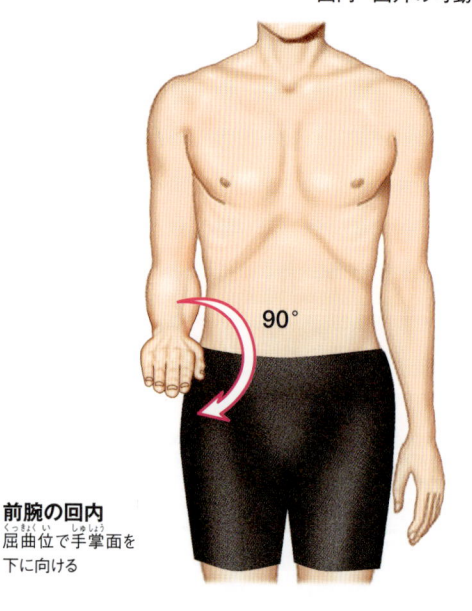

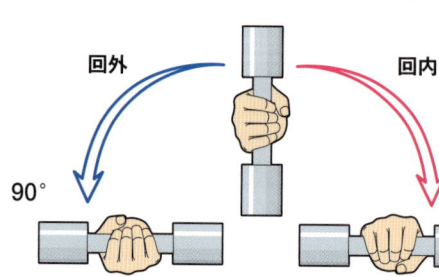

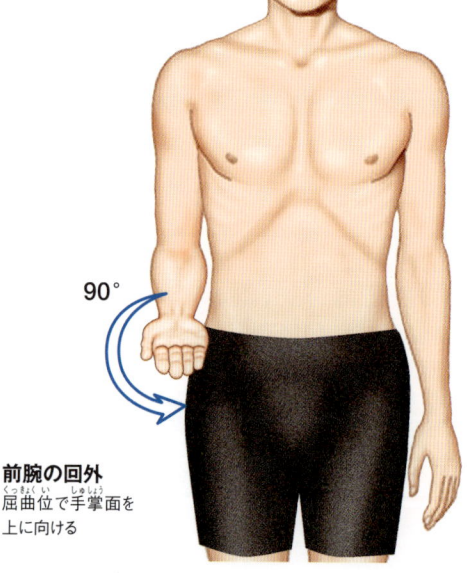

前腕の回内
屈曲位で手掌面を下に向ける

前腕の回外
屈曲位で手掌面を上に向ける

回外　回内
90°　90°

肘角とは

通常、肘関節を伸展・回外した場合、前腕は上腕に対して少し橈側に反した状態になる。これは**生理的外反**（前腕が上腕に対して橈側に反した状態）によるもので、**肘角**（cubital angle）という（▶下図）。

成人男性では10°、肘の靱帯がゆるい女性や小児では15°以上になる場合もある。また、物を手に下げて運ぶときに下肢にぶつからないようにした形から、**運搬角**（carring angle）ともいう。

なお、手の位置が生理的外反よりもさらに外側にある場合を**外反肘**といい、生理的外反よりも内側にある場合を**内反肘**という。これらは、骨折による後遺症で生じることもある（▶P62）。

肘角（運搬角）

肘角（運搬角）は、成人男性は10°である

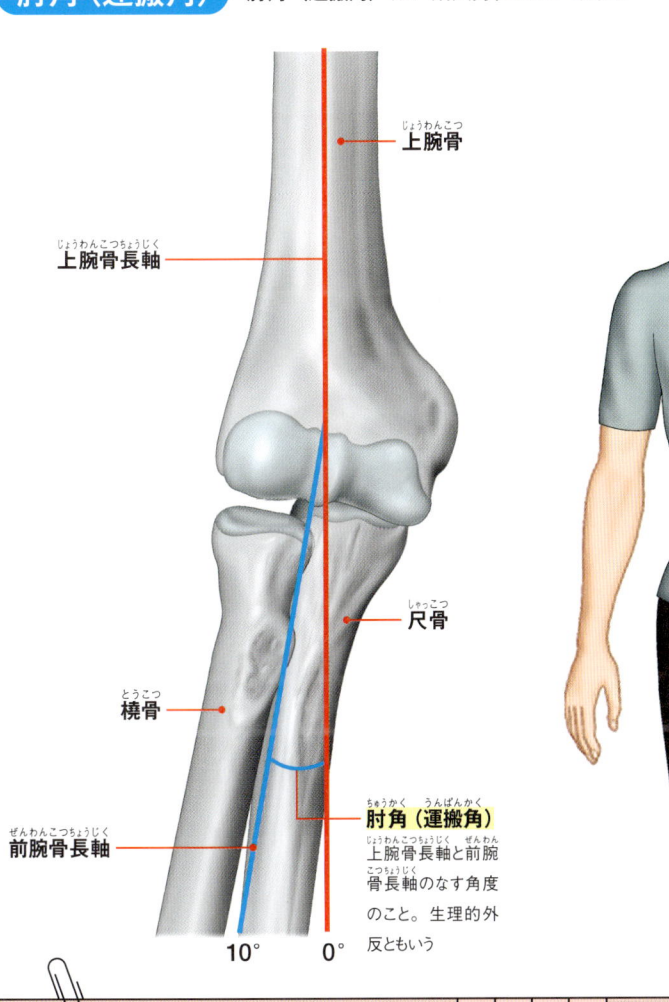

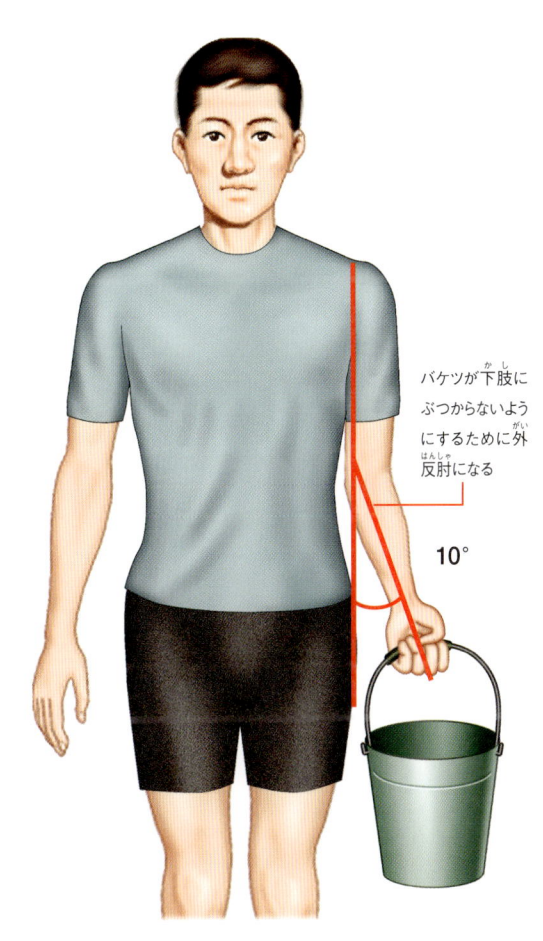

- 上腕骨
- 上腕骨長軸
- 尺骨
- 橈骨
- 前腕骨長軸
- 肘角（運搬角）：上腕骨長軸と前腕骨長軸のなす角度のこと。生理的外反ともいう
- 10°　0°

バケツが下肢にぶつからないようにするために外反肘になる

10°

NOTE

なぜネジは右回しで締まるのか

ネジを回すとき、回内・回外の動きがかかわっている。回内には方形回内筋と円回内筋がかかわり、回外では回外筋と上腕二頭筋がかかわる。

これらの筋の中で、上腕二頭筋の面積が大きく強い力が発揮される。ネジを締める、ゆるめる動きでは、締めるほうが強い力を必要とするため、その場合は回外筋が使われる。利用者は圧倒的に右利きが多いので、ネジは「右回し」で締まるのである。

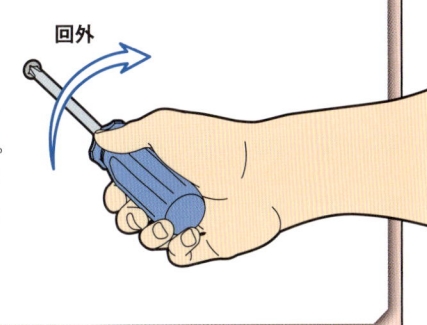

回外

PART 2　上肢（腕）の動き　7　●肘を構成する骨格・関節・靭帯・筋肉 ▶P54　●野球肘 ▶P162

肘関節の障害

肘関節および肘関節周辺の外傷では、肘の変形や血管神経の損傷を起こすことがある。
また、野球肘などのスポーツ障害も多くみられる。

骨折、脱臼

肘関節は、**骨折**、**脱臼**などの外傷が多発する部位である。

上腕骨顆上骨折は、小児における肘関節周辺の骨折の中でも高い頻度で発生する骨折である。鉄棒などの高い所から転落した際に、肘関節を伸ばした状態で手をつくことで、肘に急激な伸展力（**過伸展**）が加わり受傷する。

骨折部分を正しく整復＊すれば速やかに骨癒合するが、骨が曲がって癒合すると**内反肘**の変形が残ることがある（▶右図）。

肘関節脱臼は、転倒したときに、肘関節を伸ばした状態で手をつくことで肘が過伸展され、肘がはずれた状態をいう。脱臼の原因は、スポーツで手をついたときのほか、二輪車の交通事故などでも起こる。

肘関節脱臼では、**ヒューター線**（Hueter line）、**ヒューター三角**（Hueter triangle）が変形する（▶下図）。

内反肘

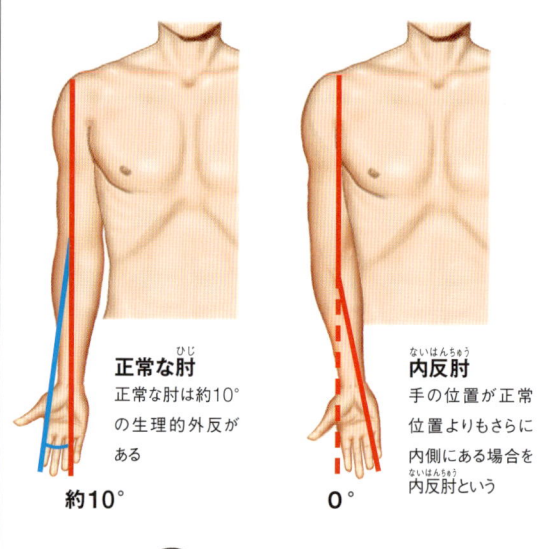

正常な肘
正常な肘は約10°の生理的外反がある
約10°

内反肘
手の位置が正常位置よりもさらに内側にある場合を内反肘という
0°

注目 Keyword

＊**整復** manipulation
骨折や脱臼による骨のずれを正常な位置に直すことをいう。徒手整復とは、皮膚の上から手で整復を行う方法である。

ヒューター線、ヒューター三角

【ヒューター線】伸展した肘関節を後面からみたところ

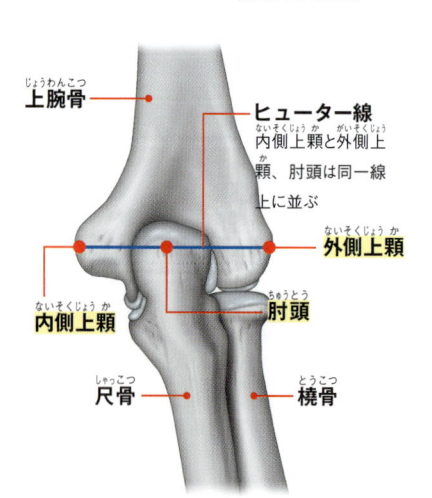

上腕骨
ヒューター線
内側上顆と外側上顆、肘頭は同一線上に並ぶ
外側上顆
内側上顆
肘頭
尺骨
橈骨

【ヒューター三角】屈曲した肘関節を外側面（左図）、後面（右図）でみたところ

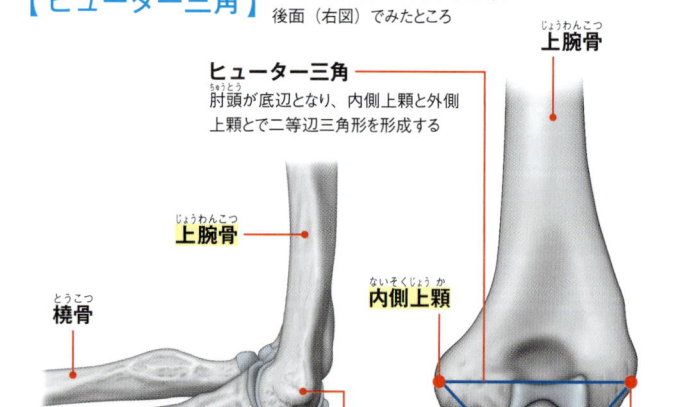

ヒューター三角
肘頭が底辺となり、内側上顆と外側上顆とで二等辺三角形を形成する
上腕骨
橈骨
尺骨
肘頭
内側上顆
上腕骨
内側上顆
肘頭
外側上顆

側副靱帯の損傷

内側側副靱帯・外側側副靱帯を損傷すると、肘関節が不安定になる。側副靱帯損傷は、スポーツや転倒などで手をついて肘に過伸展が加わるときに起こる。内側側副靱帯損傷は、**野球肘**の原因でもある（▶P162）。

内側側副靱帯の状態を調べる場合は、外反ストレスを加える。同様に、外側側副靱帯を調べる場合は、内反ストレスを加える（▶下図）。

肘内障

橈骨頭は輪状靱帯によって固定されている（▶P58）。しかし、前腕を回内し、肘関節を伸展させた状態で手を強く引っ張られると、橈骨頭が輪状靱帯から抜けかかる状態（亜脱臼状態）、すなわち**肘内障**となる（▶下図）。5歳以下の子供に多くみられる。

この状態では、肘が曲がらず、上肢に強い痛みを感じる。治療は徒手整復によって行われる。

側副靱帯の検査
側副靱帯を損傷していると肘関節が不安定になる

【内側側副靱帯の検査】
❶検査者は一方の手で被検者の肘関節外側部を固定する
内側側副靱帯
❷他方の手で被検者の手関節内側部に外反ストレスを加える

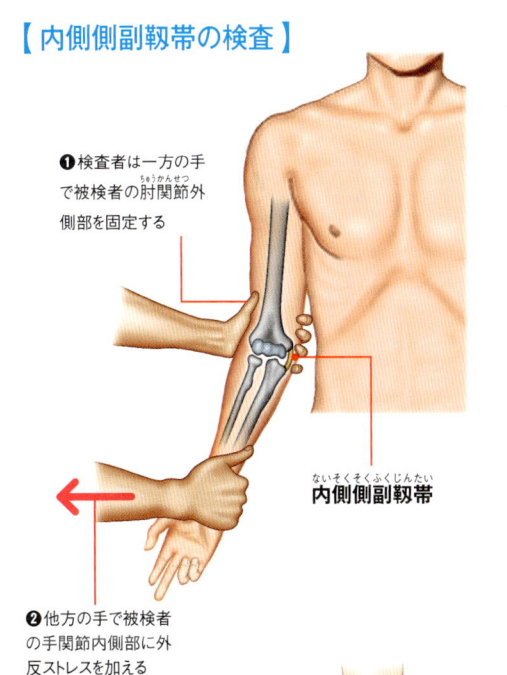

【外側側副靱帯の検査】
❶検査者は一方の手で被検者の肘関節内側部を固定する
外側側副靱帯
❷他方の手で被検者の手関節外側部に内反ストレスを加える

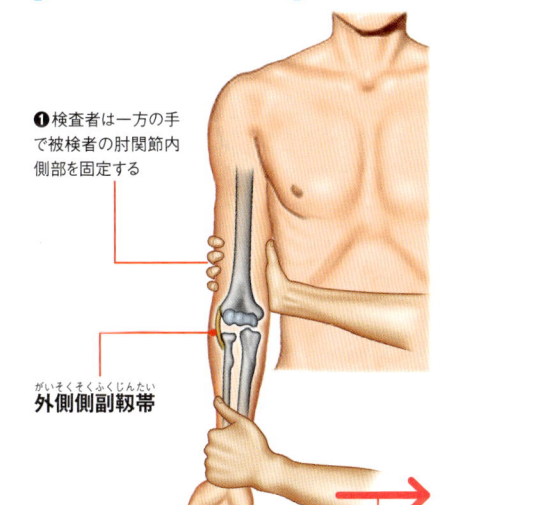

肘内障

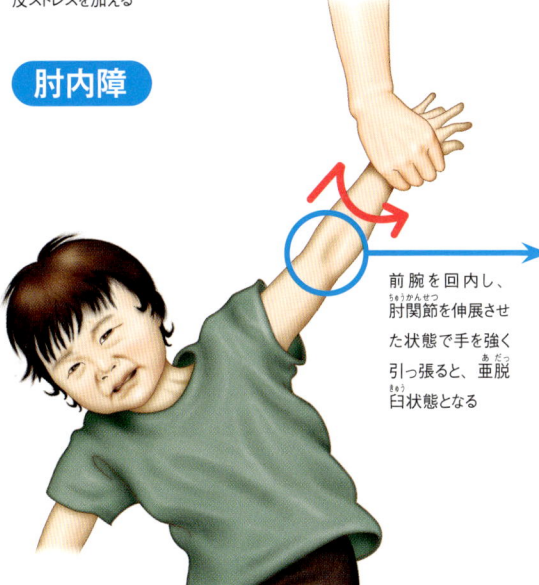

前腕を回内し、肘関節を伸展させた状態で手を強く引っ張ると、亜脱臼状態となる

【橈骨輪状靱帯の亜脱臼】
上腕骨
橈骨頭
橈骨
尺骨
橈骨輪状靱帯の亜脱臼
橈骨頭が橈骨輪状靱帯から抜けかかる

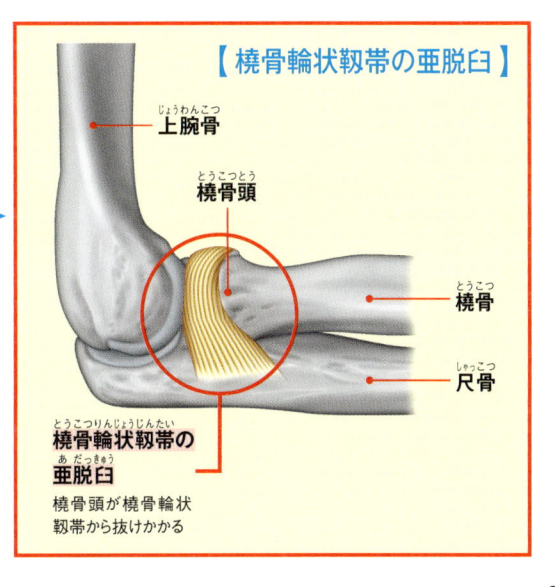

手を構成する骨・関節・靱帯・筋肉

手・手指は、人体の中でも極めて繊細な構造をもっており、それゆえ足・指と比べて、細かく複雑な手・指の動きが可能となっている。

手の骨

手の骨は、**8個の手根骨**、**5個の中手骨**、**14個の指骨**、いくつかの種子骨（▶P10）で構成されている（▶下図）。

手根骨には、近位手根骨列（舟状骨、月状骨、三角骨、豆状骨）と遠位手根骨列（大菱形骨、小菱形骨、有頭骨、有鈎骨）がある（▶P70）。

指骨については、母指（親指）は**基節骨**と**末節骨**があり、示指（人差し指）〜小指は基節骨と末節骨のほかに**中節骨**がある。

中手骨は第1中手骨から第5中手骨まであり、それぞれ母指から小指までの各指に対応している。

手の骨

手の骨は、8個の手根骨、5個の中手骨、14個の指骨から成る

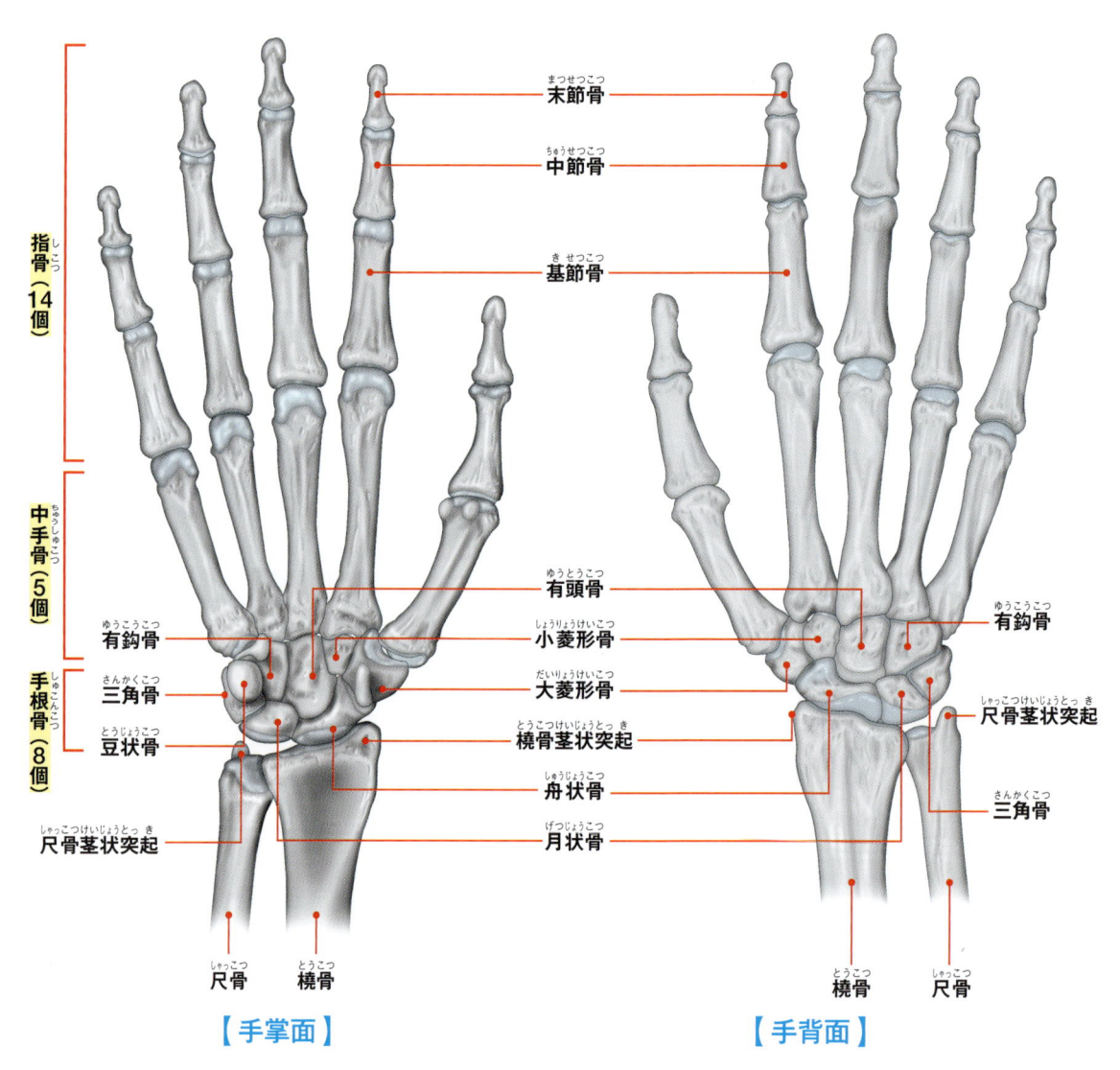

【手掌面】　【手背面】

手関節

一般に、**手関節**とは、**橈骨手根関節**と**手根関節**を指す（▶下図）。

橈骨手根関節とは、**橈骨**と**近位手根骨**の間にある楕円関節である。尺骨と手根骨の間は関節円板で隔てられており、直接的には関節を作っていない。

手根関節とは、手根骨相互間の関節であり、以下の3つがある。

❶**手根間関節**：豆状骨を除く手根骨間の関節。
❷**手根中央関節**：近位手根骨と遠位手根骨の間の複合関節。
❸**豆状骨関節**：豆状骨と三角骨の間の関節。

なお、橈骨手根関節、手根関節のほかに、遠位手根骨列と中手骨の間の**手根中手関節（CM関節）**、中手骨と基節骨の間の**中手指節関節（MP関節）**、指骨（指節骨）の間の**指節間関節（IP関節）**がある。第2～第4指のIP関節は、**近位指節間関節（PIP関節）**と**遠位指節間関節（DIP関節）**に分けられる（▶P68）。

手関節の靭帯

手関節の靭帯は非常に複雑に入り組んでいるが、手根の靭帯は、❶前腕と手根骨を結ぶ靭帯（**橈骨手根靭帯、尺骨手根靭帯、側副靭帯**）と、❷それぞれの手根骨間を結ぶ靭帯（**骨間手根間靭帯**）、❸手根骨と中手骨を結ぶ靭帯（**手根中手靭帯**）、❹中手骨の底にある靭帯（**中手靭帯**）に分類できる（▶P66図）。

一般に、手関節掌側の靭帯のほうが、背側の靭帯よりも強靱である。

手関節

手関節は橈骨手根関節と手根関節で構成されているが、そのほかに第1～第5指にも関節がある

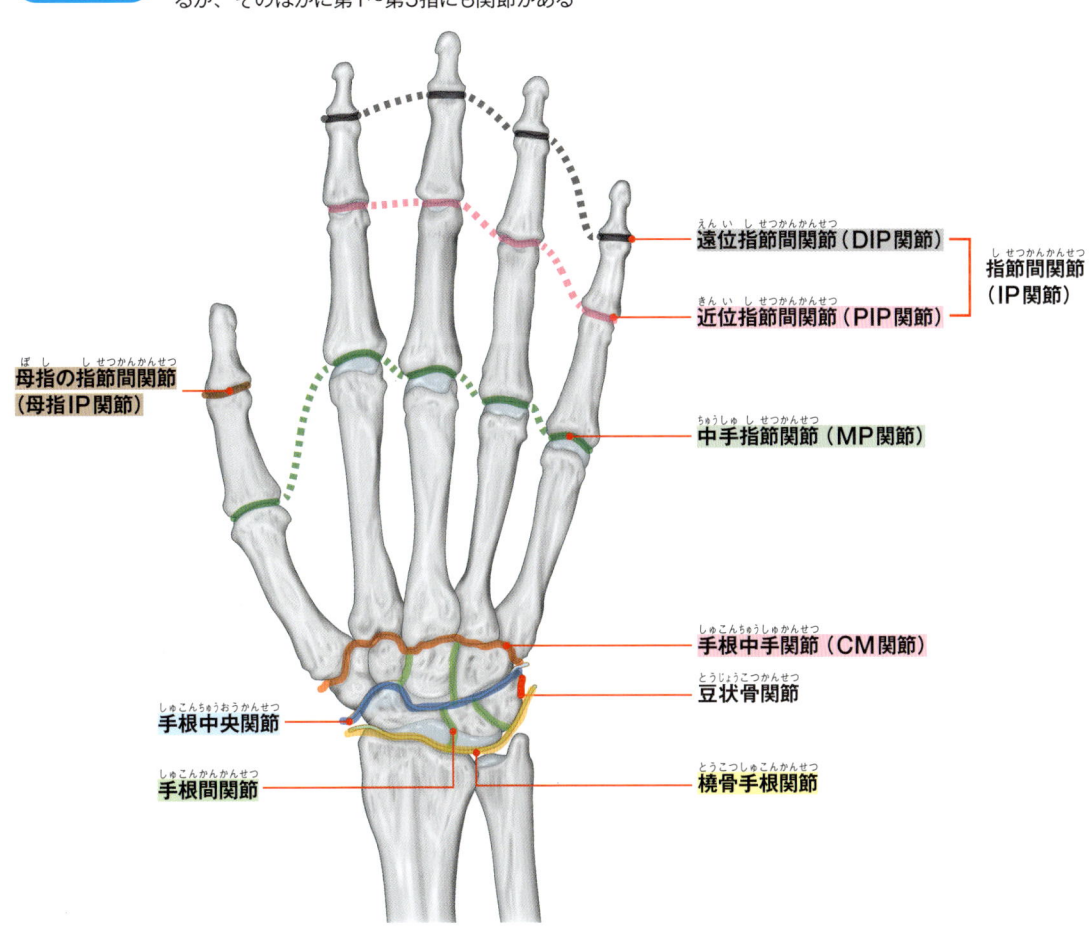

- 遠位指節間関節（DIP関節）
- 近位指節間関節（PIP関節）
- 指節間関節（IP関節）
- 母指の指節間関節（母指IP関節）
- 中手指節関節（MP関節）
- 手根中手関節（CM関節）
- 豆状骨関節
- 手根中央関節
- 手根間関節
- 橈骨手根関節

【手背面】

手関節の筋と腱

手関節と手の運動にかかわる筋は、**前腕筋群**（外来筋群）と**手内在筋群**に分類される。前腕筋群は、上腕骨あるいは前腕骨を起始とし、手の骨で停止する。手内在筋群は、手の骨に起始と停止がある、比較的小さな筋群である。

前腕筋群を機能的に分類すると、**屈筋（掌屈筋）群**と**伸筋（背屈筋）群**に分けられる（▶P68）。

手関節掌側の屈筋群には、浅層では**橈側手根屈筋、長掌筋、尺側手根屈筋**がある。

橈側手根屈筋の内側には長掌筋、深層には浅指屈筋がある。主として手関節の掌屈、橈屈に作用する（▶P68）。長掌筋の作用は、ものをつかむときに手掌腱膜に緊張を与えることである。そのほかに手関節の掌屈にも関与している。

橈側手根屈筋は、手関節の掌屈と橈屈を行う。尺側手根屈筋は、手関節の掌屈と尺屈を行う。これらはおもに上腕骨内側上顆を起始とする。

手関節背側の伸筋群には、**長橈側手根伸筋、短橈側手根伸筋、尺側手根伸筋**がある。長橈側手根伸筋と短橈側手根伸筋は、手関節の背屈と橈屈に作用し、尺側手根伸筋は背屈と尺屈に作用する。これらはおもに上腕骨外側上顆を起始とする。

手内在筋群は、前腕筋群と協調して、手の複雑で精巧な機能を発揮させるように働く。掌側の手内在筋群は手掌腱膜の下にあり、**母指球筋、小指球筋、骨間筋、虫様筋**に分類される（▶右図）。

母指球を形成する母指球筋には、短母指外転筋、短母指屈筋、母指対立筋、母指内転筋がある。

小指球を形成する小指球筋には、短掌筋、小指外転筋、短小指屈筋、小指対立筋がある。

骨間筋は、4つの背側骨間筋と3つの掌側骨間筋がある。また、虫様筋は4つある。骨間筋と虫様筋は第2～第5指の中手指節関節（MP関節）の屈曲、近位指節間関節（PIP関節）や遠位指節間関節（DIP関節）の伸展に関与している（▶P69）。

手関節の靱帯

手根の靱帯は、前腕骨と手根骨を結ぶ靱帯、それぞれの手根骨間を結ぶ靱帯、手根骨と中手骨を結ぶ靱帯、中手骨の底部にある靱帯がある

【手掌面（左手）】

- 尺骨
- 橈骨
- 掌側橈骨尺骨靱帯
- 掌側尺骨手根靱帯
- 掌側橈骨手根靱帯
- 外側手根側副靱帯
- 内側手根側副靱帯
- 掌側手根間靱帯
- 豆状骨
- 大菱形骨
- 豆中手靱帯
- 放射状手根靱帯
- 豆鉤靱帯
- 関節包
- 有鉤骨鉤
- 掌側手根中手靱帯
- 掌側中手靱帯

【手背面（左手）】

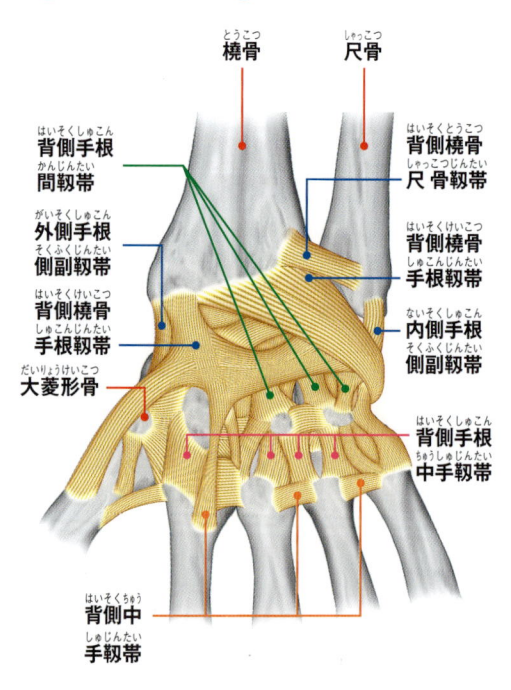

- 橈骨
- 尺骨
- 背側手根間靱帯
- 背側橈骨尺骨靱帯
- 外側手根側副靱帯
- 背側橈骨手根靱帯
- 背側橈骨手根靱帯
- 内側手根側副靱帯
- 大菱形骨
- 背側手根中手靱帯
- 背側中手靱帯

凡例：
- 手根骨と中手骨を結ぶ靱帯
- 前腕骨と手根骨を結ぶ靱帯
- それぞれの手根骨間を結ぶ靱帯
- 中手骨の底部の靱帯

母指球筋、小指球筋

母指球筋、小指球筋は、それぞれ4筋から成る

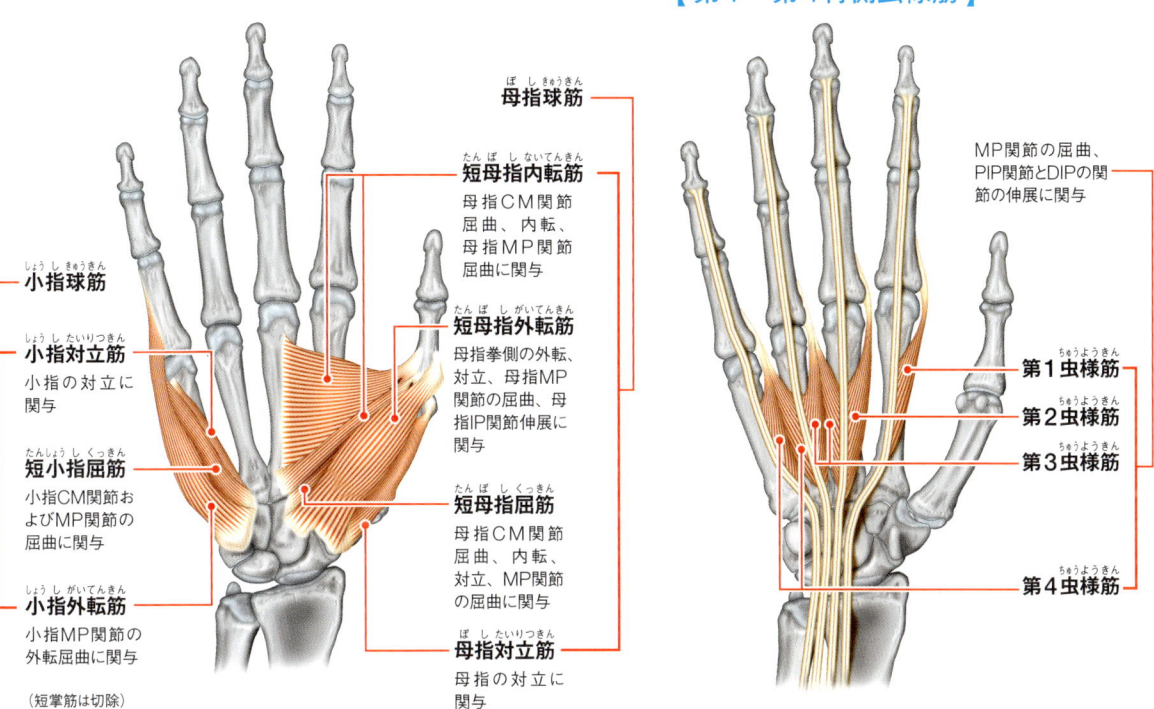

- **小指球筋**
- **小指対立筋**　小指の対立に関与
- **短小指屈筋**　小指CM関節およびMP関節の屈曲に関与
- **小指外転筋**　小指MP関節の外転屈曲に関与

（短掌筋は切除）

- **母指球筋**
- **短母指内転筋**　母指CM関節屈曲、内転、母指MP関節屈曲に関与
- **短母指外転筋**　母指掌側の外転、対立、母指MP関節の屈曲、母指IP関節伸展に関与
- **短母指屈筋**　母指CM関節屈曲、内転、対立、MP関節の屈曲に関与
- **母指対立筋**　母指の対立に関与

虫様筋

4つの虫様筋がある。虫様筋は骨に付着せず、腱膜に付着する

【第1～第4背側虫様筋】

MP関節の屈曲、PIP関節とDIP関節の伸展に関与

- **第1虫様筋**
- **第2虫様筋**
- **第3虫様筋**
- **第4虫様筋**

骨間筋

骨間筋は、4つの背側骨間筋と3つの掌側骨間筋がある。背側骨間筋は、隣り合う2つの中手骨から起始し、基節骨底に停止する。掌側骨間筋は、第2、第4、第5中手骨から起始し、それぞれの基節骨底に停止する

【第1～第4背側骨間筋】

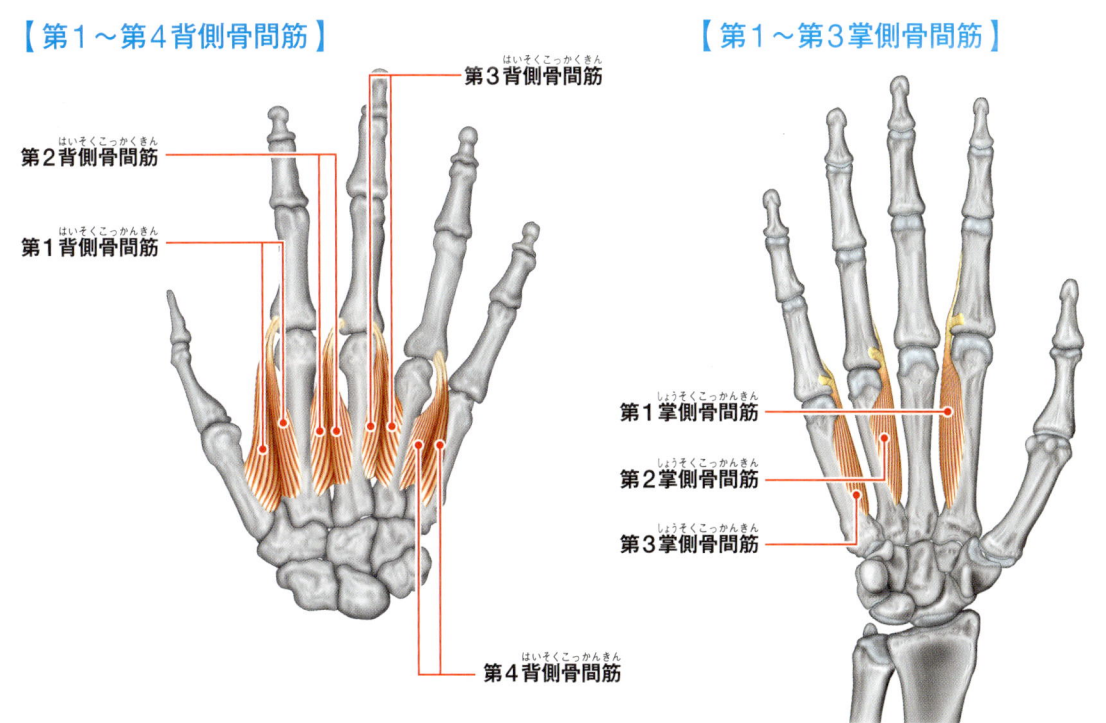

- **第3背側骨間筋**
- **第2背側骨間筋**
- **第1背側骨間筋**
- **第4背側骨間筋**

【第1～第3掌側骨間筋】

- **第1掌側骨間筋**
- **第2掌側骨間筋**
- **第3掌側骨間筋**

手関節と手の動き

PART 2 上肢（腕）の動き 9 ●関節の分類 ▶P16 ●手を構成する骨・関節・靱帯・筋肉 ▶P64

手関節の基本的な動きは、掌屈（屈曲）、背屈（伸展）、橈屈（外転）、尺屈（内転）、分回し運動である。手指の動きでは母指が複雑な動きを行う。

手関節の動き

手関節の動きは、2軸性（▶P16）であり、運動の自由度は2°である。**掌屈（屈曲）、背屈（伸展）、橈屈（外転）、尺屈（内転）、分回し運動**（掌屈・背屈、橈屈・尺屈の複合運動）がある（▶下表）。

掌屈の自由可動域は約90°である（橈骨手根関節60％、手根中央関節40％）。背屈の自由可動域は約70°（橈骨手根関節40％、手根中央関節60％）。橈屈の自由可動域は25°で橈骨手根関節が50％を占める。尺屈の自由可動域は55°で橈骨手根関節が60％を占める。

手指の動き

手指の中でも母指は運動性が高く、さまざまな手の動きにかかわっている。

母指の手根中手関節（母指CM関節） は、**橈側外転、尺側内転、掌側外転、掌側内転**と、これらの分回し運動（**対立**）にかかわっている（▶右図）。

母指の中手指節間関節（MP関節） は、**屈曲、伸展**にかかわっている（▶P65、73）。

一方、第2〜第5指の**近位指節間関節（PIP関節）、遠位指節間関節（DIP関節）** の動きは**屈曲、伸展**である（▶P65、73）。

手関節の動きと動筋

動き		動筋
掌屈（屈曲） 手関節を掌側に向ける	自由可動域は約90°	橈側手根屈筋 尺側手根屈筋 長掌筋
背屈（伸展） 手関節を背側に向ける	自由可動域は約70°	長橈側手根伸筋 短橈側手根伸筋 尺側手根伸筋
橈屈（外転） 手関節を橈側に向ける	自由可動域は25°	長橈側手根伸筋 短橈側手根伸筋 橈側手根屈筋
尺屈（内転） 手関節を尺側に向ける	自由可動域は55°	尺側手根伸筋 尺側手根屈筋

※分回し運動は、掌屈・背屈と橈屈・尺屈の複合運動である

手の動きと動筋

	動き	動筋
MP関節	屈曲	短母指屈筋 長母指屈筋 短小指屈筋 虫様筋
MP関節	伸展	（総）指伸筋 示指伸筋 小指伸筋 長母指伸筋 短母指伸筋
MP関節	外転	背側骨間筋 （第2・4指） 小指外転筋
MP関節	内転	掌側骨間筋 （第2・4・5指）
PIP関節	屈曲	浅指屈筋 長母指屈筋
PIP関節	伸展	（総）指伸筋 示指伸筋 小指伸筋 虫様筋 長母指伸筋
DIP関節	屈曲	深指屈筋
DIP関節	伸展	（総）指伸筋 示指伸筋 小指伸筋 虫様筋
母指CM関節（▶下図）	橈側外転	長母指外転筋
母指CM関節	尺側内転	短母指屈筋 母指内転筋
母指CM関節	掌側外転	短母指外転筋 長母指外転筋
母指CM関節	掌側内転	短母指屈筋 母指内転筋
	対立	小指対立筋 母指対立筋（下図）

母指CM関節の動き

母指の手根中手関節（母指CM関節）は運動の可動性が高いため、複雑な動きが可能である

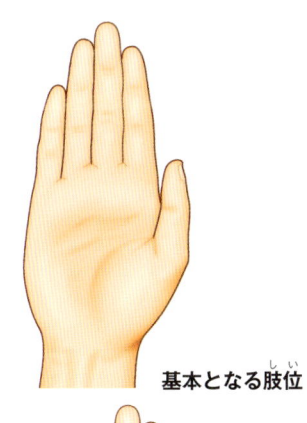

基本となる肢位

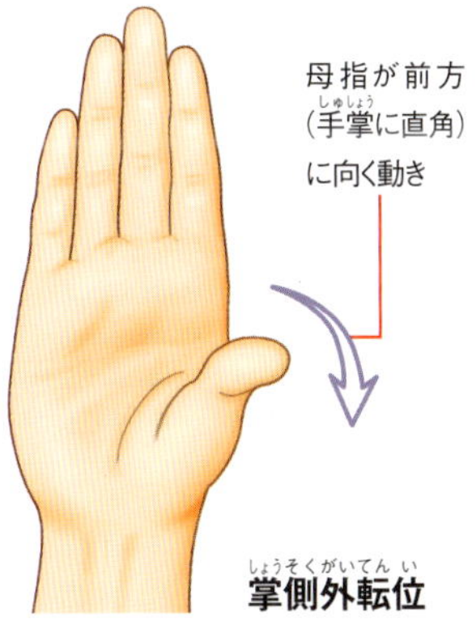

掌側外転位 — 母指が前方（手掌に直角）に向く動き

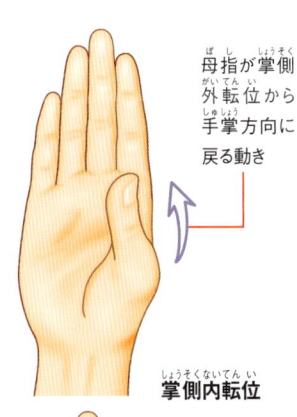

掌側内転位 — 母指が掌側外転位から手掌方向に戻る動き

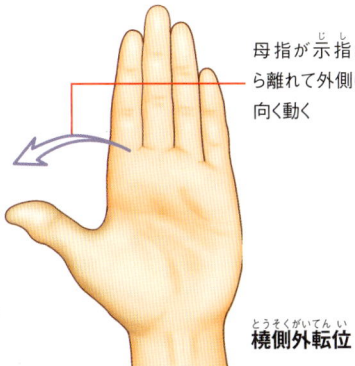

橈側外転位 — 母指が示指から離れて外側に向く動く

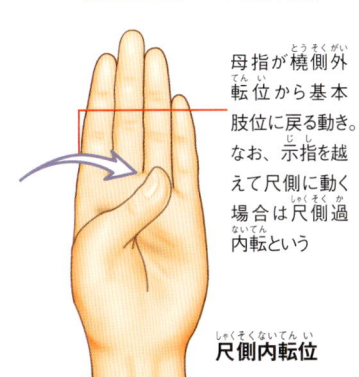

尺側内転位 — 母指が橈側外転位から基本肢位に戻る動き。なお、示指を越えて尺側に動く場合は尺側過内転という

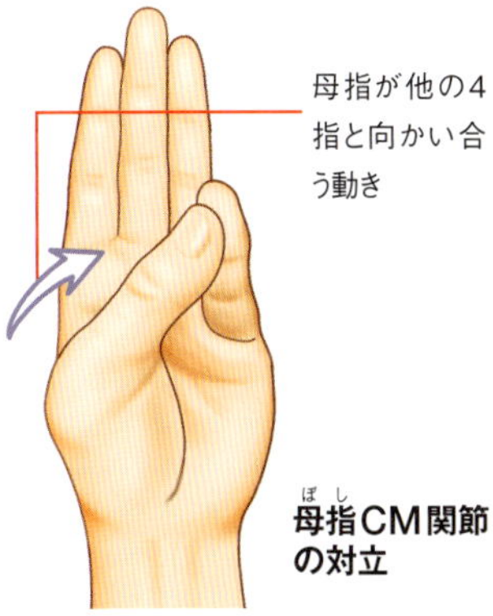

母指CM関節の対立 — 母指が他の4指と向かい合う動き

PART 2 ▶ 上肢（腕）の動き 10 　　●手を構成する骨・関節・靱帯・筋肉 ▶P64　　●手関節と手の動き ▶P68

手の把持動作

手は、把持動作ができるようにアーチ構造を形成している。
手・手指の動作の基本は、「つかみ（grip）」と「つまみ（pinch）」である。

手のアーチ構造

手は、把持動作に適応できるように、**掌側は凹状、背側は凸状のアーチ形**を形成している。手のアーチには**縦方向、横方向、斜方向のアーチ**がある（▶下図）。

縦方向のアーチは、**手根骨-中手骨-指骨**から形成され、中手指節関節（MP関節）がかなめ石（keystone）となる。機能的には、**示指のアーチ**は母指対立（▶P69）において重要となる。

横方向のアーチは、遠位手根骨列で形成される固定性の**手根骨アーチ**から、中手骨頭で形成される可動性の**中手骨アーチ**へと続く。

斜方向のアーチは、母指と他の4指との対立で形成されるアーチであり、手の把持動作において最も重要となる。

「つかみ」と「つまみ」

手指の動作には、持つ、握る、つまむ、つねる、ひねるなどさまざまなものがあるが、手指の動作の基本は、**つかみ（grip）**と**つまみ**

手のアーチ

手の把持動作には、4つの異なる方向に走っているアーチが関与している

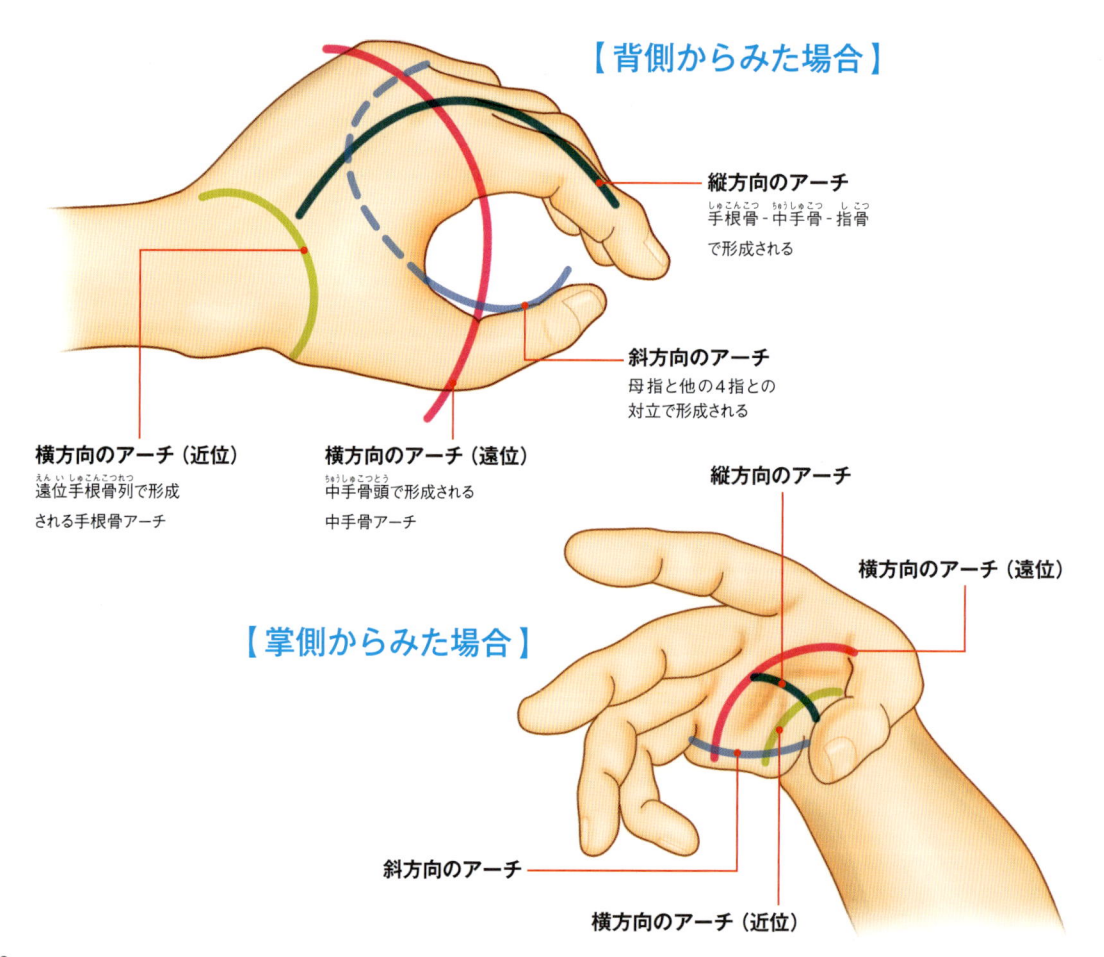

【背側からみた場合】

縦方向のアーチ
手根骨-中手骨-指骨
で形成される

斜方向のアーチ
母指と他の4指との
対立で形成される

横方向のアーチ（近位）
遠位手根骨列で形成
される手根骨アーチ

横方向のアーチ（遠位）
中手骨頭で形成される
中手骨アーチ

【掌側からみた場合】

縦方向のアーチ

横方向のアーチ（遠位）

斜方向のアーチ

横方向のアーチ（近位）

（pinch）である（▶下図）。

「つかみ」とは、5本の指を離して瞬間的に物をとらえる動作をいう。さらに、「つかみ」を持続的にとらえたものを握りという。一方、「つまみ」はおもに指を用いた動作をいう。

物をしっかりと握る「**力強い握り（power grip）**」では、母指と他の4指が対立の形をとる。関与する筋は手指屈筋群である。特にMP関節に対して直接働きかける虫様筋、骨間筋、母指ではとくに母指内転筋が重要である。

鉛筆を握る「**正確な握り（precision grip）**」では、PIP関節（▶P65）が屈曲、DIP関節（▶P65）が伸展する。関与する筋は第2指の深指屈筋、短母指屈筋、短母指外転筋、母指内転筋である。

母指を使わず、第2～第5指を物をひっかけるように屈曲させる「**かぎさげ（hook prehension）**」という動作は、カバンやかごをつかむときにみられる。

つまみの動作には、母指と第2～第5指で物をつまむ「**指尖つまみ（tip pinch）**」、母指と他の1指の指腹で物をつまむ「**指腹つまみ（pulp pinch）**」、伸展した母指の指腹で物の側面をつまむ「**横つまみ（lateral pinch）**」などがある。これらの場合は、手掌は関与しないことが多い。

つかみ（握り）の動作

つかみ（握り）では、第2～第5指が物の周囲を屈曲し、母指がそれらと対立の形をとることが多い

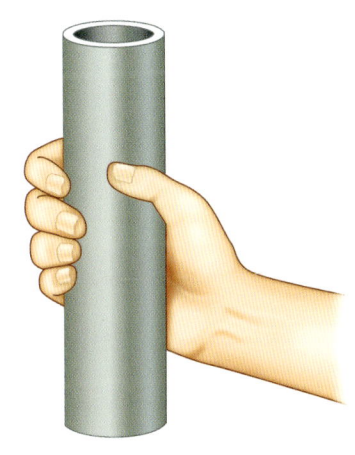

力強い握り（power grip）
最も強力な把持で、4指で物の周囲を屈曲し、母指は他の指と対立位となる

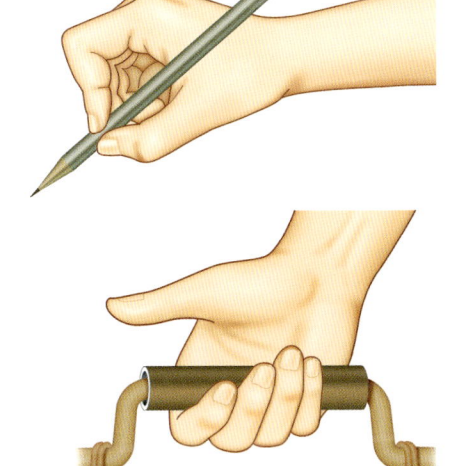

正確な握り（precision grip）
鉛筆を母指と示指を対立位にして把持する。PIP関節の屈曲、DIP関節の伸展による

かぎさげ（hook prehension）
母指を使わず、第2～第5指の屈曲による

つまみの動作

「つまみ」は母指と他の指で物をつかむもので、手掌が関与しないことが多い

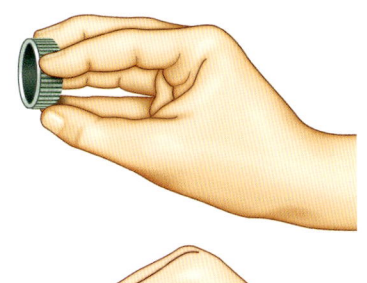

指先つまみ（fingertip pinch）
母指と他の4指を使って物をつまむ

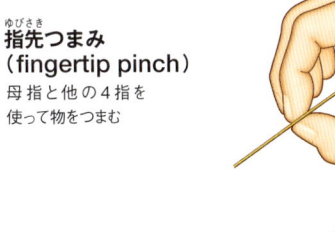

指尖つまみ（tip pinch）
母指と第2～第5指（通常は示指）を向い合せてつまむ

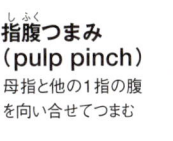

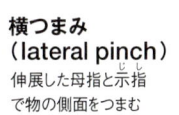

指腹つまみ（pulp pinch）
母指と他の1指の腹を向い合せてつまむ

横つまみ（lateral pinch）
伸展した母指と示指で物の側面をつまむ

手関節・手指の障害

PART 2 上肢（腕）の動き 11　●手を構成する骨・関節・靱帯・筋肉 ▶P64　●手の把持動作 ▶P70

上肢を走行している末梢神経が障害されると、手関節に変形が生じる。
一方、手指の変形は、おもに指伸展機構の障害による。

手根管症候群

　手関節の掌側には、凹のくぼみになっている**手根骨**（▶P64）と、その天井を梁のように張る靱帯（**屈筋支帯**）とで囲まれたトンネルがあり、それを**手根管**という。その手根管の中を正中神経や長掌筋を除く屈筋腱群などが、滑液性の腱鞘を伴って走行している（▶下図）。
　手根管症候群とは、正中神経が手根管に圧迫されて、手関節の運動時にしびれや感覚障害を示すものをいう。原因は特発性のものが多いが、骨折などの外傷や手の使いすぎなどでも起こることがある。

手関節の変形

　上肢に走行している**橈骨神経**、**正中神経**、**尺骨神経**などの手の神経（**末梢神経**）＊が障害

手根管の構造
手根管は手根骨と屈筋支帯で囲まれたトンネルのことであり、その中を正中神経と、長掌筋を除く屈筋腱群が走行している

【横断面】

- 長母指屈筋腱
- 浅指屈筋・深指屈筋腱鞘
- 長掌筋腱
- 正中神経
- 尺骨動脈
- 尺骨神経
- 屈筋支帯
- 有鈎骨
- 尺側手根伸筋腱
- 小指伸筋腱
- 総指伸筋腱・示指伸筋腱
- 有頭骨
- 小菱形骨
- 長橈側・短橈側手根伸筋腱
- 長母指伸筋腱
- 橈側手根屈筋腱
- 長母指外転筋腱・短母指伸筋腱
- 大菱形骨

注目 Keyword

手の神経（末梢神経）
手の神経には、橈骨神経、正中神経、尺骨神経の3本がある。手における橈骨神経は皮膚感覚のみを司っており、手内在筋の支配はない。正中神経は手根管から手掌に入り、母指の運動に強く関与している。尺骨神経は示指から小指の動きに強く関与している。

れると、その支配筋に麻痺が生じ、手が変形することがある（▶下図）。

下垂手（drop hand）は、橈骨神経の麻痺によって生じる典型的な変形である。手関節の背屈、MP関節（▶P65）の伸展が不能となる。DIP関節（▶P65）とPIP関節（▶P65）は伸展可能である。感覚障害は前腕、手背橈側にあらわれる。

猿手（ape hand）は、正中神経の麻痺によって起こる。円回内筋以下が麻痺し、母指の対立（▶P70）が不可能となる。母指球筋が萎縮する。

鷲手（claw hand）は、尺骨神経の麻痺によって起こる。骨間筋や虫様筋の萎縮により鷲の足のような形を示す。**フロマン徴候**（▶P74）が特徴的である。

手指の変形

指伸展機構の障害により、さまざまな手指の変形が生じる（▶P74図）。

手内在筋優位の手（intrinsic plus hand）は、指伸筋よりも手内在筋（▶P66）である骨間筋、虫様筋の緊張が高い状態で生じる変形である。MP関節は屈曲、PIPおよびDIP関節は伸展位となる。指伸筋の損傷、関節リウマチ*、錐体外路症状*などにみられる。

反対に、**手内在筋劣位の手**（intrinsic minus hand）とは、骨間筋、虫様筋に比べて指伸筋の緊張が高いときに生じる変形で、MP関節は伸展、PIPおよびDIP関節は屈曲位となる。鷲手は、この変形である。

スワンネック変形は、手内在筋の拘縮、過緊

末梢神経麻痺による手の変形

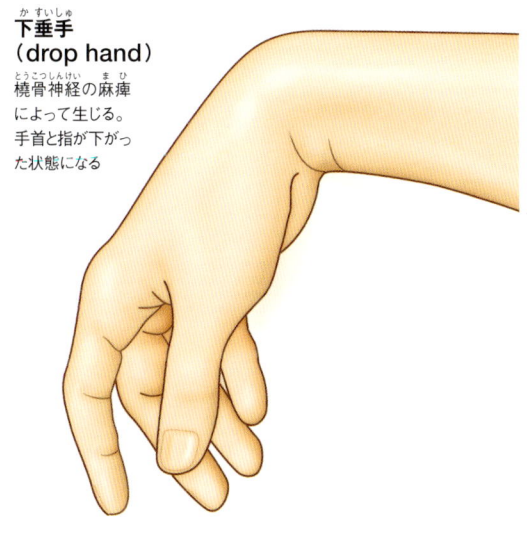

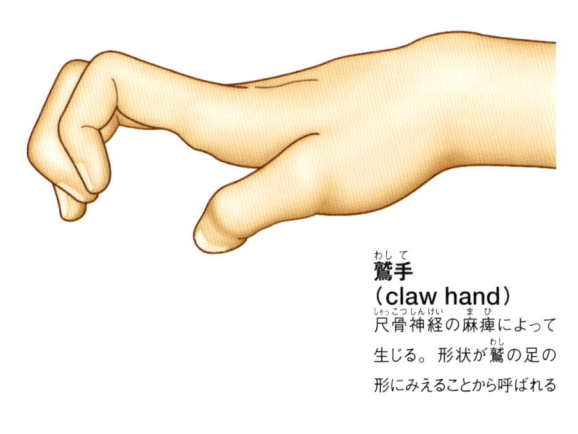

下垂手
（drop hand）
橈骨神経の麻痺によって生じる。手首と指が下がった状態になる

猿手（ape hand）
正中神経の麻痺によって生じる。猿のように母指と手掌が平面上にある。母指球筋の萎縮が著明である

鷲手
（claw hand）
尺骨神経の麻痺によって生じる。形状が鷲の足の形にみえることから呼ばれる

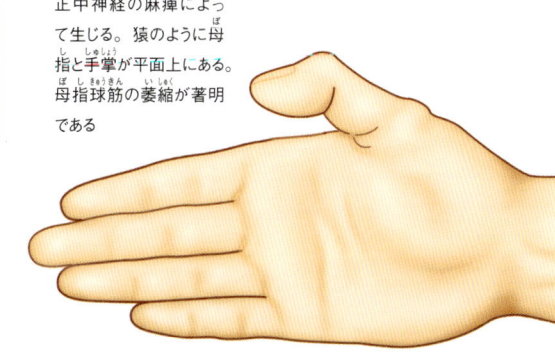

注目 Keyword

***関節リウマチ** rheumatoid arthritis
関節リウマチは、体の多くの関節に慢性炎症が発生し、関節が腫脹する自己免疫疾患である。手関節への炎症の頻度は極めて高く、とくに手関節、MP関節、PIP関節などにみられる。そのため、関節組織の破壊、筋萎縮、腱断裂などが起こり、さまざまな手の変形が生じることとなる。

***錐体外路症状** extrapyramidal symptom
大脳基底核をはじめとする錐体外路系の機能障害による神経症状。パーキンソン症状、アカシジア（静座不能症）、ジストニア（筋緊張異常症）など、さまざまな症状がある。

張、あるいは関節リウマチによるMP関節の炎症などが原因で生じる。MP関節は屈曲、PIP関節は過伸展、DIP関節は屈曲となり、指がまるで白鳥の首のような形になる。

ボタン穴変形も、関節リウマチにおいてPIP関節の炎症が原因で生じる。そのほか、中央索の伸張、断裂が原因でボタン穴変形を呈することもある。PIP関節は屈曲、MP関節およびDIP関節が過伸展位となる。

槌指は、突き指などで伸筋腱が断裂したことにより生じる変形である。PIP関節は伸展、DIP関節が屈曲位となる。

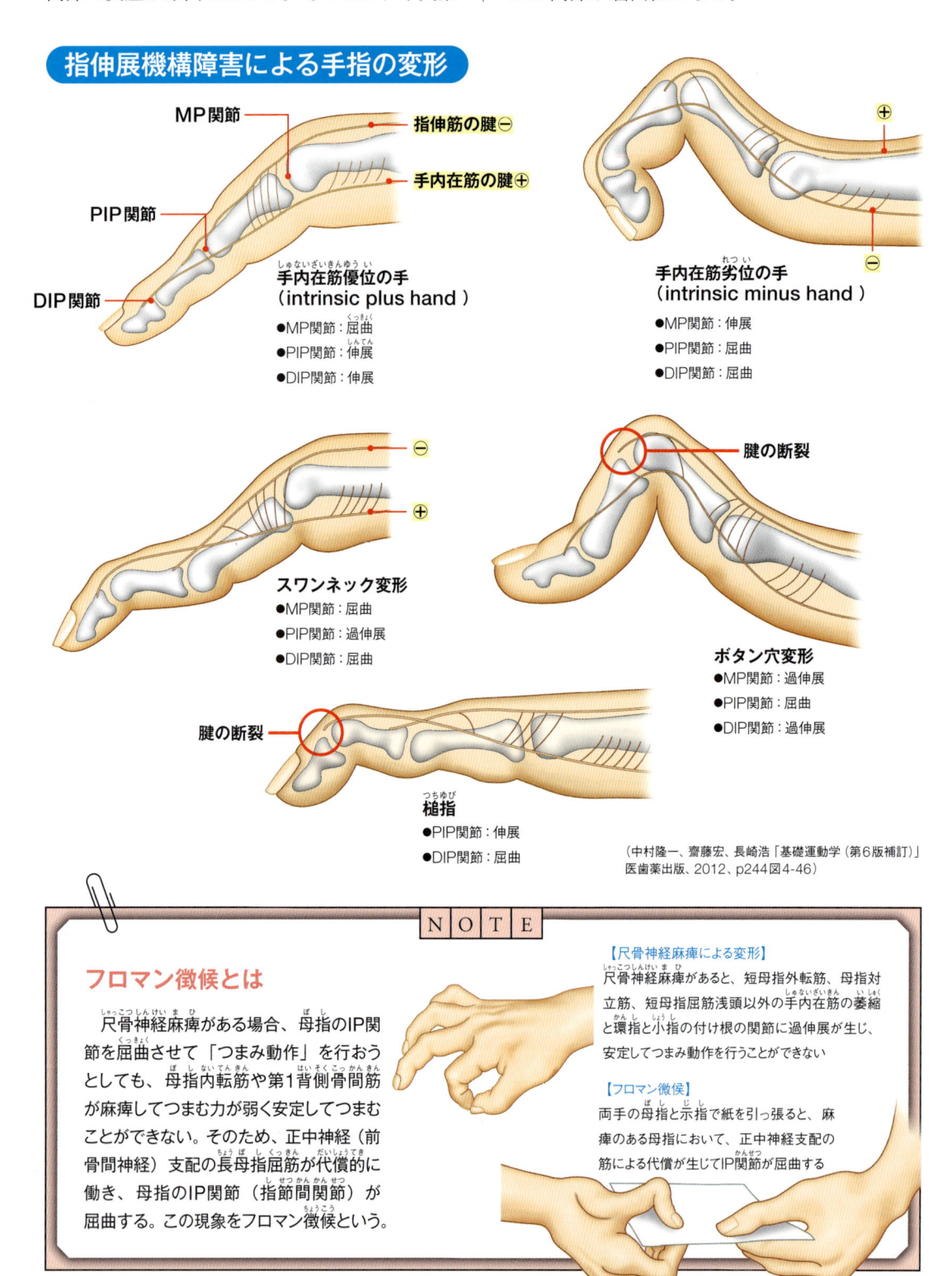

指伸展機構障害による手指の変形

手内在筋優位の手（intrinsic plus hand）
- MP関節：屈曲
- PIP関節：伸展
- DIP関節：伸展

手内在筋劣位の手（intrinsic minus hand）
- MP関節：伸展
- PIP関節：屈曲
- DIP関節：屈曲

スワンネック変形
- MP関節：屈曲
- PIP関節：過伸展
- DIP関節：屈曲

ボタン穴変形
- MP関節：過伸展
- PIP関節：屈曲
- DIP関節：過伸展

槌指
- PIP関節：伸展
- DIP関節：屈曲

（中村隆一、齋藤宏、長崎浩「基礎運動学（第6版補訂）」医歯薬出版、2012、p244図4-46）

NOTE

フロマン徴候とは

尺骨神経麻痺がある場合、母指のIP関節を屈曲させて「つまみ動作」を行おうとしても、母指内転筋や第1背側骨間筋が麻痺してつまむ力が弱く安定してつまむことができない。そのため、正中神経（前骨間神経）支配の長母指屈筋が代償的に働き、母指のIP関節（指節間関節）が屈曲する。この現象をフロマン徴候という。

【尺骨神経麻痺による変形】
尺骨神経麻痺があると、短母指外転筋、母指対立筋、短母指屈筋浅頭以外の手内在筋の萎縮と環指と小指の付け根の関節に過伸展が生じ、安定してつまみ動作を行うことができない

【フロマン徴候】
両手の母指と示指で紙を引っ張ると、麻痺のある母指において、正中神経支配の筋による代償が生じてIP関節が屈曲する

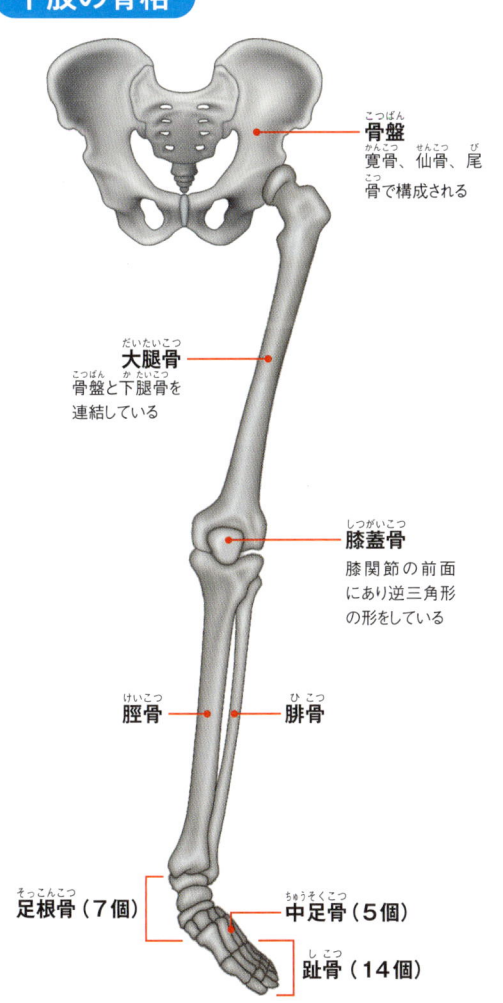

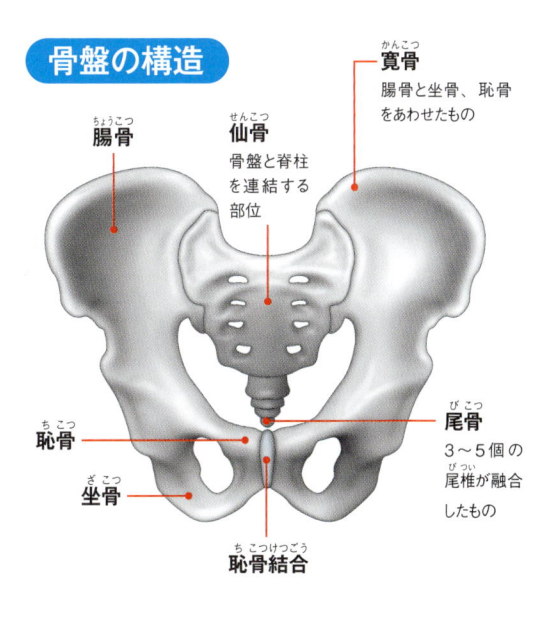

PART 2　下肢（脚）の動き　1　　●股関節の構造と動き ▶P76　●足関節の構造と動き ▶P92

下肢を構成する骨格・骨盤

下肢の骨格は、下肢帯の骨である寛骨（腸骨、坐骨、恥骨）と、大腿骨、膝蓋骨、脛骨、腓骨、足部の骨26個から構成される。骨盤は寛骨、仙骨、尾骨から構成される。

下肢の骨格

　下肢の骨格は、体幹と連結する**下肢帯**と末端に続く**自由下肢骨**に分けられる（▶下図、下表）。

　下肢帯とは**寛骨**のことであり、思春期までは**腸骨、坐骨、恥骨**に分かれているが、思春期以降にこれらの骨は結合し1つの骨となる（**骨結合**）。

　自由下肢骨は、大腿の大腿骨と膝蓋骨（▶P76）、下腿の脛骨と腓骨、足部の足根骨7個、中足骨5個、趾骨14個から成る（▶P92）。

骨盤の構造

　骨盤は、**寛骨、仙骨、尾骨**から成る（▶下図）。左右の寛骨は前方で**恥骨結合**を形成し、後方では仙骨と連結している（**仙腸関節**）。恥骨結合は、線維軟骨性の恥骨間円板によって連結され、わずかにねじれるような動きをする。仙腸関節は半関節（▶P17）で、線維軟骨で覆われており、可動域はわずかである。仙骨は、左右の寛骨と関節を形成している。尾骨は、3～5個の尾椎が融合したものである。

下肢の骨格

- 骨盤：寛骨、仙骨、尾骨で構成される
- 大腿骨：骨盤と下腿骨を連結している
- 膝蓋骨：膝関節の前面にあり逆三角形の形をしている
- 脛骨
- 腓骨
- 足根骨（7個）
- 中足骨（5個）
- 趾骨（14個）

下肢の骨

下肢帯（寛骨）	腸骨、坐骨、恥骨
自由下肢骨	大腿：大腿骨、膝蓋骨 下腿：脛骨、腓骨 足部：足根骨（距骨、踵骨、舟状骨、立方骨、内側・中間・外側楔状骨）、中足骨（5個）、趾骨（基節骨5個、中節骨4個、末節骨5個）

骨盤の構造

- 腸骨
- 仙骨：骨盤と脊柱を連結する部位
- 寛骨：腸骨と坐骨、恥骨をあわせたもの
- 恥骨
- 坐骨
- 恥骨結合
- 尾骨：3～5個の尾椎が融合したもの

PART 2 下肢（脚）の動き 2　●下肢を構成する骨格・骨盤 ▶P75　●股関節と骨盤の障害 ▶P84

股関節の構造と動き

股関節は人体最大の荷重関節であり、大腿骨と寛骨の2つの骨から成る。
人が立つ・歩く・走るなどの動作に最も重要な関節の1つである。

股関節の構造

股関節は、下肢と骨盤（▶P75）をつなぐ役目を担っている。

股関節は、丸い凸型をした**大腿骨頭**に凹型の**寛骨臼**がはまった形で臼状関節（▶P17）を形成しており、人体最大の**荷重関節**＊である（▶下図）。

大腿骨頭は、骨頭の2/3を関節窩に入れ、深さを補うために関節唇と寛骨臼横靭帯がある。

寛骨臼は、寛骨外側面の陥凹部分をいう。

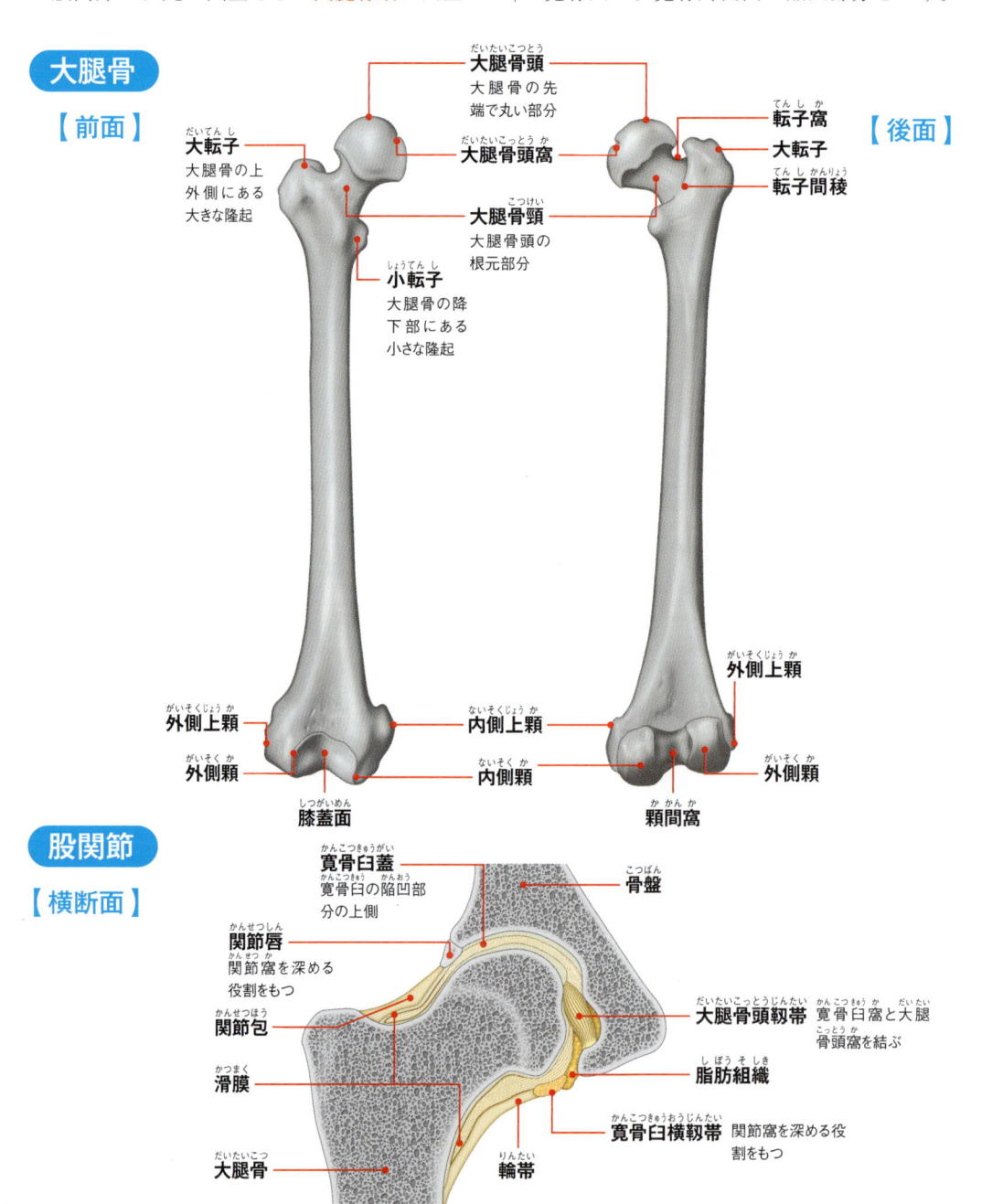

大腿骨【前面】

- 大転子：大腿骨の上外側にある大きな隆起
- 大腿骨頭：大腿骨の先端で丸い部分
- 大腿骨頭窩
- 大腿骨頸：大腿骨頭の根元部分
- 小転子：大腿骨の降下部にある小さな隆起
- 外側上顆
- 外側顆
- 膝蓋面
- 内側上顆
- 内側顆

大腿骨【後面】

- 転子窩
- 大転子
- 転子間稜
- 外側上顆
- 外側顆
- 顆間窩

股関節【横断面】

- 寛骨臼蓋：寛骨臼の陥凹部分の上側
- 骨盤
- 関節唇：関節窩を深める役割をもつ
- 関節包
- 滑膜
- 大腿骨
- 大腿骨頭靭帯：寛骨臼窩と大腿骨頭窩を結ぶ
- 脂肪組織
- 寛骨臼横靭帯：関節窩を深める役割をもつ
- 輪帯

関節包・靱帯の構造

股関節の**関節包**は強靱である。近位では寛骨臼の関節唇と寛骨臼横靱帯の周囲に付着し、遠位では大腿骨頸に付着する。

股関節の靱帯は、股関節の補強のほか、股関節が脱臼しないように股関節の動きを制限する役目がある。おもに**大腿骨頭靱帯、腸骨大腿靱帯、恥骨大腿靱帯、坐骨大腿靱帯**がある（▶下図）。

大腿骨頭靱帯は、約3cmの強靱な靱帯であり、股関節の内転時に緊張する。おもな働きは、大腿骨頭への血液供給の経路である。腸骨大腿靱帯、恥骨大腿靱帯、坐骨大腿靱帯の3つの靱帯は、屈曲時には弛緩し、股関節を過伸展すると緊張する（▶下表）。

注目 Keyword

*荷重関節 weight bearing joints
体重を支える関節のこと。股関節のほかには肩関節、膝関節などがある。

股関節のおもな靱帯

股関節のおもな靱帯には大腿骨頭靱帯、腸骨大腿靱帯、恥骨大腿靱帯、坐骨大腿靱帯がある

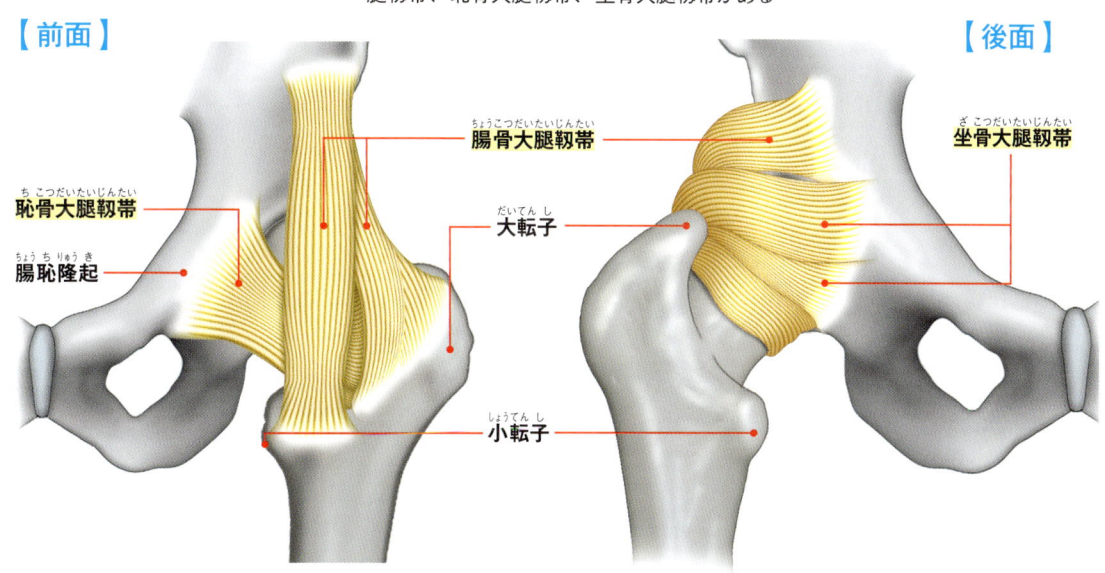

【前面】　　　　　　　　　　　　　　　　　　　　　　　　　　【後面】

- 腸骨大腿靱帯
- 坐骨大腿靱帯
- 恥骨大腿靱帯
- 腸恥隆起
- 大転子
- 小転子

股関節のおもな靱帯の特徴

靱帯	特徴
大腿骨頭靱帯	●寛骨臼窩より起始し、大腿骨頭窩で停止。 ●大腿骨頭への血液供給の経路。 ●股関節内転を制限する。
腸骨大腿靱帯	●下前腸骨棘の下より起始し、上方面と下方面で分かれ、大腿骨の転子間線で停止。 ●人体で最強の靱帯。 ●前面を補強し、股関節の伸展を制限する。上部の靱帯は外転を制限し、下部の靱帯は内転を制限する。
恥骨大腿靱帯	●腸恥隆起、恥骨体、恥骨上枝より起始し、関節の線維膜と腸骨大腿靱帯の深表面と混じり合う。 ●前面を補強し、股関節の伸展・外転・外旋を制限する。
坐骨大腿靱帯	●寛骨臼縁より起始し、大転子内側、転子窩で停止。 ●後面を補強する。 ●股関節の伸展・外転・内旋を制限する。

股関節の運動軸

股関節の運動は、大腿骨頭と膝関節中心を結んだ**運動軸**（▶P16）に沿って行われる。運動軸は垂直軸に対して約3°傾いており、大腿骨骨幹部長軸から下腿への垂線である**解剖軸**に対して約6°傾いている（▶右図）。

これは、大腿骨の骨頭頸部と骨幹部とで成す角（**頸体角** ▶P84）が120～130°の角度をもち、骨頭が上部前方を向いているためである（▶下図）。また、大腿骨頭を上からみると、骨頭は前方に10～30°傾いており、これを**前捻角**という（▶下図）。前捻角は平均すると8～15°である。

股関節の可動域

股関節は多軸性の関節（▶P16）であり、屈曲・伸展、外転・内転、外旋・内旋に動く（▶右図）。

股関節の**屈曲の可動域は125°**であるが、膝関節伸展位で股関節を屈曲させる（straight leg raise：SLR）と、2関節筋のハムストリングス（▶P33、82）が緊張しているために**70～90°**に制限される。

膝関節屈曲位での股関節の伸展では、2関節筋の大腿直筋が制約となり、膝関節伸展位に比べて股関節伸展角度は少なくなる。膝関節伸展位では、**股関節の伸展可動域は15°**である。

股関節の外転の**可動域は45°**である。骨盤を固定しないで片側股関節を30°以上外転すると、骨盤の傾きが加わり、もう一方の股関節も自動的に外転する。すなわち、90°の外転では、

股関節の運動軸

運動軸は垂直軸に対し約3°解剖軸に対し約6°傾いている

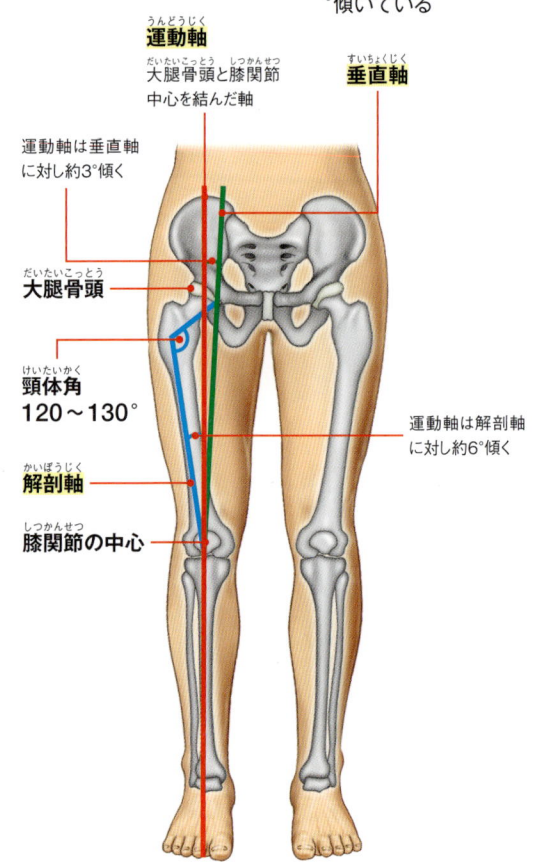

- 運動軸：大腿骨頭と膝関節中心を結んだ軸
- 運動軸は垂直軸に対し約3°傾く
- 大腿骨頭
- 頸体角 120～130°
- 解剖軸
- 膝関節の中心
- 垂直軸
- 運動軸は解剖軸に対し約6°傾く

大腿骨の頸体角

頸体角 120°～130°

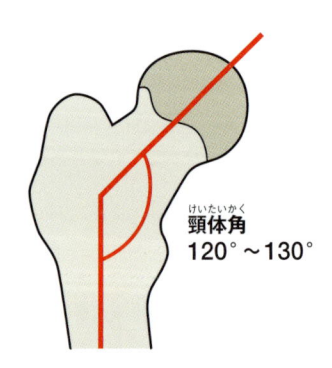

頸体角の正常値は、新生児で150°、成人で120°～130°である。この角度は加齢とともに減少していく

大腿骨の前捻角

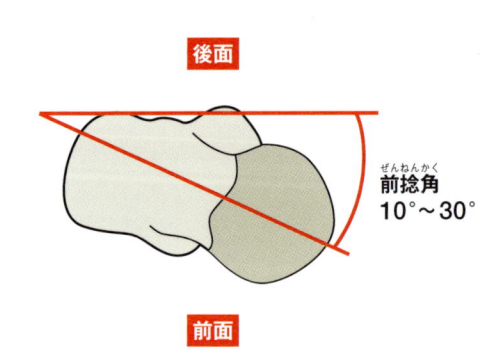

後面
前捻角 10°～30°
前面

大腿骨の骨頭頸部の軸は、骨幹部の前額面より前方にねじれている。このねじれ角度が前捻角である。
男性は約8°、女性は約14°が平均である

左右股関節がそれぞれ45°の外転を生じていることになる。

股関節の**内転**は20°である。基本肢位での内転には、対側下肢との衝突を避けるために屈曲が加わる必要がある。

外旋・内旋の可動域は45°である。関節可動域テスト（range of motion test：ROMT）においては、股関節90°屈曲位で行う。

これら股関節の可動域は、年齢や性別などにより個人差がある。

股関節の動きと可動域

股関節の動きは屈曲・伸展、外転・内転、外旋・内旋がある

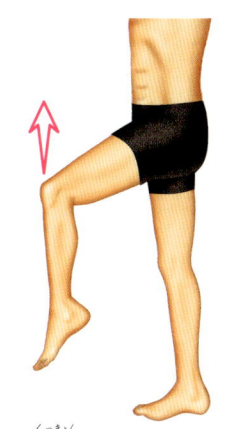

屈曲：125°
（膝関節伸展位では70〜90°）

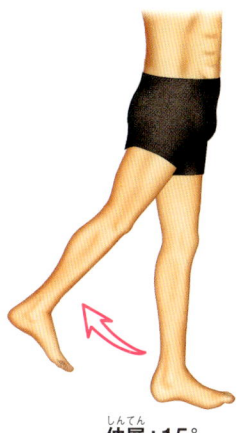

伸展：15°

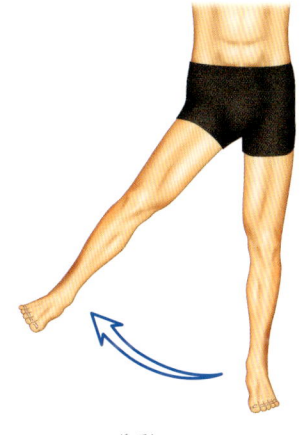

外転：45°

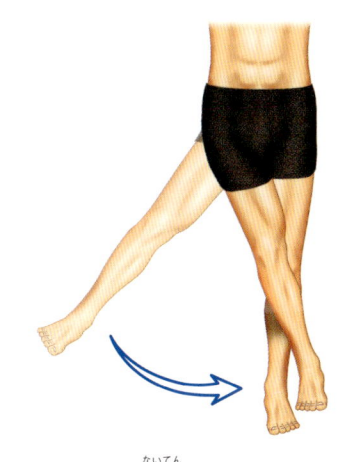

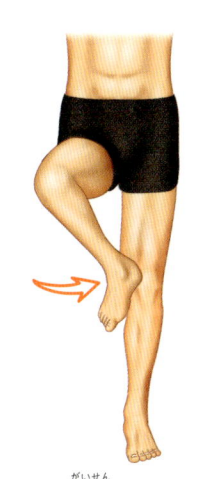

内転：20°

外旋：45°

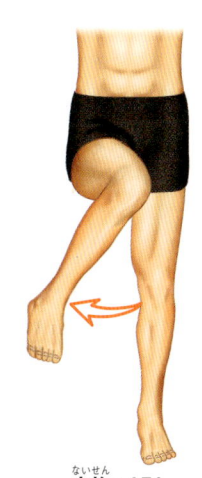

内旋：45°

NOTE

人工股関節とは

股関節の機能が障害されると、基本的な動作である歩行が困難になり、膝や脊椎などにも影響を及ぼす。そのため、変形性股関節症や関節リウマチなどによる関節破壊に対して、人工股関節を置換する方法が用いられる。

現在の人工股関節の耐久性は20年ほどであるが、年齢によっては再置換の必要もある。

人工股関節
寛骨臼側のライナーとシェル、大腿骨のステムとヘッドで構成されている

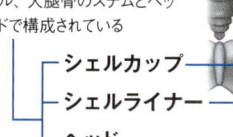

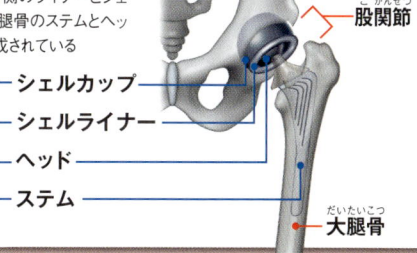

- シェルカップ
- シェルライナー
- ヘッド
- ステム
- 骨盤
- 股関節
- 大腿骨

股関節と骨盤の運動にかかわる筋肉

PART 2 下肢（脚）の動き 3　●股関節の構造と動き ▶P76　●腸脛靱帯炎 ▶P168

股関節は、下肢と骨盤を連結する関節である。大きな可動域を有する関節であるため、大きな靱帯や筋で補強されている。

股関節を取り巻く筋

股関節（▶P76）の運動には、複数の筋が作用している（▶下図、右図）。筋の位置によって区分すると、次のようになる。

❶**前面**：主として**股関節の屈筋**に作用する。腸腰筋、縫工筋、大腿直筋、恥骨筋、大腿筋膜張筋。

❷**後面**：主として**股関節の伸筋**に作用する。大殿筋、大腿二頭筋、半腱様筋、半膜様筋、深層外旋6筋。

❸**外側面**：主として**股関節の外転**に作用する。

股関節を取り巻く筋（1）

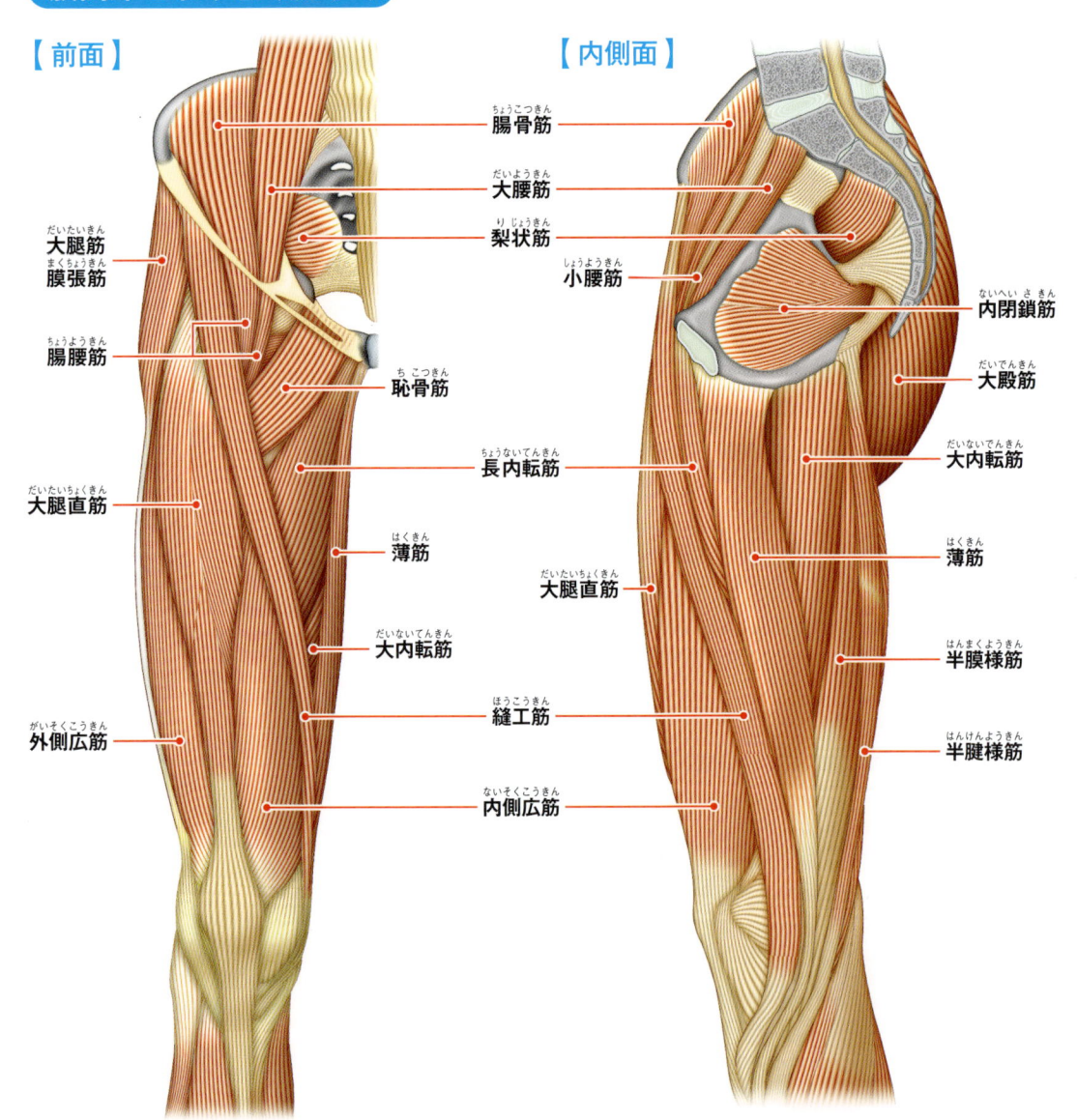

【前面】

- 大腿筋膜張筋
- 腸腰筋
- 大腿直筋
- 大内転筋
- 外側広筋
- 腸骨筋
- 恥骨筋
- 長内転筋
- 薄筋
- 縫工筋
- 内側広筋

【内側面】

- 腸骨筋
- 大腰筋
- 梨状筋
- 小腰筋
- 内閉鎖筋
- 大殿筋
- 大内転筋
- 薄筋
- 半膜様筋
- 大腿直筋
- 半腱様筋

中殿筋、小殿筋。

❹**内側面**：主として**股関節の内転**に作用する。薄筋、長内転筋、短内転筋、大内転筋。

また、筋の機能によって、制御にかかわる**単関節筋群**（▶P16）と、可動域にかかわる**2関節筋群**に区分できる。上記の筋のうち、2関節筋は**縫工筋、大腿直筋、大腿筋膜張筋、大腿二頭筋長頭、半腱様筋、半膜様筋、薄筋**である。

股関節の屈曲筋群

股関節を屈曲させる筋は多い（▶P82表）。その中でも動筋となるのが**腸腰筋**である（▶P82図）。腸腰筋は、**腸骨筋**と**大腰筋**、**小腰筋の3筋**から成る。腸骨筋は骨盤の主要な骨である腸骨と大腿骨をつなぐ筋であり、大腰筋は腰椎と大腿骨をつなぐ筋である。強力な屈筋として歩行や走行に重要な役割を持つ。小腰筋は大腰筋の補助的役割を担っている。

縫工筋は人体の中で最も長い筋である。股関節の屈曲だけでなく、股関節の外転、外旋、膝関節の屈曲に作用するが、これらの4つの運動を同時に行う場面で効果的に作用する。たとえば、椅子に座り片足を反対側の大腿にのせようと大腿を持ち上げる場面やあぐら姿勢（▶P136）などがある。

股関節を取り巻く筋（2）

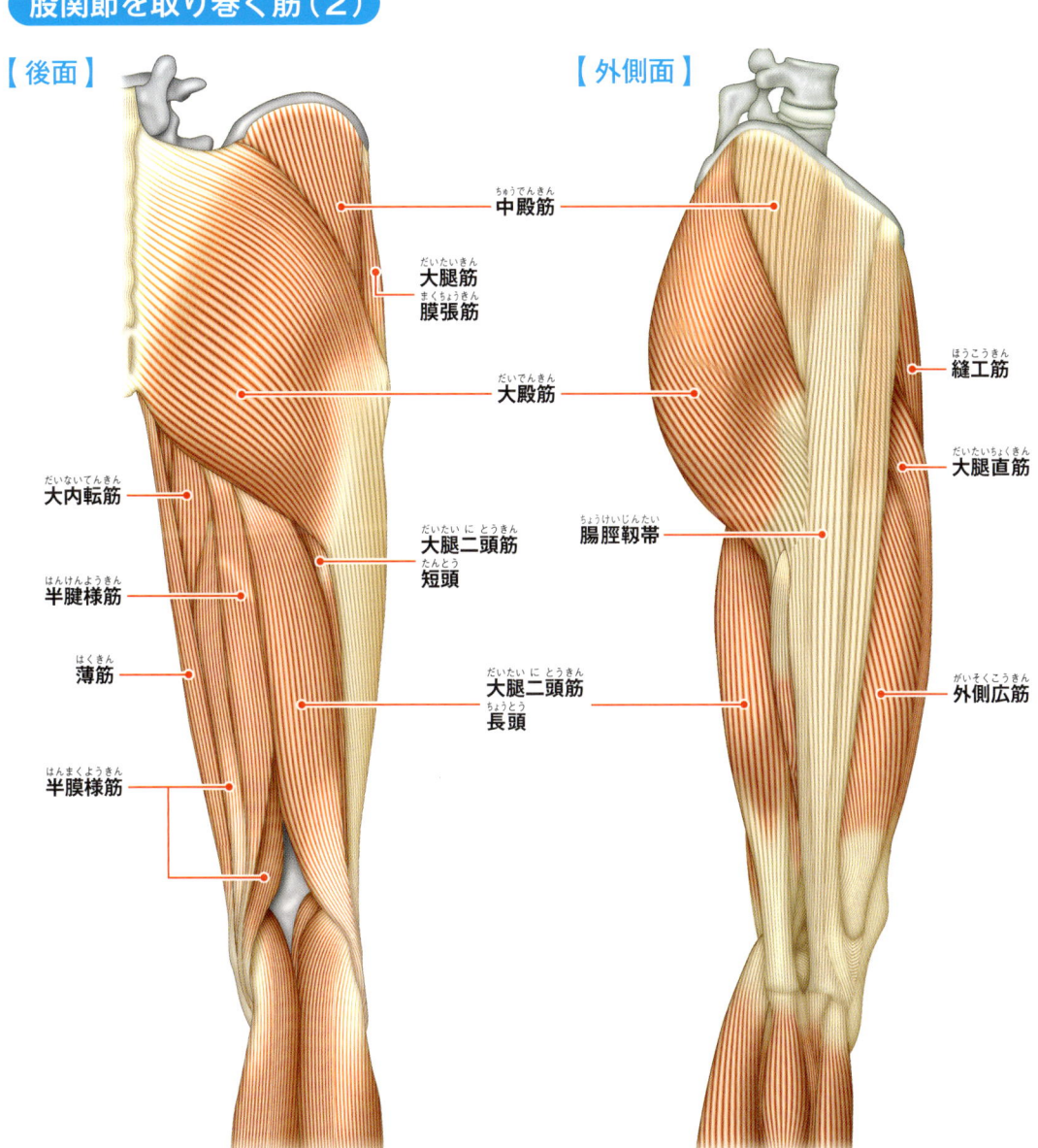

【後面】
- 中殿筋
- 大腿筋膜張筋
- 大殿筋
- 大内転筋
- 大腿二頭筋 短頭
- 半腱様筋
- 薄筋
- 半膜様筋

【外側面】
- 中殿筋
- 縫工筋
- 大腿直筋
- 腸脛靱帯
- 大腿二頭筋 長頭
- 外側広筋

股関節の伸展筋群

　股関節伸展の動筋である**大殿筋**は、股関節後面を覆う大きくて厚い四辺形の筋である（▶下図）。股関節の伸展および外旋に強力に作用する。上部線維は股関節外転に、下部線維は股関節内転に働く。

　ハムストリングス（大腿二頭筋長頭・短頭、半膜様筋、半腱様筋の3筋▶P33、91）は2関節筋（大腿二頭筋短頭を除く）であり、膝関節の屈曲にも作用する。

股関節の外転・内転筋群

　股関節外転の動筋は、**中殿筋**である（▶右図）。中殿筋は三角形の筋である。中殿筋をはじめとする股関節外転筋の筋力が低下していると、その弱ったほうの脚のみで立ったときに、非支持脚側の骨盤が大きく下がる。これを**トレンデレンブルグ徴候**という（▶P85）。

　内転の動筋は**大内転筋、短内転筋、長内転筋、恥骨筋、薄筋**である（▶右図）。

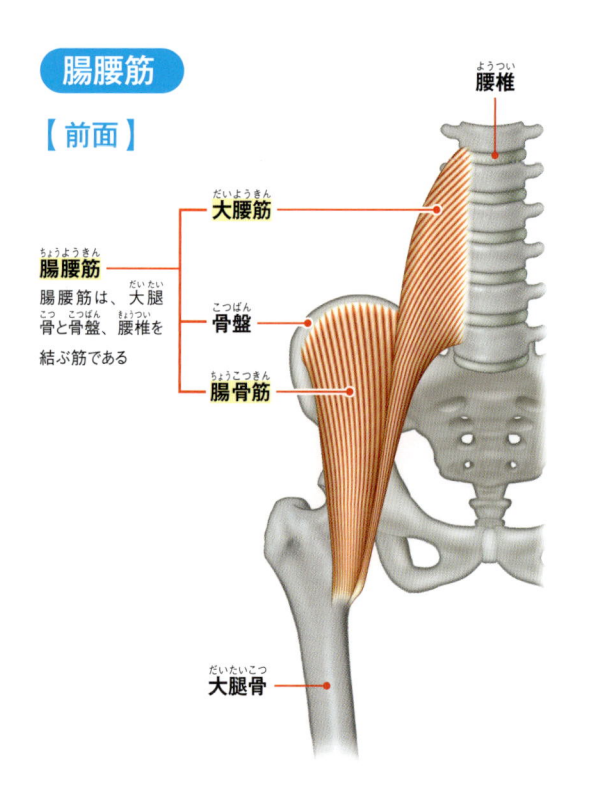

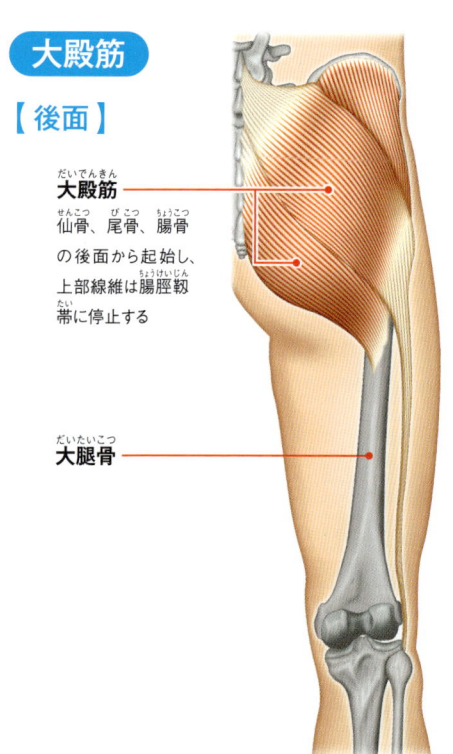

腸腰筋
【前面】

腸腰筋
腸腰筋は、大腿骨と骨盤、腰椎を結ぶ筋である

- 腰椎
- 大腰筋
- 骨盤
- 腸骨筋
- 大腿骨

大殿筋
【後面】

- 大殿筋
- 仙骨、尾骨、腸骨の後面から起始し、上部線維は腸脛靱帯に停止する
- 大腿骨

股関節の動きと動筋、補助動筋

動き	動筋	補助動筋
屈曲	腸腰筋、大腿直筋、大腿筋膜張筋、恥骨筋	縫工筋、内転筋群
伸展	大殿筋、半腱様筋、半膜様筋、大腿二頭筋長頭	中殿筋、小殿筋、薄筋
外転	中殿筋、大腿筋膜張筋	縫工筋、大腿直筋、大殿筋、小殿筋
内転	大内転筋、長内転筋、短内転筋、薄筋、恥骨筋	—
外旋	大殿筋、深層外旋6筋（外閉鎖筋、内閉鎖筋、上双子筋、下双子筋、大腿方形筋、梨状筋）	腸腰筋、縫工筋、大腿二頭筋長頭、中殿筋、小殿筋
内旋	小殿筋、大腿筋膜張筋	半膜様筋、半腱様筋、中殿筋

股関節の外旋・内旋筋群

股関節外旋の動筋は、**大殿筋**と**深層外旋6筋**（**外閉鎖筋、内閉鎖筋、大腿方形筋、梨状筋、上双子筋、下双子筋**）である（▶下図）。深層外旋6筋は、脚を接地したときに大腿骨を骨盤に押しつけ、股関節への衝撃を吸収する。

内旋の動筋は**小殿筋**、**大腿筋膜張筋**である。大腿筋膜張筋に付着している非常に長い腱性組織は、**腸脛靭帯**（▶P168）と呼ばれている。

股関節の外転筋群

【外側面】

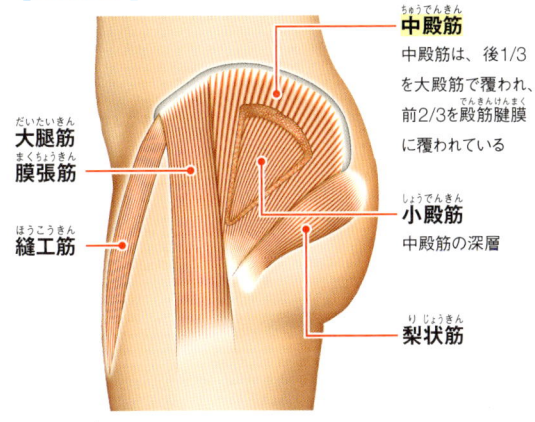

- 中殿筋
  - 中殿筋は、後1/3を大殿筋で覆われ、前2/3を殿筋腱膜に覆われている
- 大腿筋膜張筋
- 縫工筋
- 小殿筋
  - 中殿筋の深層
- 梨状筋

股関節の外旋筋群

【後面】

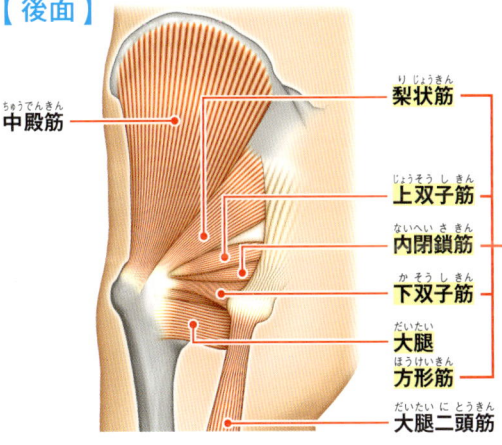

- 中殿筋
- 梨状筋
- 上双子筋
- 内閉鎖筋
- 下双子筋
- 大腿方形筋
- 大腿二頭筋

深層外旋6筋（このほかに外閉鎖筋がある）

股関節の内転筋群

【前面】

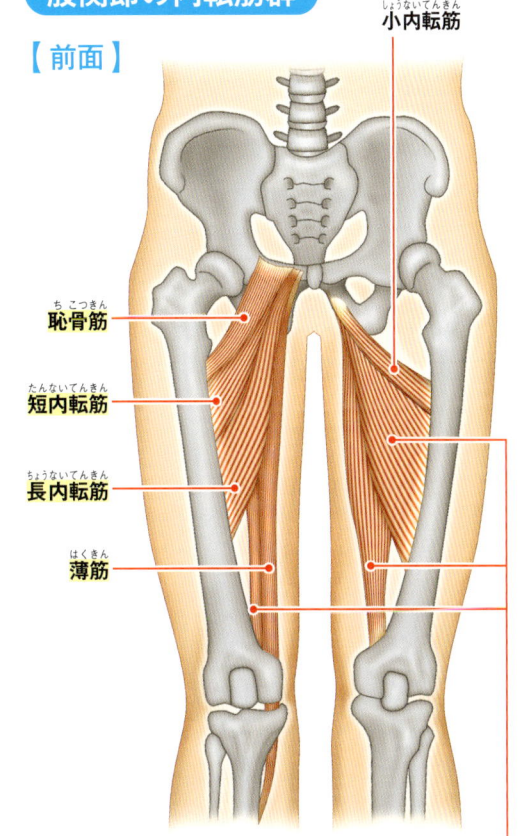

- 小内転筋
- 恥骨筋
- 短内転筋
- 長内転筋
- 薄筋
- 大内転筋

NOTE

大内転筋を使うスポーツ

大内転筋をよく使うスポーツに、平泳ぎ、乗馬、バイクなどがある。いずれも脚を閉じようとする動きを必要とするスポーツである。

大内転筋は日常動作で使われることはほとんどなく、とくにデスクワークなど椅子に座ることの多い人は、大内転筋の筋力が低下しやすい。

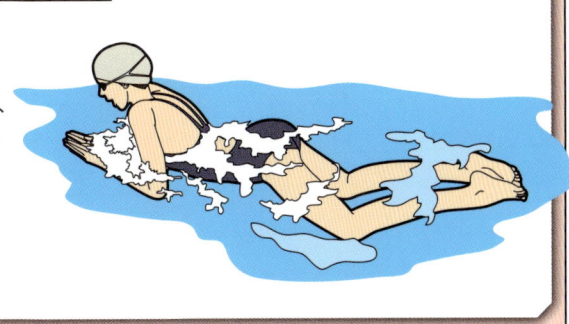

PART 2 下肢（脚）の動き 4 ●股関節の構造と動き ▶P76 ●膝関節の構造と動き ▶P86

股関節と骨盤の障害

股関節は、小児から高齢に至るまでさまざまな障害が起こる部位である。
股関節周辺の異常は、下肢の動きにも影響する。

頸体角の異常

大腿骨の骨頭頸部と骨幹部の間の角度である**頸体角**（▶P78）は、年齢によって正常値が変化する。新生児では150°もあるが、成長に伴い、成人では120～130°にまで減少する。しかし、頸体角は先天性変形や外傷によっても角度が影響を受ける。正常な頸体角よりも広いものを**外反股**といい、狭いものを**内反股**という（▶下図）。

大腿骨頭を上からみた場合の、大腿骨の骨頭頸部と骨幹部の角度を**前捻角**という（▶P78）。正常では、骨頭は前方に8～15°傾いているが、その角度より増大すると**前捻股**となり、つま先が内側を向く**内股歩行**となって、外旋可動域も制限される。反対に角度が狭くなると、**後捻股**となり、つま先が外側を向く**外股歩行**となる。

変形性股関節症

股関節の疾患にはさまざまなものがあるが、代表的なものが**変形性股関節症**である。

変形性股関節症は、関節軟骨の変性に始まり、関節軟骨の摩耗、骨頭や臼蓋の変形へと進み、股関節の疼痛や可動域制限などを呈するようになる。原因となる疾患がなく正常な形態の股関節に発生する**一次性**のものと、**先天性股関節脱臼**や**臼蓋形成不全**などに起因する**二次性**のものがある。日本人は多くが二次性によるものである。

変形性股関節症が進行すると、下肢の可動域が制限される。また、股関節前方の**大腿三角**（**スカルパ三角**）を触圧すると痛みがある場合がある（▶右図）。

また、股関節の外転筋力の低下により、歩行の異常がみられるようになる。患肢で起立させて、健肢側の骨盤の沈下をみる検査を行うと、骨盤が健肢側に傾く**トレンデレンブルグ徴候**（▶P82）や、上体を患肢側に倒して健肢側の骨盤が下がるのを防ごうとする**デュシェンヌ跛行***などがみられる（▶右図）。

変形性股関節症では、健肢に比べて患肢の長さが短くなるという脚長差が生じやすくなる。それにより左右の膝関節への負担が不均等になるため、**内反膝**（O脚）や**外反膝**（X脚）などの変形が生じる（▶P86）。

注目 Keyword

***跛行** claudication
外傷、疾患などによって、歩行が正常でない状態をいう。

内反股、外反股

頸体角（大腿骨の骨頭頸部と骨幹部の間の角度）は、年齢による変化のほか、先天性変形や外傷によっても影響を受ける

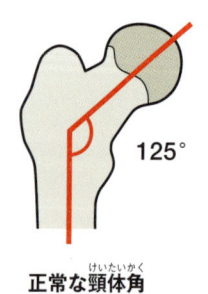

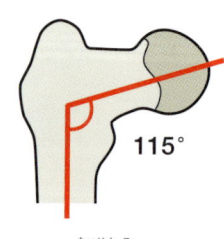

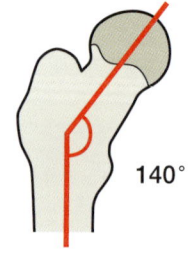

正常な頸体角 125°　内反股 115°　外反股 140°

大腿三角（スカルパ三角）

股関節の前部において、近位は鼠径靱帯、外側は縫工筋、内側は長内転筋によって境界されている。大腿三角には、筋外側から筋前面へ至る大腿神経、大腿動脈、大腿静脈、リンパ管が通っている

【前面】

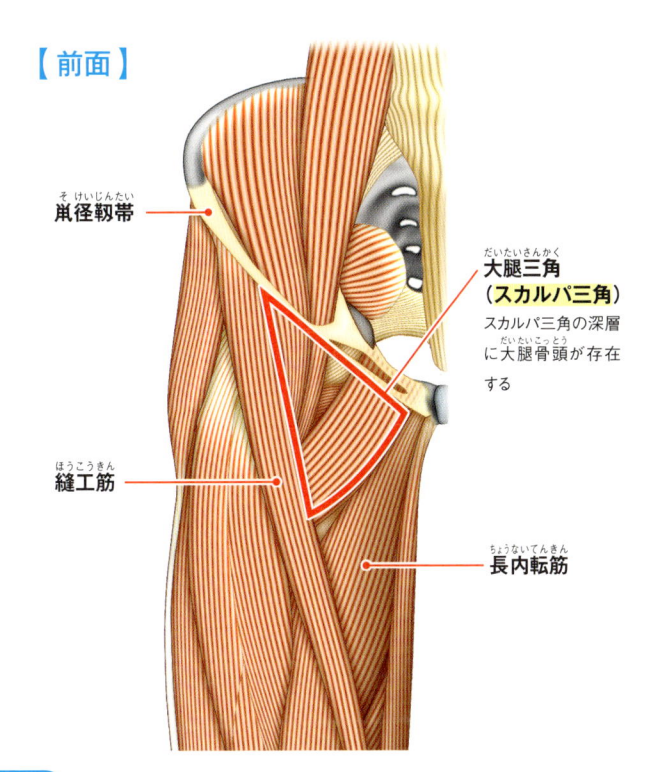

- 鼠径靱帯
- 大腿三角（スカルパ三角）スカルパ三角の深層に大腿骨頭が存在する
- 縫工筋
- 長内転筋

変形性股関節症による異常歩行

【正常】
- 骨盤
- 中殿筋、小殿筋
- 遊脚
- 支持脚

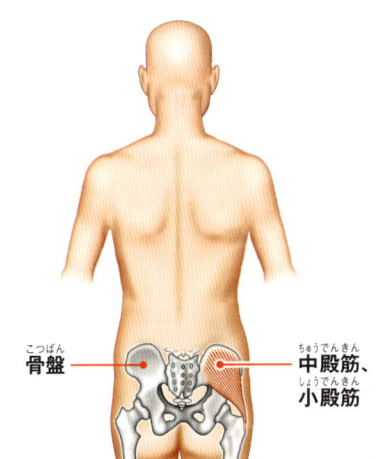

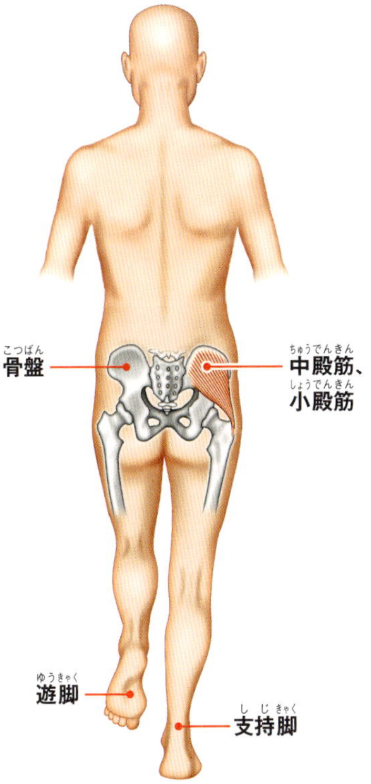

片脚立位では、支持脚側の中殿筋および小殿筋が、骨盤が安定するように働く

【トレンデレンブルグ徴候】
健側／患側
- 中殿筋、小殿筋の筋力低下が生じる
- 骨盤の引き下げが生じる

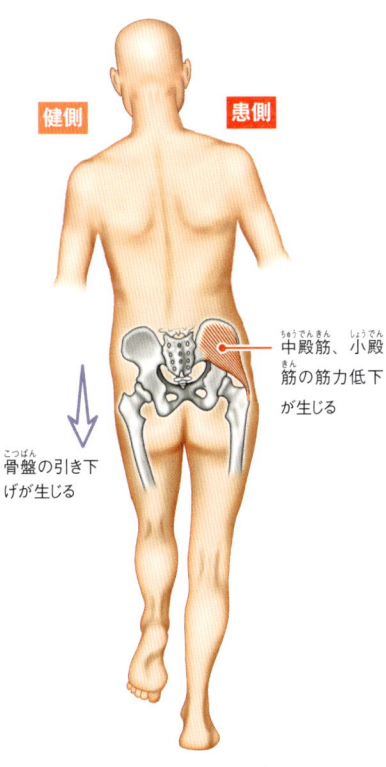

筋力低下がみられる中殿筋側が支持脚である場合、代償として遊脚側の骨盤の引き下げが生じる。図はトレンデレンブルグ陽性、デュシェンヌ陰性である

【デュシェンヌ跛行】
健側／患側
- 体幹が傾く
- 骨盤の引き上げが生じる

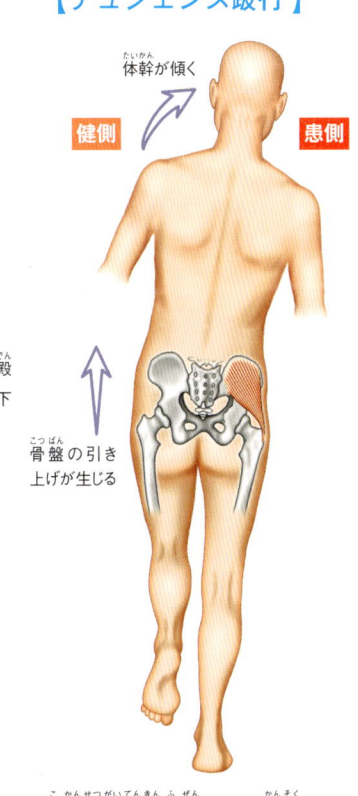

股関節外転筋不全により、患側へ体幹が側屈し、支持脚側に重心が移動する。図は逆トレンデレンブルグ、デュシェンヌ陽性である

PART 2　下肢（脚）の動き　5　●関節が正常に働くためには ▶P18　●Unhappy triad（不幸の三徴候） ▶P156

膝関節の構造と動き

膝関節は、人体の中で最も大きな関節である。体重を支持する荷重関節であり、歩行や走行において大きな可動域を必要とする。

膝関節の構造

膝関節は、**大腿骨**（▶P76）と**脛骨**で形成される**大腿脛骨関節**と、大腿骨と**膝蓋骨**で形成される**膝蓋大腿関節**の総称である（▶下図、右図）。大腿骨の内側顆・外側顆の関節面はともに半球状である。形態的には外側顆のほうが大きいが、関節面は内側顆のほうが広い。一方、脛骨の関節面はほぼ平坦だが、脛骨内側顆は浅く陥凹している。

大腿骨の長軸と脛骨の長軸の成す角度（**大腿脛骨角**）は、170～175°である。つまり、生理的外反は5～10°になる。これは、内側顆のほうが外側顆より曲率半径＊が大きいためである。大腿脛骨角が小さいと外反し、**外反膝**（両側で**X脚**）、大きいと**内反膝**（両側で**O脚**）となる。

膝蓋骨は、人体の中で最も大きい種子骨（▶P10）であり、一般に「おさら」と呼ばれている。膝蓋骨は、膝関節の動きにともない、大腿

下腿骨
下腿を構成している骨は、脛骨と腓骨の2つの骨がある

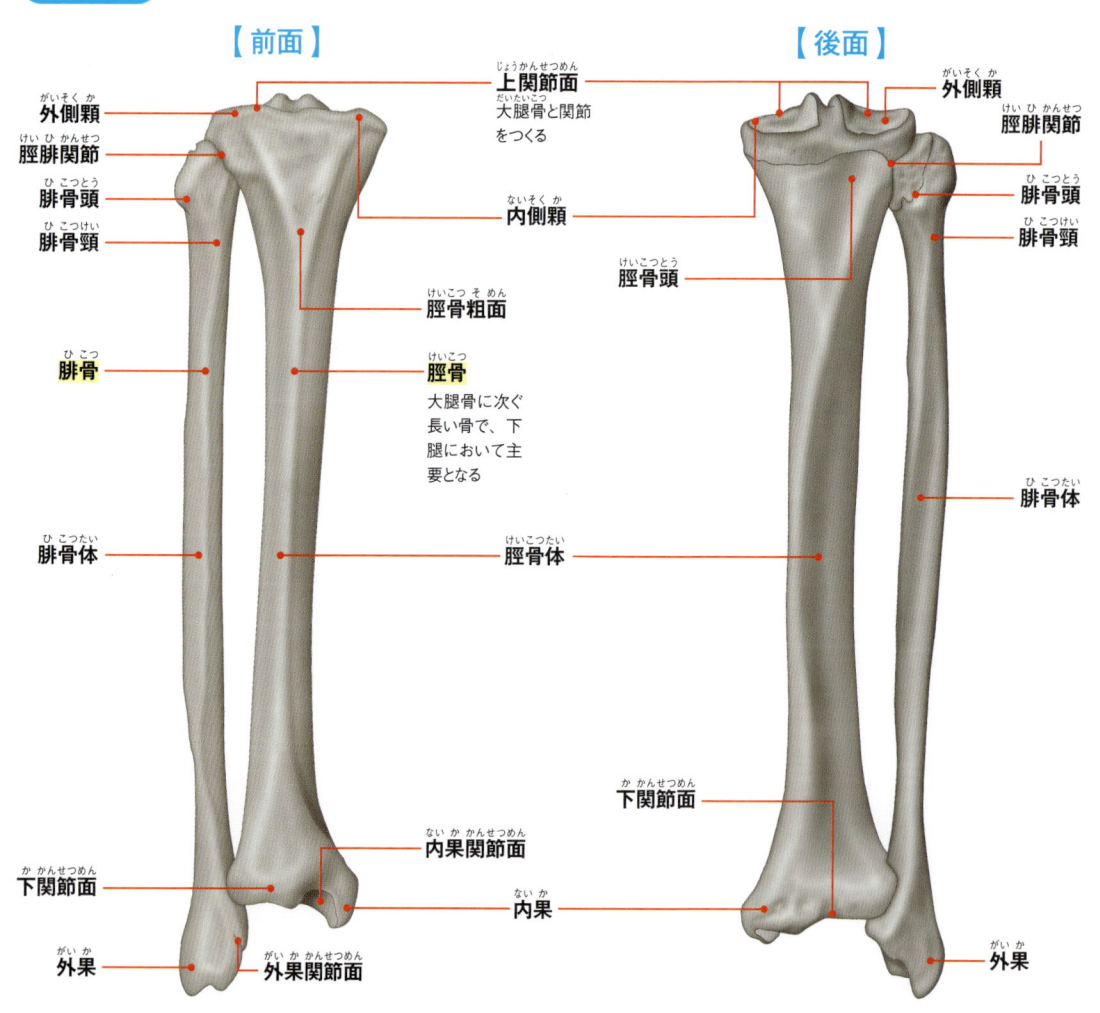

【前面】

- 外側顆
- 脛腓関節
- 腓骨頭
- 腓骨頸
- 上関節面（大腿骨と関節をつくる）
- 内側顆
- 脛骨粗面
- 腓骨
- 脛骨（大腿骨に次ぐ長い骨で、下腿において主要となる）
- 腓骨体
- 脛骨体
- 下関節面
- 内果関節面
- 内果
- 外果
- 外果関節面

【後面】

- 外側顆
- 脛腓関節
- 腓骨頭
- 腓骨頸
- 脛骨頭
- 腓骨体
- 下関節面
- 外果

86

骨にある内・外側顆間の溝（**大腿骨滑車**）の上を滑る。

大腿脛骨関節は、その骨形状により著しく不安定であり、それを補っているのが**靱帯**と**半月**である。

半月の構造

内側半月はC字、**外側半月**はO字の形態をしている（▶P157）。半月は、大腿骨顆と脛骨顆の間を埋めている（▶下図）。

おもな機能は、骨形状の適合性をよくしている、膝関節の動きを円滑にさせる、骨に衝撃が加わったときのクッション（緩衝作用）、関節圧を均等化させるなどである。

注目 Keyword

***曲率半径** radius of curvature
曲線が曲がっているときの曲がり具合を曲率という。その曲線を円で近似した場合の半径を曲率半径という。

膝関節
膝関節は大腿骨と脛骨や膝蓋骨で作られている。これらの骨の適合は不安定なため、半月と靱帯が補っている

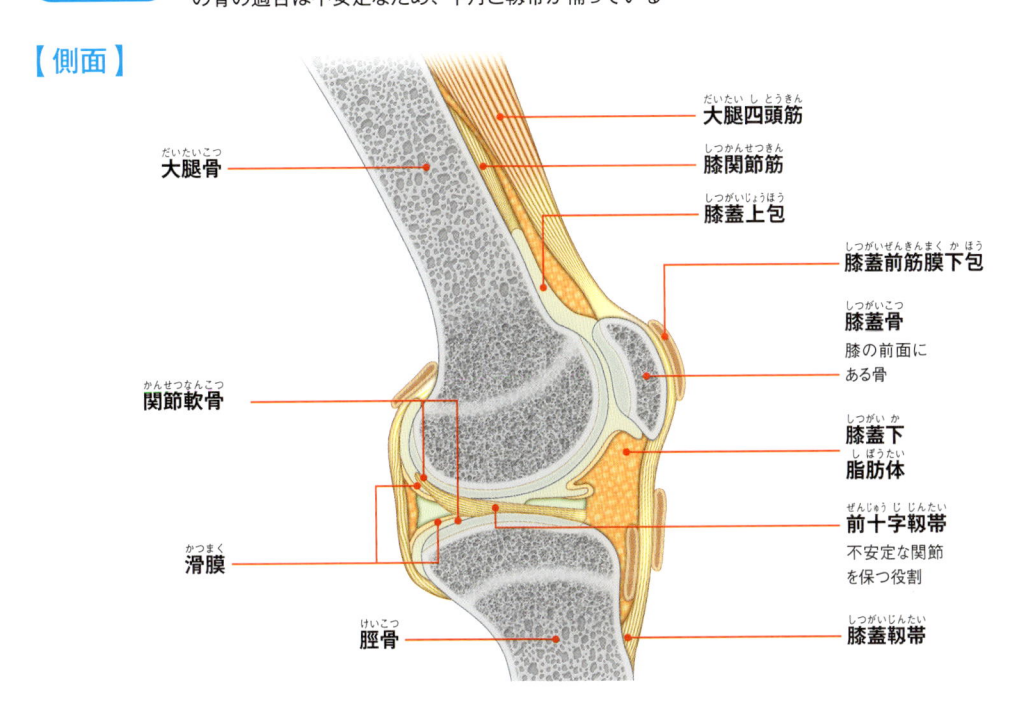

【側面】

- 大腿四頭筋
- 膝関節筋
- 膝蓋上包
- 大腿骨
- 膝蓋前筋膜下包
- 膝蓋骨：膝の前面にある骨
- 関節軟骨
- 膝蓋下脂肪体
- 前十字靱帯：不安定な関節を保つ役割
- 滑膜
- 脛骨
- 膝蓋靱帯

【膝関節を上からみたもの】

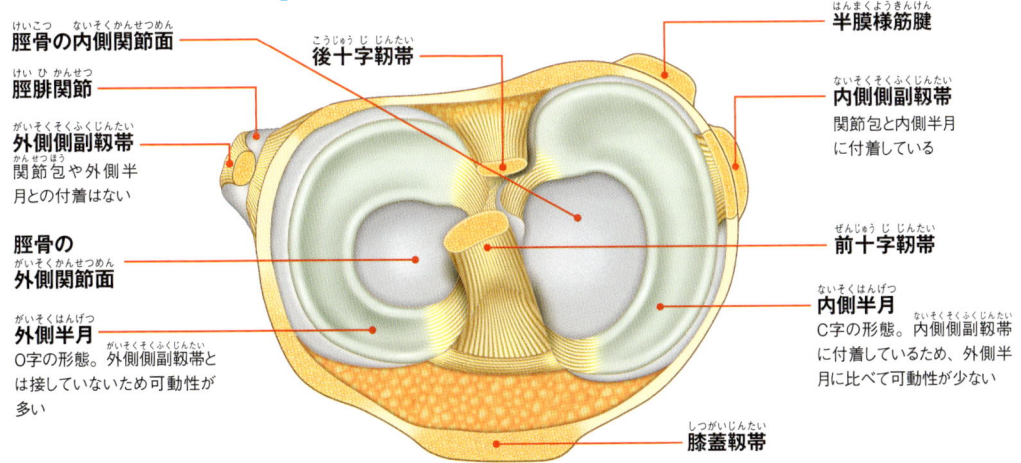

- 脛骨の内側関節面
- 後十字靱帯
- 半膜様筋腱
- 脛腓関節
- 内側側副靱帯：関節包と内側半月に付着している
- 外側側副靱帯：関節包や外側半月との付着はない
- 脛骨の外側関節面
- 前十字靱帯
- 外側半月：O字の形態。外側側副靱帯とは接していないため可動性が多い
- 内側半月：C字の形態。内側側副靱帯に付着しているため、外側半月に比べて可動性が少ない
- 膝蓋靱帯

靱帯の構造

靱帯には、脛骨が前後に滑るのを防ぐ**前十字靱帯**（▶P157）・**後十字靱帯**と、脛骨が左右に滑るのを防ぐ**内側側副靱帯**・**外側側副靱帯**がある（▶下図、P156）。前十字靱帯・後十字靱帯は、関節内で大腿骨と脛骨を連結する。前十字靱帯は後十字靱帯よりも長い。内側側副靱帯は外側側副靱帯よりも幅が広く、内側半月とつながっている。外側側副靱帯は細い紐状で、半月とはつながっていない（▶下表）。

そのほかにも、内側半月と外側半月を結ぶ膝横靱帯などがある。

膝関節の動き

膝関節の動きは、屈曲と伸展を主体とし、回旋運動などを伴う。膝関節の屈曲・伸展の可動

膝関節の靱帯

膝関節の靱帯には、前・後十字靱帯と内・外側側副靱帯があり、そのほかに膝横靱帯がある

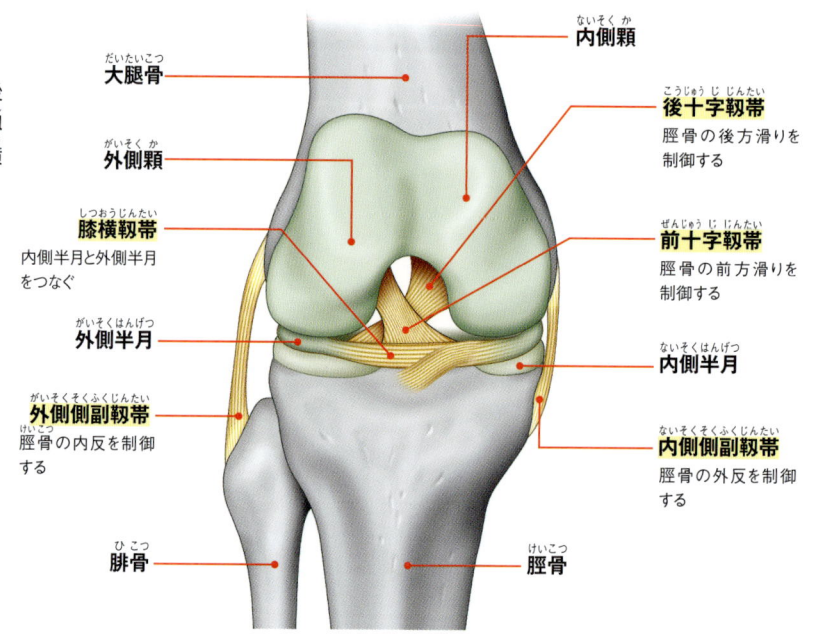

- 大腿骨
- 外側顆
- 膝横靱帯：内側半月と外側半月をつなぐ
- 外側半月
- 外側側副靱帯：脛骨の内反を制御する
- 腓骨
- 内側顆
- 後十字靱帯：脛骨の後方滑りを制御する
- 前十字靱帯：脛骨の前方滑りを制御する
- 内側半月
- 内側側副靱帯：脛骨の外反を制御する
- 脛骨

膝関節のおもな靱帯の特徴

靱帯	特徴
前十字靱帯（ACL）	●大腿骨外側顆の後外側より起始し、脛骨前顆間区の内側で停止。 ●脛骨の前方制動に働く。 ●伸展を制限する。 ●PCLと協力して内旋を制限する。
後十字靱帯（PCL）	●大腿骨内側顆の前内側より起始し、脛骨後顆間区の外側で停止。 ●脛骨の後方制動に働く。 ●ACLと協力して内旋を制限する。
内側側副靱帯（TCL/MCL）	●大腿骨内側上顆より起始し、脛骨内側顆で停止。 ●脛骨の外反制動に働く。 ●伸展を制限する。 ●FCLと協力して外旋を制限する。
外側側副靱帯（FCL/LCL）	●大腿骨外側上顆より起始し、腓骨頭で停止。 ●脛骨の内反制動に働く。 ●伸展、外旋を制限する。 ●TCLと協力して外旋を制限する。

域は、屈曲は約135°、伸展は約10°である（▶右図）。

転がり運動と滑り運動

膝関節の**屈伸運動**は、**転がり運動**（rolling）と**滑り運動**（sliding）の複合である。

転がり運動とは、大腿骨関節面が脛骨関節面の上を回転しながら移動していく運動をいう。滑り運動とは、関節面の上を滑る運動をいう。

屈曲初期は転がり運動だけだが、次第に滑り運動が加わり、最終的には滑り運動のみとなる（▶下図）。

終末強制回旋運動

膝関節では、脛骨が完全伸展位に近づくときに外旋運動が起こる。この現象を**終末強制回旋運動**（screw home movement）あるいは**膝を締める**（locking mechanism）といい、不随意に起こる自動的な動きである。これは、大腿骨内側顆の関節面が外側顆よりも約1.2cm長いことや、伸展に伴って前十字靱帯と後十字靱帯がその絡み合いから解放される方向（外旋）へと、前十字靱帯が誘導することなどで生じる。伸展外旋位では膝関節は安定した状態にある。

反対に、伸展位から屈曲位になる場合は、内旋運動が不随意的に行われ、膝窩筋（▶P91）がこの動きを誘導する。

膝関節の動き　屈曲、伸展を主体とする

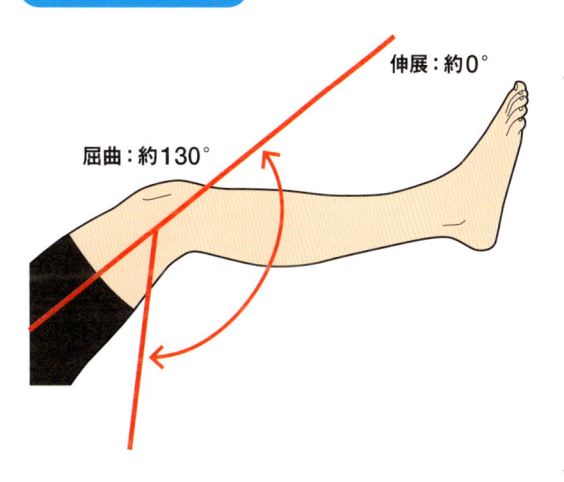

伸展：約0°
屈曲：約130°

転がり運動と滑り運動　膝関節の屈曲では、脛骨関節面上で大腿骨が「転がり運動－滑り運動」を行う

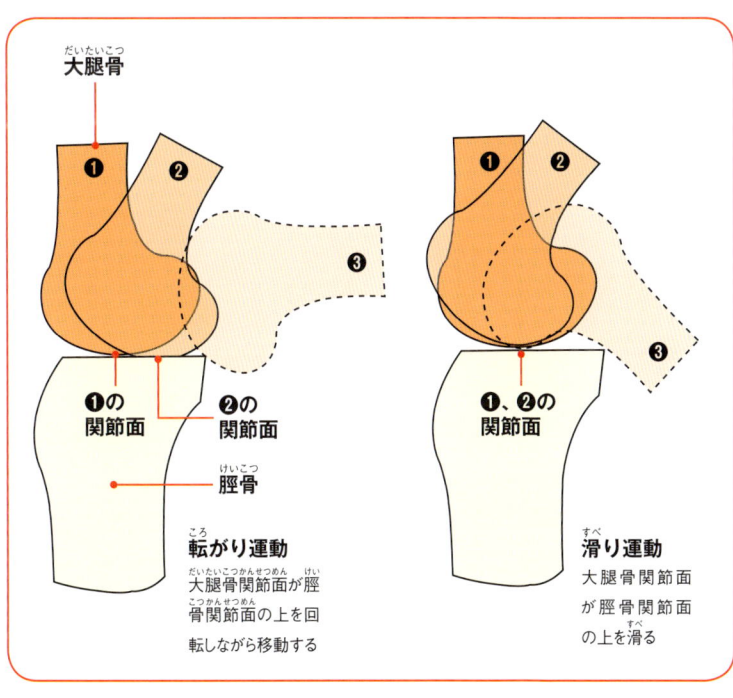

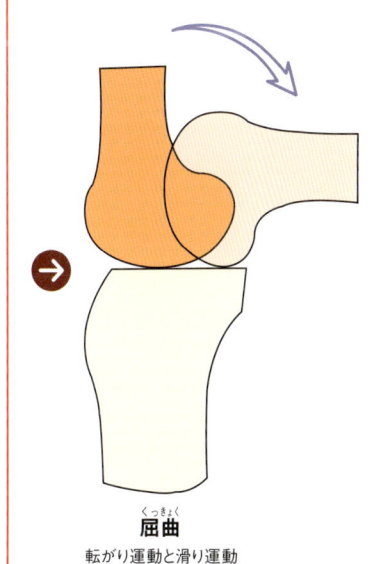

大腿骨
❶
❷
❸
❶の関節面
❷の関節面
脛骨

転がり運動
大腿骨関節面が脛骨関節面の上を回転しながら移動する

❶、❷の関節面

滑り運動
大腿骨関節面が脛骨関節面の上を滑る

屈曲
転がり運動と滑り運動をあわせた動きになる

PART 2　下肢（脚）の動き　6　●筋収縮と関節運動 ▶P32　●股関節と骨盤の運動にかかわる筋 ▶P80

膝関節の運動にかかわる筋肉

膝関節の動きは屈曲と伸展が主体である。屈曲の動筋はハムストリングスであり、伸展の動筋は大腿四頭筋である。

膝関節を取り巻く筋

膝関節の運動にかかわる筋は、多くが2関節筋（▶P32）であり、股関節の動きにも深くかかわっている。膝関節固有の筋は膝窩筋のみである。

膝関節を取り巻く筋を区分すると、次のようになる。

❶前面：主として膝関節の伸展に作用する（▶下図）。大腿四頭筋（大腿直筋、中間広筋、内側広筋、外側広筋）、大腿筋膜張筋（腸脛靱帯として前外側にある）、縫工筋。

❷後面：主として膝関節の屈曲に作用する。大腿二頭筋、半腱様筋、半膜様筋、薄筋、膝窩筋、腓腹筋、足底筋。

膝関節の伸筋群

【前面】　【前面（大腿四頭筋の深部）】

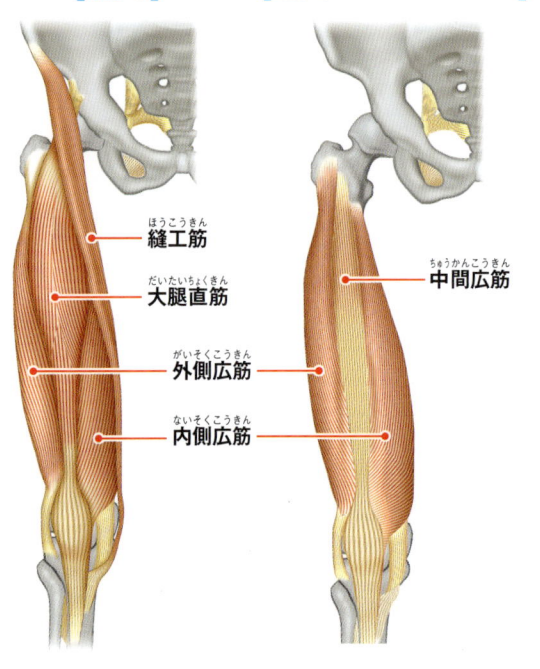

- 縫工筋
- 大腿直筋
- 外側広筋
- 内側広筋
- 中間広筋

膝関節の屈筋群

【後面】　【後面（大腿二頭筋長頭を切除）】

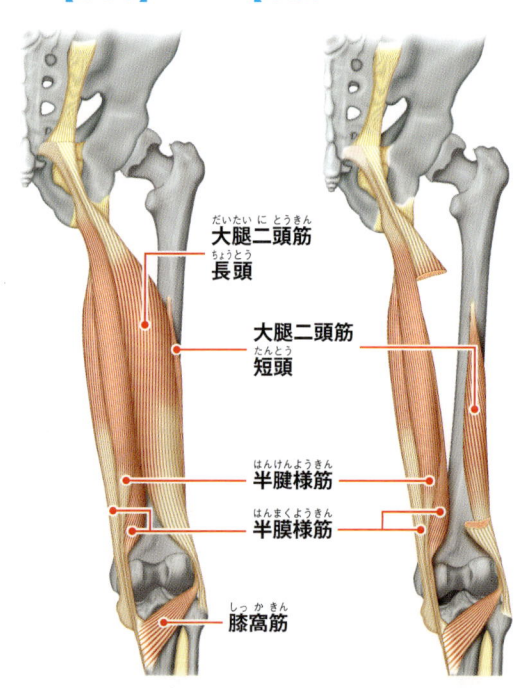

- 大腿二頭筋 長頭
- 大腿二頭筋 短頭
- 半腱様筋
- 半膜様筋
- 膝窩筋

膝関節の動きと動筋、補助動筋

動き	動筋	補助動筋
屈曲	大腿二頭筋、半腱様筋、半膜様筋	膝窩筋、腓腹筋、足底筋、縫工筋、薄筋、大腿筋膜張筋（膝関節屈曲位のとき）
伸展	大腿四頭筋（大腿直筋、中間広筋、内側広筋、外側広筋）	大腿筋膜張筋（膝関節伸展位のとき）
外旋	大腿二頭筋	大腿筋膜張筋
内旋	半腱様筋、半膜様筋	縫工筋、薄筋

膝関節の屈筋群

膝の屈曲には**ハムストリングス（大腿二頭筋長頭・短頭、半膜様筋、半腱様筋の3筋▶P82）**が動筋として働く。半膜様筋、半腱様筋は大腿骨後面の内側の筋であり、膝窩筋とともに膝の内旋に作用する。大腿二頭筋は大腿骨後面の外側の筋であり、外旋に作用する。

膝窩筋（▶右図）は単関節筋（▶P32）であり、後面外側を安定させるために不可欠である。膝窩筋は、膝関節が屈曲の準備を始めるときに屈曲・内旋に働き、膝関節の固定（ロック）を解除する役割を担っている。

膝関節の伸筋群

膝の伸展には**大腿四頭筋**（▶P33）が動筋として働く。大腿四頭筋のうち**大腿直筋**は2関節筋であり、**股関節屈曲と膝関節の伸展に作用**する。大腿直筋は股関節の屈曲時に短くなり、膝関節の伸展への作用が弱まる。そのため**中間広筋、内側広筋、外側広筋**が主として膝関節の伸展に作用する。

大腿四頭筋は、共同腱として**膝蓋骨**の近位部側面につくが、一部は内・外側膝蓋靱帯となって脛骨粗面を連結する。こうして「**大腿四頭筋—膝蓋骨—膝蓋靱帯—脛骨粗面**」という**膝関節伸展機構**として、1つのまとまった強い力で膝関節の伸展に作用する。

大腿骨に対する膝蓋骨の動きを下図に示す。

なお、膝蓋骨は伸筋群が効率よく作用するよう**滑車**の役割を担っている。

膝窩筋
膝窩筋は単関節筋である

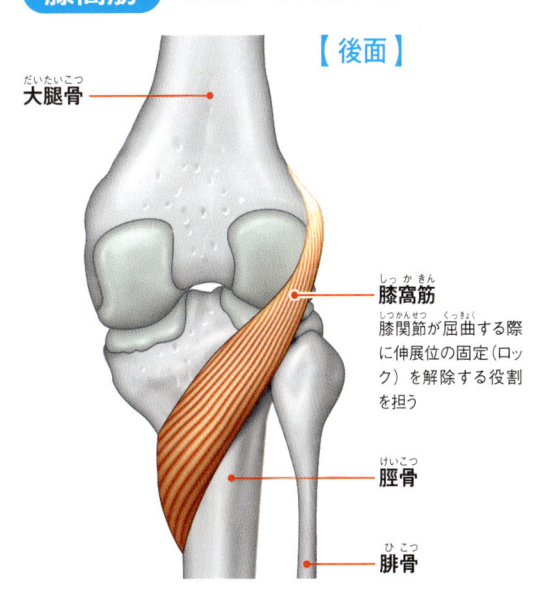

【後面】

- 大腿骨
- 膝窩筋：膝関節が屈曲する際に伸展位の固定（ロック）を解除する役割を担う
- 脛骨
- 腓骨

大腿骨に対する膝蓋骨の動き

膝関節の屈曲・伸展に伴い、膝蓋靱帯の長さは一定のため、膝蓋骨の大腿骨接触面が変わる

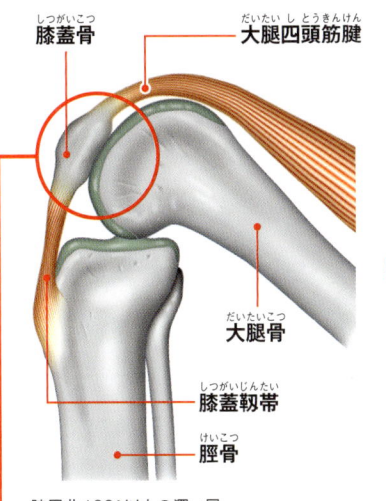

【膝屈曲130°】
- 膝蓋骨
- 大腿四頭筋腱
- 大腿骨
- 膝蓋靱帯
- 脛骨

膝屈曲130°以上の深い屈曲では、膝蓋骨は大腿骨の余剰関節面に接する

【膝屈曲90°】

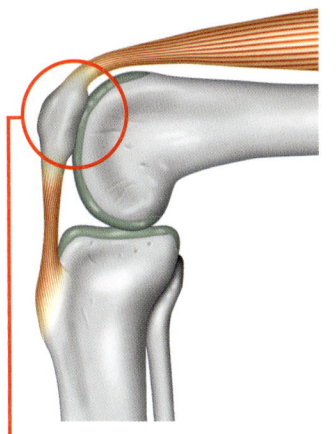

膝屈曲90°以下は、膝蓋骨は顆間窩（内側上顆と外側上顆の間）に適合する

【完全伸展位0°】

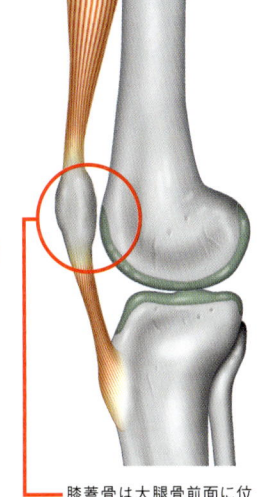

膝蓋骨は大腿骨前面に位置し、顆間窩にははまっていない

PART 2 下肢（脚）の動き 7 ●関節の分類 ▶P16 ●足関節の運動にかかわる筋肉 ▶P96

足関節の構造と動き

足は、一般的に足関節と足部を1つの機能として考えている。
その足関節と足部は複雑な構造をもち、立位、歩行を可能にしている。

足部の骨格

足関節を構成する骨は、7個の足根骨、5個の中足骨、14個の趾骨の合計26個である（▶下図）。中足骨には第1〜第5の番号がつけられている。また足部は解剖学的に、後足部、中足部、前足部に分類することができる（▶右図）。

後足部は距骨と踵骨から成る、最初に接地する部分である。中足部は、舟状骨、立方骨、3個の楔状骨から成る。後足部から前足部へ運動が移動する際の可動性に関与している。前足部は、5個の中足骨と14個の趾骨から成る。

足関節には、距腿関節、距骨下関節、横足根関節、足根中足関節、中足趾節関節、趾節間関

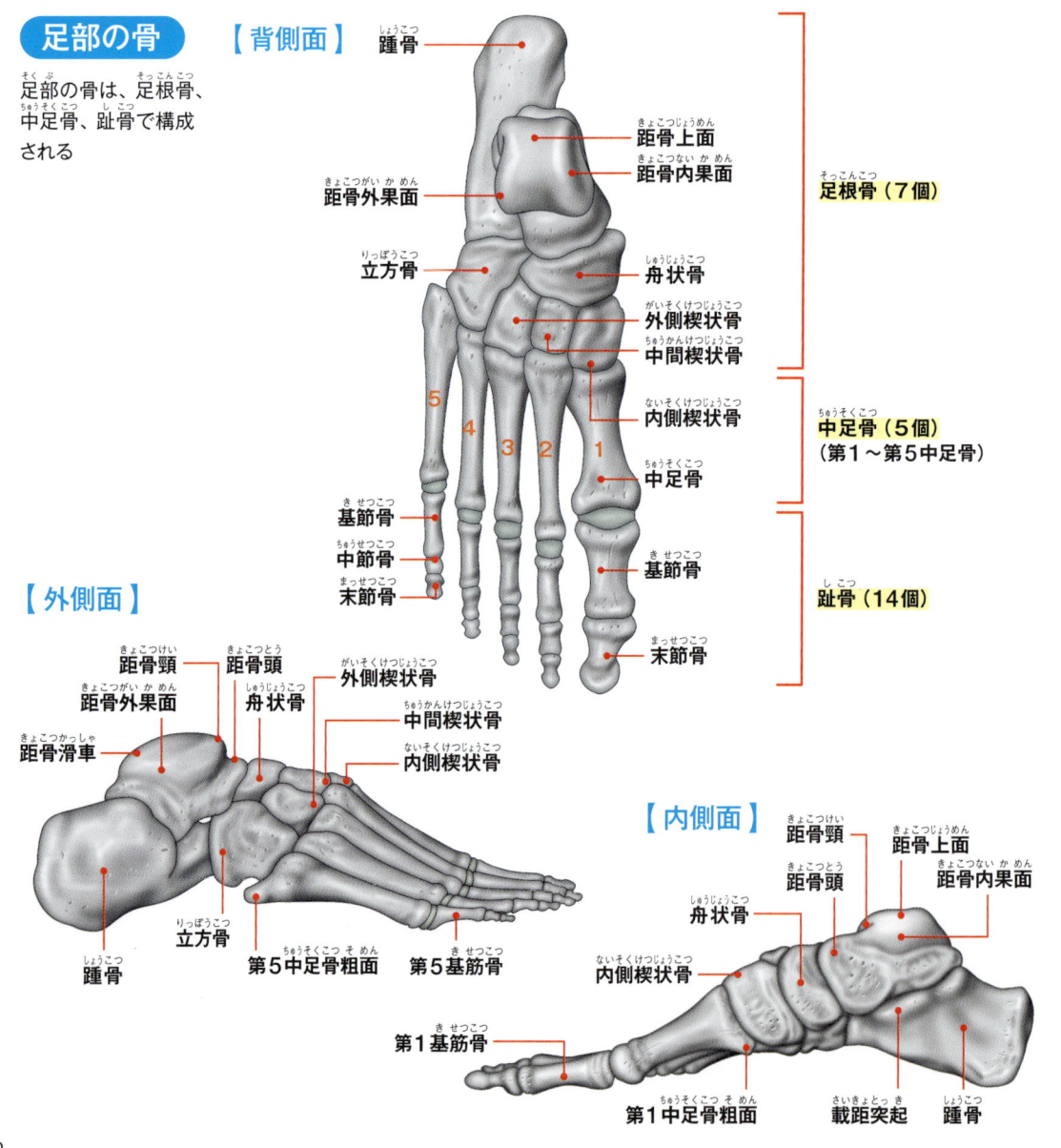

足部の骨

足部の骨は、足根骨、中足骨、趾骨で構成される

【背側面】
踵骨
距骨上面
距骨内果面
距骨外果面
立方骨
舟状骨
外側楔状骨
中間楔状骨
内側楔状骨
中足骨
基節骨
中節骨
末節骨
基節骨
末節骨

足根骨（7個）
中足骨（5個）
（第1〜第5中足骨）
趾骨（14個）

【外側面】
距骨頸
距骨頭
距骨外果面
外側楔状骨
舟状骨
中間楔状骨
内側楔状骨
距骨滑車
踵骨
立方骨
第5中足骨粗面
第5基節骨

【内側面】
距骨頸
距骨上面
距骨頭
距骨内果面
舟状骨
内側楔状骨
第1基節骨
第1中足骨粗面
載距突起
踵骨

節などがある。

足関節の構造

距腿関節は、いわゆる「足首」と呼ばれている部位である。距腿関節は下腿（脛骨、腓骨）と距骨の連結から成る。脛骨の下関節面と遠位部（内果）、腓骨遠位部（外果）によって形成される関節窩と、それに挟まれる距骨滑車とで構成される（▶下図）。距腿関節の運動は主として底屈・背屈であり、運動の自由度1度（▶P16）の関節である。

距骨下関節は、距骨と踵骨が連結する関節で、前距踵関節、中距踵関節、後距踵関節から成る。距骨下関節の運動は、外転・内転、外返し・内返しである。

横足根関節は、踵骨、距骨と立方骨、舟状骨の関節をいう。踵骨と立方骨が連結する関節を踵立方関節といい、距骨と舟状骨が連結する関節を距舟関節という。横足根関節は、外科的な切断部位としてショパール（Chopart）関節ともいわれる。横足根関節の運動は、距舟関節が主体となり、底屈・背屈、外転・内転、外返し・内返しを行うが、可動域はいずれも小さい。

足根中足関節は3個（内側・中間・外側）の楔状骨、立方骨と5個の中足骨の連結から成る。内側楔状骨は第1中足骨、中間楔状骨は第2中足骨、外側楔状骨は第3中足骨、立方骨は第4、第5中足骨と連結している。足根中足関節は、外科的な切断部位としてリスフラン（Lisfranc）関節ともいわれる。足根中足関節の運動は底屈・背屈、外転・内転である。

足部の分類と関節
足部はリスフラン関節とショパール関節とで、後足部、中足部、前足部に分類される

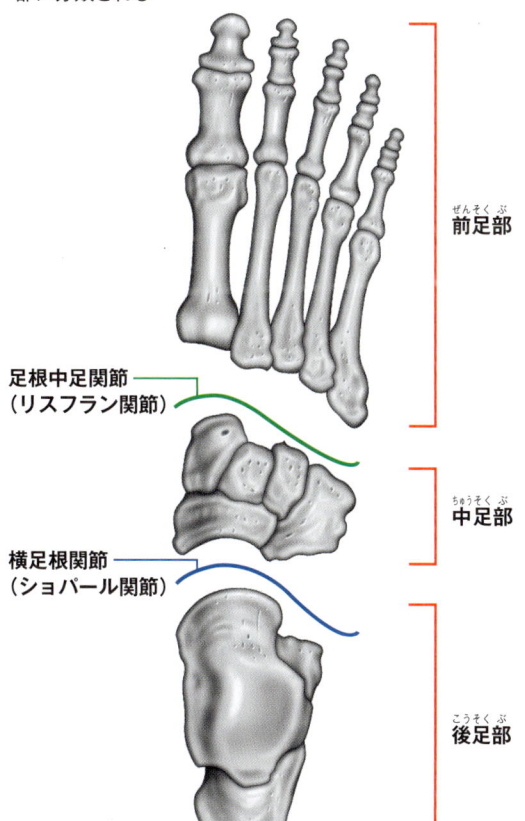

- 前足部
- 足根中足関節（リスフラン関節）
- 中足部
- 横足根関節（ショパール関節）
- 後足部

距腿関節の構造
距腿関節は、「ほぞ」と「ほぞ穴」の形状に似ている

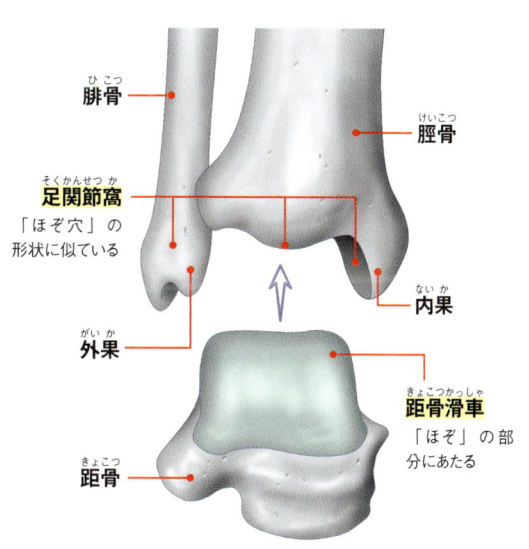

- 腓骨
- 脛骨
- 足関節窩「ほぞ穴」の形状に似ている
- 外果
- 内果
- 距骨滑車「ほぞ」の部分にあたる
- 距骨

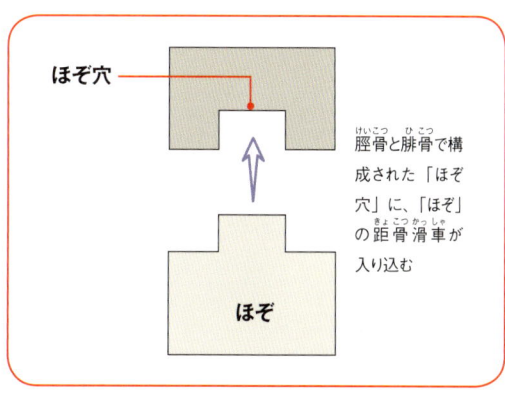

ほぞ穴
脛骨と腓骨で構成された「ほぞ穴」に、「ほぞ」の距骨滑車が入り込む
ほぞ

中足趾節関節は中足骨相互の半関節（▶P17）である。中足趾節関節は、**5個の中足骨と基節骨**の連結から成る。中足趾節関節の運動は屈曲・伸展、外転・内転である。

趾節間関節には**近位趾節間関節（PIP関節）**と**遠位趾節間関節（DIP関節）**があり、解剖学的には蝶番関節（▶P16）である。いずれも運動は屈曲・伸展である。

足部の靱帯

足部の安定性は靱帯の存在が大きい。足部内側の靱帯は**内側靱帯**というが、扇状の形をしているため**三角靱帯**ともいう（▶下図）。距骨や踵骨の外反を防ぐ靱帯だが、外反時には脛骨外果との接触によって靱帯の緊張が制動されるために断裂しにくい。

足部外側の靱帯をまとめて**外側靱帯**といい、**前距腓靱帯**、**後距腓靱帯**、**踵腓靱帯**が集まっている。外側靱帯は骨による制動がないため損傷しやすいが、前方の靱帯ほど底屈・内反で断裂しやすい。

足関節の動き

足関節の動きには、**底屈・背屈、外転・内転、外返し・内返し**（▶P98）がある。また、足趾では、**屈曲・伸展、外転・内転**が可能である（▶右図）。

足部では複数の動きが組み合わさって起こる。これを複合運動という。背屈・外転・回内の組み合わせを**外返し（外反）**といい、底屈・内転・回外の組み合わせを**内返し（内反）**という。

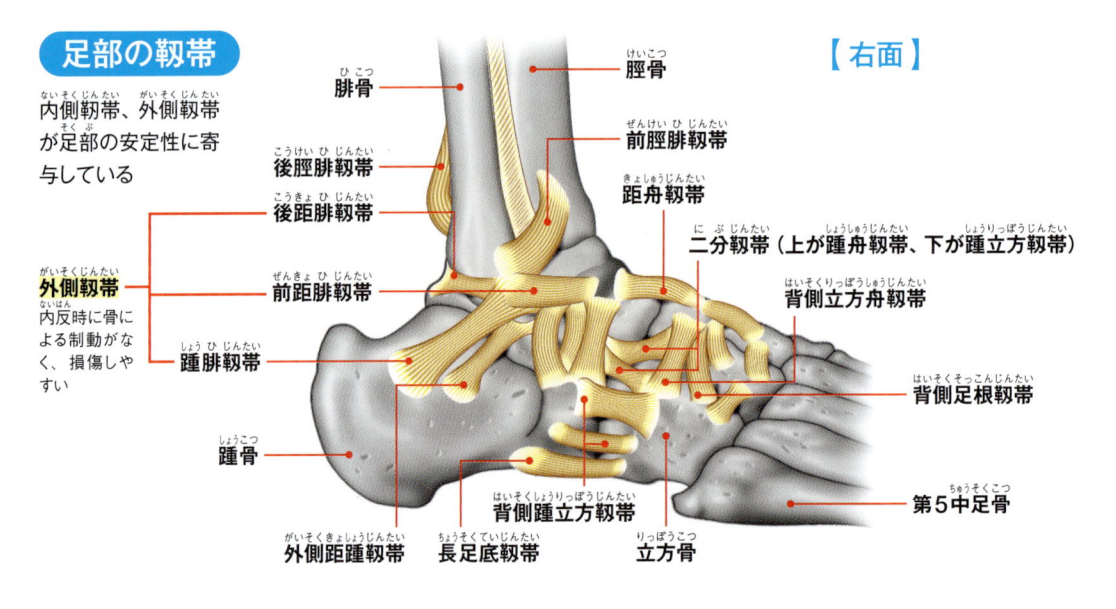

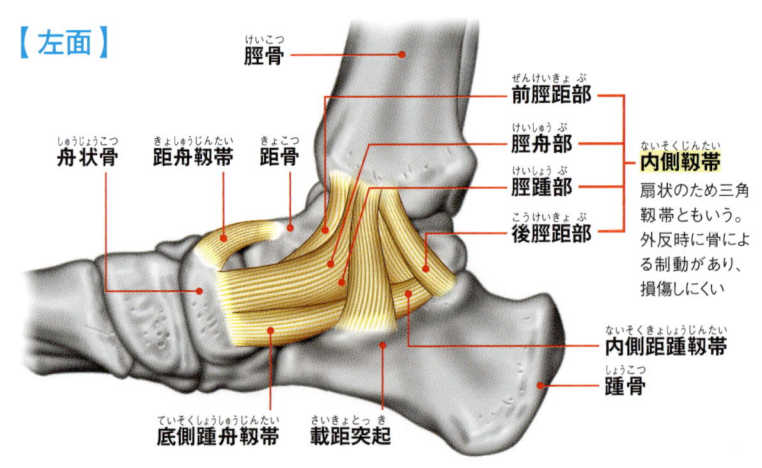

足部の靱帯

内側靱帯、外側靱帯が足部の安定性に寄与している

【右面】

外側靱帯　内反時に骨による制動がなく、損傷しやすい

腓骨／脛骨／後脛腓靱帯／前脛腓靱帯／後距腓靱帯／距舟靱帯／前距腓靱帯／二分靱帯（上が踵舟靱帯、下が踵立方靱帯）／踵腓靱帯／背側立方舟靱帯／踵骨／背側足根靱帯／外側距踵靱帯／背側踵立方靱帯／長足底靱帯／立方骨／第5中足骨

【左面】

脛骨／舟状骨／距舟靱帯／距骨／前脛距部／脛舟部／脛踵部／後脛距部

内側靱帯　扇状のため三角靱帯ともいう。外反時に骨による制動があり、損傷しにくい

内側距踵靱帯／踵骨／底側踵舟靱帯／載距突起

足部の動き

足部の動きは、多関節の複合運動から成る。足趾の動きには屈曲、伸展、外転、内転がある

【足部の動き】

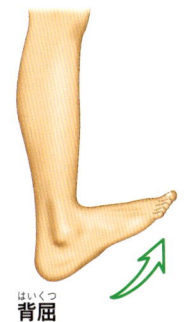

背屈
足背が下腿の前面に向かう動き

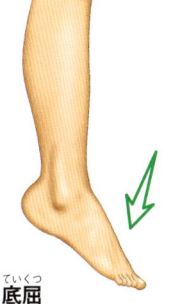

底屈
足底面に向かう動き

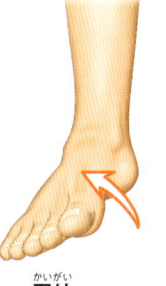

回外
足底が内側を向く

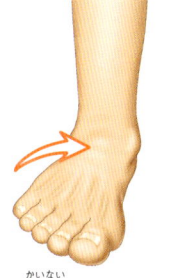

回内
足底が外側を向く

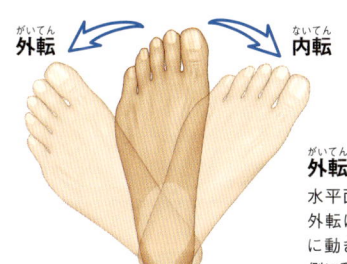

外転・内転
水平面での運動。外転は足部が外側に動き、内転は内側に動く

【足趾の動き】

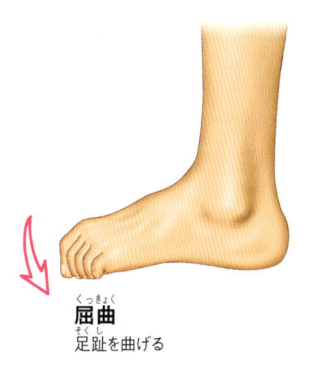

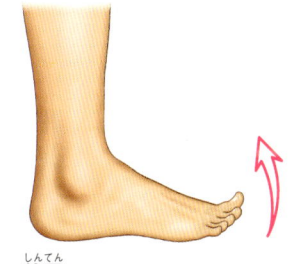

屈曲
足趾を曲げる

伸展
足趾を上げる

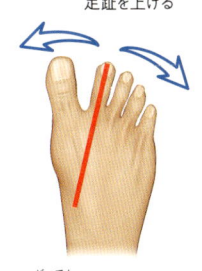

外転
第2趾から離れていく動き

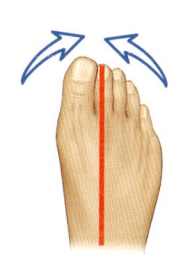

内転
第2趾に近づいていく動き

外返し・内返し

背屈・外転・踵骨の回内の組み合わせを外反し、底屈・内転・踵骨の回外の組み合わせを内反しという

【外返し】

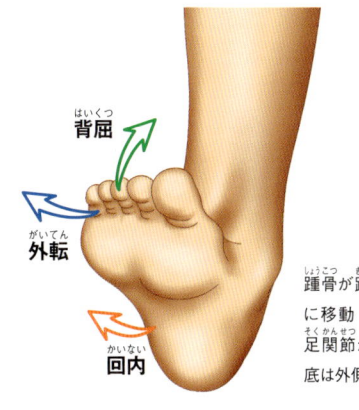

背屈
外転
回内

踵骨が距骨の外側に移動（背屈）し、足関節が外転し足底は外側を向く

【内返し】

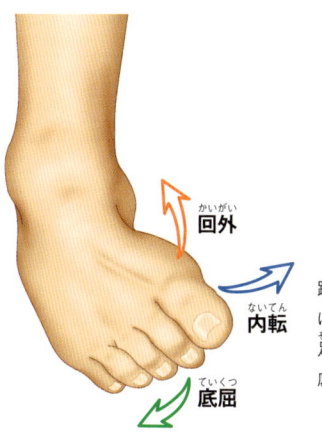

回外
内転
底屈

踵骨が距骨の内側に移動（底屈）し、足関節が内転し足底は内側を向く

PART 2 下肢（脚）の動き 8　●足関節の構造と動き▶P92　●足のアーチ構造▶P100

足関節の運動にかかわる筋肉

足関節および足部の筋は、下腿に起始部がある外来筋（下腿筋）と、足部に起始部と停止部がある内在筋（足筋）に分けられる。

足関節および足部の筋

足関節および足部の筋は、手関節と同じように**外来筋**と**内在筋**がある。下腿に起始部があるものを外来筋（**下腿筋**）という。足部に起始部と停止部があるものを内在筋（**足筋**）という。

下腿筋を解剖学的に区分すると、次のようになる（▶下図）。

❶ 前面：主として**足関節（距腿関節）の背屈**に作用する。前脛骨筋、長母趾伸筋、長趾伸筋、第3腓骨筋。

❷ 側面：主として**足関節の底屈と外返し**に作用する。長腓骨筋、短腓骨筋。

❸ 後面：浅層の腓腹筋、ヒラメ筋、足底筋はおもに**足関節の底屈**に作用する。深層の後脛骨筋、長趾屈筋、長母趾屈筋は足関節の**底屈と**

下腿筋

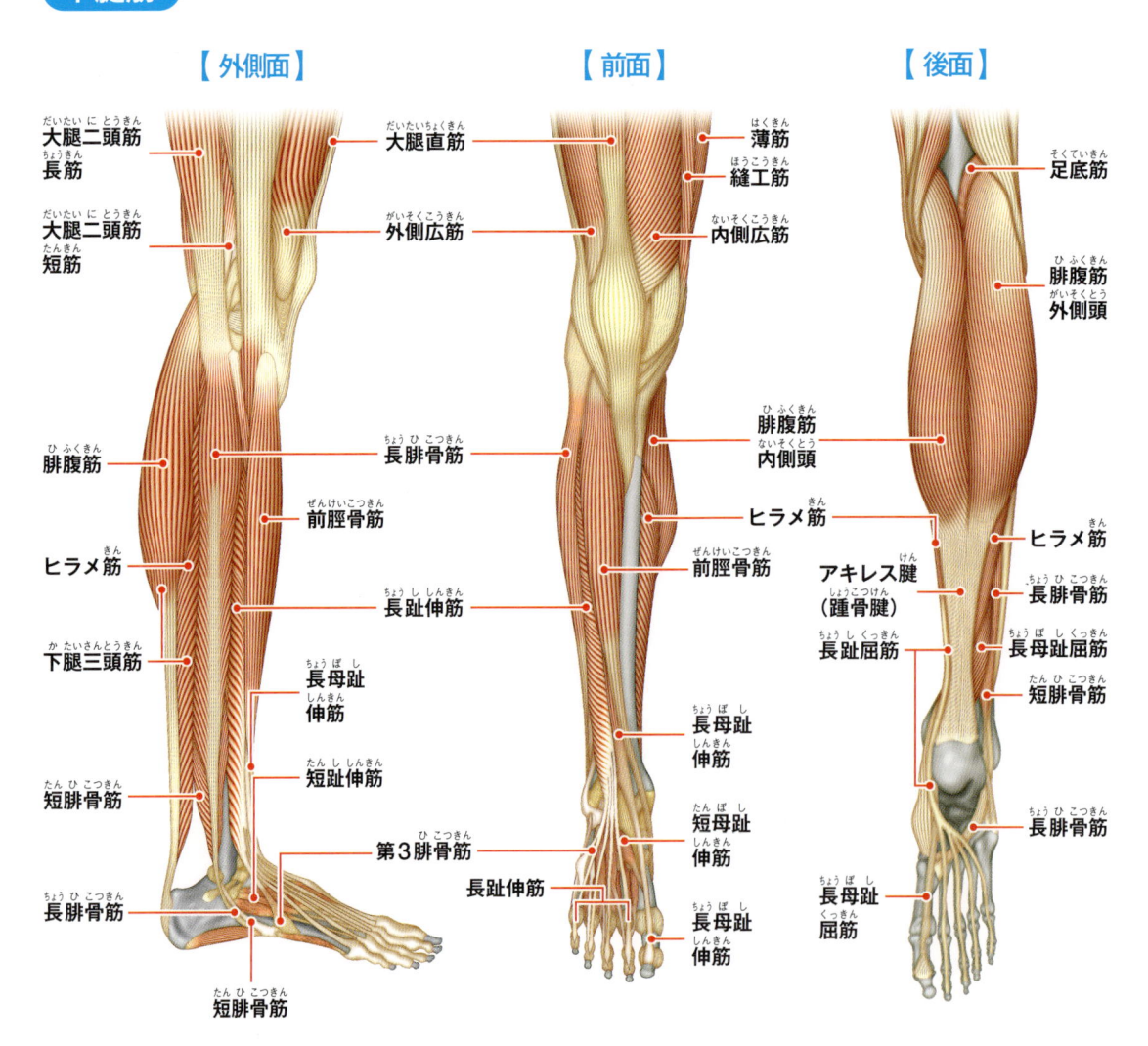

【外側面】
- 大腿二頭筋長筋
- 大腿二頭筋短筋
- 腓腹筋
- ヒラメ筋
- 下腿三頭筋
- 短腓骨筋
- 長腓骨筋
- 長母趾伸筋
- 短趾伸筋
- 第3腓骨筋
- 短腓骨筋

【前面】
- 大腿直筋
- 外側広筋
- 長腓骨筋
- 前脛骨筋
- 長趾伸筋
- 長母趾伸筋
- 短母趾伸筋
- 長趾伸筋
- 薄筋
- 縫工筋
- 内側広筋
- 腓腹筋 内側頭
- ヒラメ筋
- 前脛骨筋
- 長母趾伸筋

【後面】
- 足底筋
- 腓腹筋 外側頭
- ヒラメ筋
- アキレス腱（踵骨腱）
- 長趾屈筋
- 長母趾屈筋
- 短腓骨筋
- 長腓骨筋
- 長母趾屈筋

内返しに作用する。
　足筋を解剖学的に区分すると、次のようになる。
❶足背：短母趾伸筋、短趾伸筋。
❷足底：母趾球筋群、小趾球筋群、中足筋群。

足関節の背屈筋

　足関節の背屈では、**前脛骨筋、長趾伸筋、第3腓骨筋**が動筋となり、長母趾伸筋は補助動筋となる（▶下表）。
　前脛骨筋は、脛骨外側と骨間膜から起始し、内側楔状骨と第1中足骨底で停止する。背屈筋として最も強力な筋である。
　下腿を4つの筋が配列し、その上を**伸筋支帯**（**上伸筋支帯、下伸筋支帯**）が取り巻いて固定している（▶下図）。

足関節の底屈筋

　足関節の底屈では、**腓腹筋、ヒラメ筋、足底筋、長腓骨筋**が動筋であり、短腓骨筋、後脛骨筋、長趾屈筋、長母趾屈筋が補助動筋となる。
　長腓骨筋と短腓骨筋は、足関節の底屈のほかに外返しの運動（▶P95）にも作用する。また、足の外側縦アーチの形成（▶P100）に重要な働きをする。
　腓腹筋（内側、外側）とヒラメ筋を合わせて**下腿三頭筋**という（▶下図）。この下腿三頭筋が足首で**アキレス腱**（**踵骨腱**）となり、踵骨隆起に付着する。

背屈筋と伸筋支帯

背屈筋である前脛骨筋、長趾伸筋、第3腓骨筋、長母趾伸筋を伸筋支帯で固定している

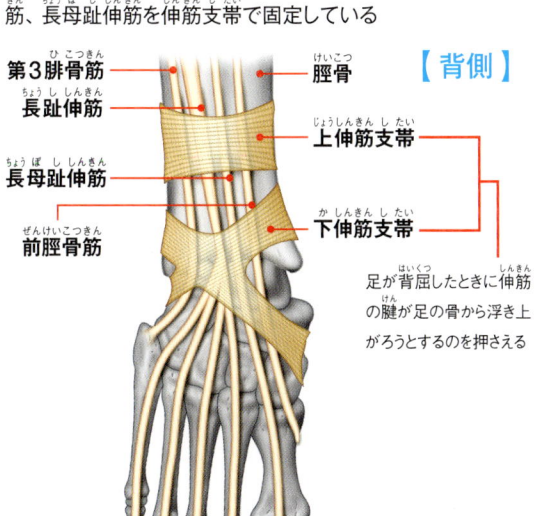

【背側】
- 第3腓骨筋
- 長趾伸筋
- 長母趾伸筋
- 前脛骨筋
- 脛骨
- 上伸筋支帯
- 下伸筋支帯

足が背屈したときに伸筋の腱が足の骨から浮き上がろうとするのを押さえる

下腿三頭筋

いわゆる「ふくらはぎ」の筋である

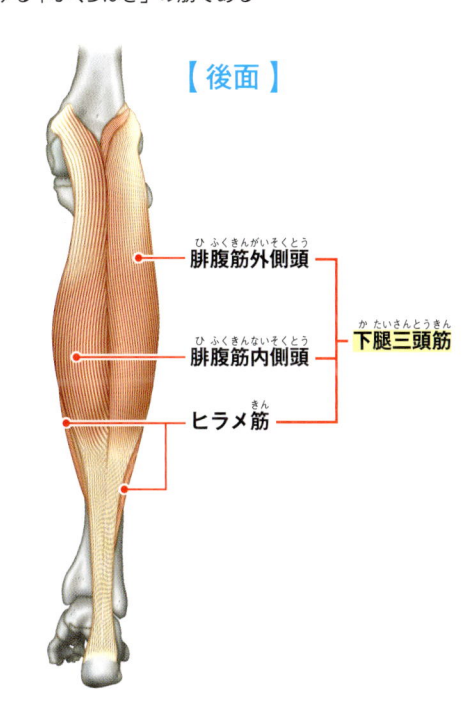

【後面】
- 腓腹筋外側頭
- 腓腹筋内側頭
- ヒラメ筋
- 下腿三頭筋

足関節の動きと動筋、補助動筋

動き	動筋	補助動筋
背屈	前脛骨筋、長趾伸筋、第3腓骨筋	長母趾伸筋
底屈	腓腹筋、ヒラメ筋、足底筋、長腓骨筋	短腓骨筋、後脛骨筋、長趾屈筋、長母趾屈筋
内返し	後脛骨筋、長趾屈筋	前脛骨筋、長母趾屈筋、長母趾伸筋
外返し	長腓骨筋、短腓骨筋	第3腓骨筋、長趾伸筋

足関節の内返しに作用する筋

内返し（▶P95）は、足関節の底屈、足部の内転、距骨下関節の回外が組み合わさった動きである。後脛骨筋、長趾屈筋が動筋として働き、前脛骨筋、長母趾屈筋、長母趾伸筋が補助動筋となる。

後脛骨筋は、内返しのほかに底屈にも作用するが、他の底屈筋よりも小さいため、補助動筋として働く。内返しにおいては、前脛骨筋と共同筋として働く（▶下図）。その場合、後脛骨筋のほうが前脛骨筋よりも強力に働き、足の内側縦アーチ形成（▶P100）においても重要な役割を担う。

足関節の外返しに作用する筋

外返し（▶P95）は、足関節の背屈、足部の外転、距骨下関節の回内が組み合わさった動きである。長腓骨筋、短腓骨筋が動筋であり、補助動筋は第3腓骨筋、長趾伸筋である。

足底の内在筋

足底には内在筋（足筋）が多く存在する（▶下図）。表層には足底腱膜が存在する（▶右図）。足底腱膜は、踵骨隆起の内側突起を起始部とし、中足趾節間関節部の骨・靱帯・真皮に停止する、強力な腱性の膜である。

足底腱膜の下に筋は、内側部の母趾球筋群（母趾外転筋、母趾内転筋、短母趾屈筋）、外側部の小趾球筋群（小趾外転筋、短小趾屈筋、小趾対立筋）、中央部の中足筋群（短趾屈筋、足底方形筋、虫様筋、背側骨間筋、底側骨間筋）がある。

足趾の動きに作用する筋

足趾の屈曲の動筋は短趾屈筋、長趾屈筋、長母趾屈筋である（▶右図、右表）。伸展では長趾伸筋、短趾伸筋、長母趾伸筋である。外転では母趾外転筋、背側骨間筋、小趾外転筋が働く。内転では底側骨間筋、母趾内転筋が働く。

下腿筋の拮抗、共同関係

距骨上面の高さで足関節を横断して運動軸をみると、足関節の動きに作用する筋の拮抗、共同関係がわかる

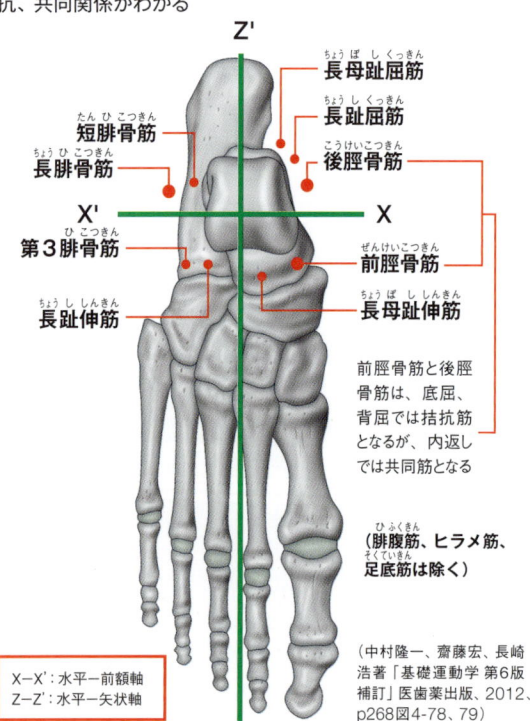

前脛骨筋と後脛骨筋は、底屈、背屈では拮抗筋となるが、内返しでは共同筋となる

（腓腹筋、ヒラメ筋、足底筋は除く）

X−X'：水平−前額軸
Z−Z'：水平−矢状軸

（中村隆一、齋藤宏、長崎浩著「基礎運動学 第6版補訂」医歯薬出版、2012、p268図4-78、79）

足底の内在筋

いわゆる「足の裏」の筋のことである

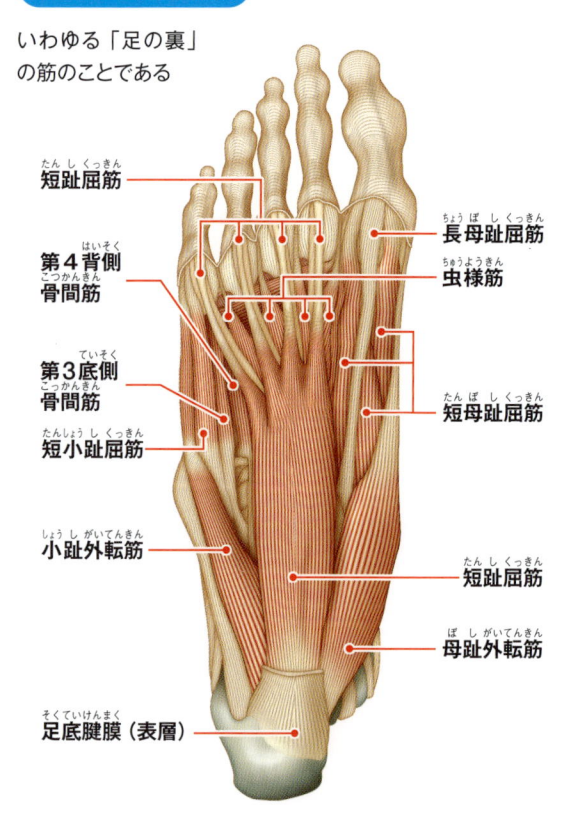

足底腱膜

足底腱膜の中央部は強靭で、その両側から内側足底中隔と外側足底中隔が分岐している

【足底面】
- 外側足底中隔
- 足底腱膜
- 内側足底中隔

【側面】
- 距骨
- 脛骨
- 舟状骨
- 踵骨
- 内側楔状骨
- 第1中足骨
- 足底腱膜

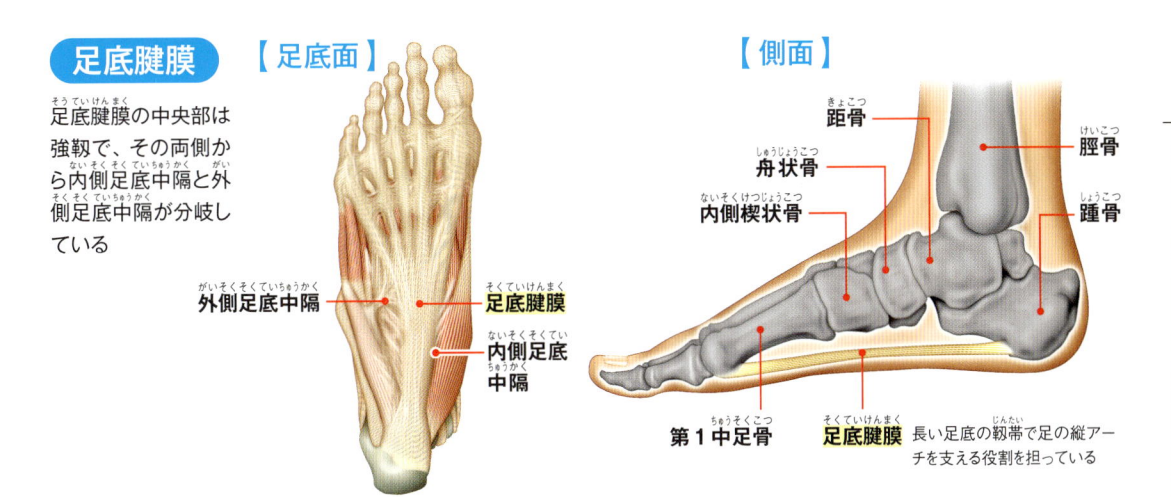

長い足底の靭帯で足の縦アーチを支える役割を担っている

足趾の筋（屈筋・伸筋）

【下腿後面と足底面】
- 大腿骨
- 脛骨
- 腓骨
- 長趾屈筋
- 長母趾屈筋
- 踵骨
- 短趾屈筋

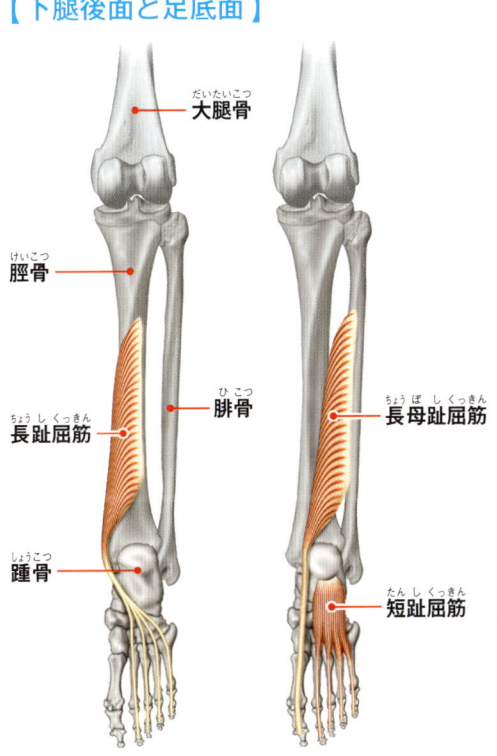

【前外側面】
- 大腿骨
- 長趾伸筋
- 脛骨
- 腓骨
- 長母趾伸筋
- 短母趾伸筋
- 短趾伸筋

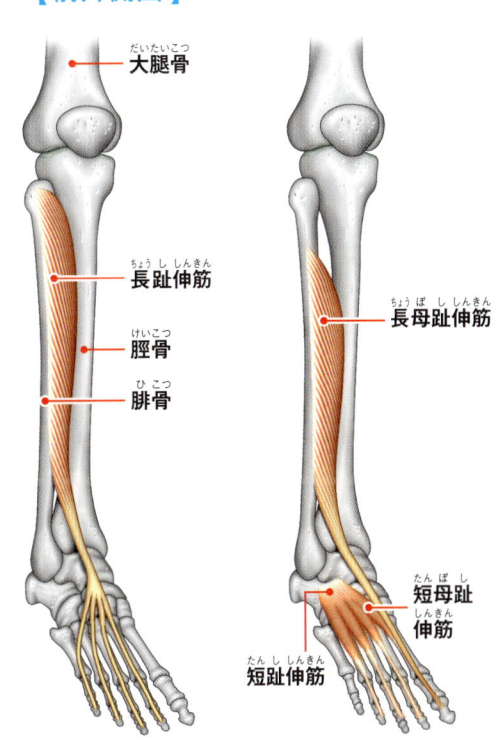

【底面】
- 長趾屈筋
- 短母趾屈筋
- 第1～第4虫様筋

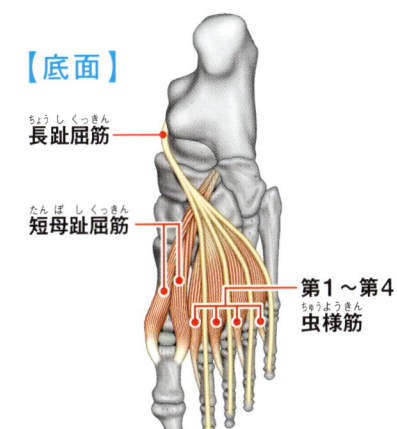

足趾の動きと作用する筋

足趾の動き	作用する筋
中足趾節関節の屈曲	虫様筋、短母趾屈筋
趾節間関節の屈曲	短趾屈筋、長趾屈筋、長母趾屈筋
伸展	長趾伸筋、短趾伸筋、長母趾伸筋

PART 2　下肢（脚）の動き 9　　●足関節の運動にかかわる筋肉 ▶P96

足のアーチ構造

足底面には、靱帯が弓形になっているアーチがある。
足の内側、外側の縦アーチと、その間に存在する横アーチで構成されている。

足のアーチ

足は地面からの衝撃を受けて吸収し、足を前方へ推し進める。その働きを可能にしているのが**足のアーチ**である。

足のアーチとは、一般でいう**土踏まず**のことであり、力学的に合理的な**荷重支持**に役立っている。その支持となる点が、第1中足骨頭、第5中足骨頭、踵骨を結ぶ三角形である（▶下図）。

足のアーチは、**内側縦アーチ**、**外側縦アーチ**、**横アーチ**に分類できる（▶右図）。

内側縦アーチの構造

内側縦アーチのおもな役割は、**歩行時の足への衝撃を吸収する**ことである。内側縦アーチは土踏まずを形成している部分であり、**踵骨、距骨、舟状骨、内側楔状骨、第1中足骨**から成る。後方の踵骨隆起底側部と前方の第1中足骨の種子骨が地面に接し、アーチ部分は地面に接することはない。

アーチを補強する靱帯には、足根中足靱帯、底側楔舟靱帯、底側踵舟靱帯などがある。

アーチの形成に関与している筋は、後脛骨筋、前脛骨筋、長母趾屈筋、長趾屈筋、母趾外転筋などである（▶P98）。

外側縦アーチの構造

外側縦アーチは、最も体重を支えている部分であり、**足のバランス**と関係している。外側縦アーチは、**踵骨、立方骨、第5中足骨**から成る。アーチは体重をかけない状態で形成され、体重がかかっているときには形成されない。

アーチを補強する靱帯には、長足底靱帯、踵立方靱帯、足根中足靱帯などがある。

アーチの形成に関与している筋は、長腓骨筋、短腓骨筋、小趾外転筋などである（▶P98）。

横アーチの構造

横アーチは、**内側縦アーチと外側縦アーチの間にできるアーチ**である。構成する骨はアーチができる部位によって異なり、近位部では**3つの楔状骨と立方骨**で構成され、遠位部では**中足骨**で構成される。

近位部のアーチを補強する靱帯には、楔間靱帯、楔立方靱帯などがあり、筋では長腓骨筋などが関与している。遠位部のアーチを補強する靱帯には深横中足靱帯があり、筋では母趾内転筋横頭が関与する。

足底面の骨の支持点

第1中足骨頭、第5中足骨頭、踵骨それぞれに支持点があり、足のアーチを形成している

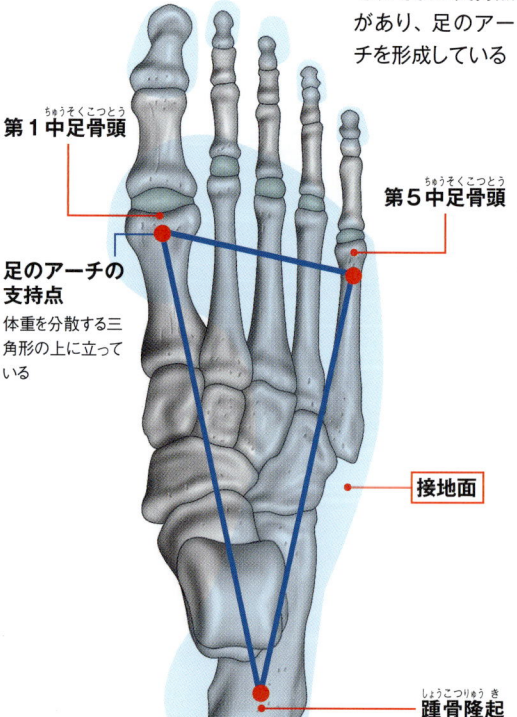

第1中足骨頭
第5中足骨頭
足のアーチの支持点
体重を分散する三角形の上に立っている
接地面
踵骨隆起

足底腱膜の役割

足のアーチによる作用では、**靱帯と腱膜**の存在も大きい。**足底腱膜**は、踵骨から5つの中足骨に向かい扇状に拡がっている腱膜であり（▶P99）、足のアーチの安定性に寄与している。

また、歩行時に母趾を背屈させたとき、内側縦アーチが上がる。これを**巻き上げ機構**（ウィンドラス現象 ▶下図）という。

足のアーチ

【内側縦アーチ】

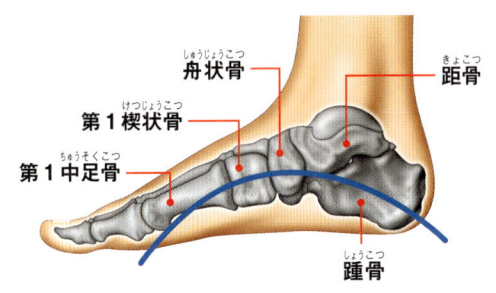

舟状骨　距骨
第1楔状骨
第1中足骨
踵骨

アーチは踵骨から距骨、舟状骨、内側楔状骨、第1中足骨へと至る。足弓のかなめ石となるのは舟状骨である

【近位の横アーチ】

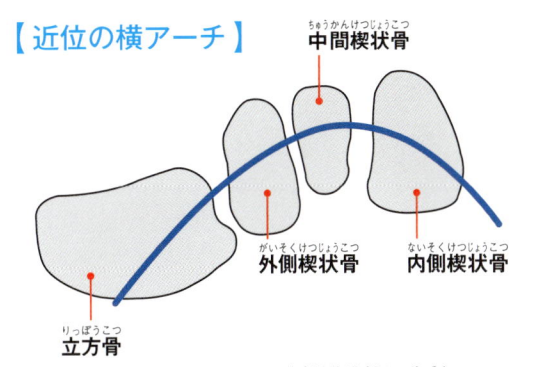

中間楔状骨
外側楔状骨　内側楔状骨
立方骨

アーチは内側楔状骨から中間楔状骨、外側楔状骨、立方骨へと至る。中間楔状骨がアーチの頂点となる

【外側縦アーチ】

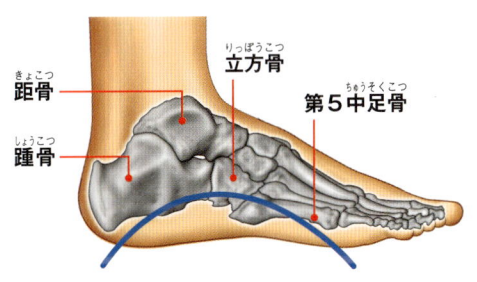

距骨　立方骨
踵骨　第5中足骨

アーチは踵骨から立方骨、第5中足骨へと至る。内側縦アーチに比べてアーチが低く短い。かなめ石となるのは踵立方関節部である

【遠位の横アーチ】

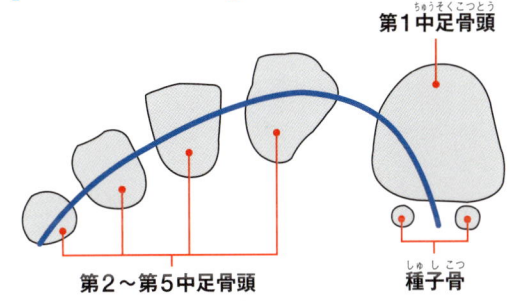

第1中足骨頭
第2～第5中足骨頭　種子骨

アーチは第1中足骨頭（種子骨）から第2～第5中足骨頭へと至る。第2中足骨頭がアーチの頂点となる

巻き上げ機構（ウィンドラス現象）

足底腱膜　→　❶足趾を背屈させる　❷足底腱膜が緊張する　❸縦アーチが挙上する　→　❹足を蹴り出す

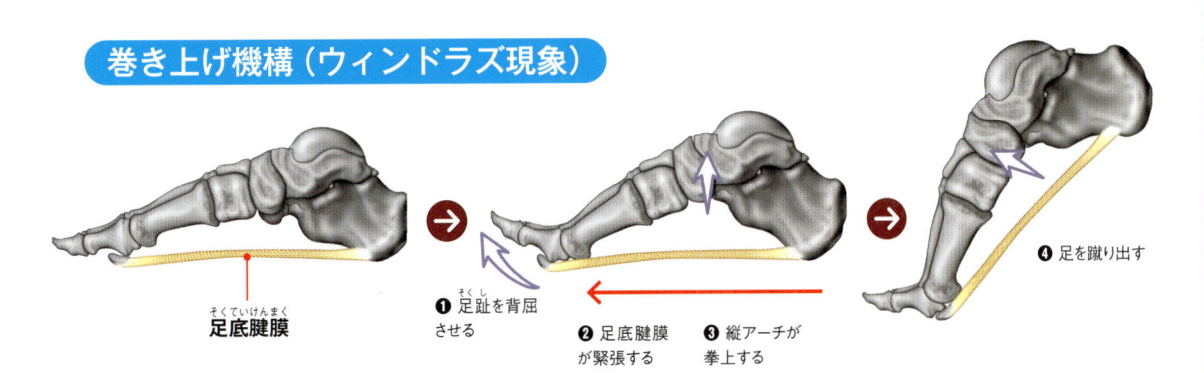

足趾を背屈させたときに足底腱膜を緊張させ、足の縦アーチが挙上するように働く。これにより足の縦アーチが強化され、前方への力を効率的に伝えることができる。ただし、ハイヒールの履きすぎにより、凹足になる危険もある

PART 2 下肢（脚）の動き 10　　●足のアーチ構造 ▶P100　●足関節内反捻挫 ▶P160

足関節・足趾の障害

足の形は個人差があるが、足の変形は障害といえる。
原因には、先天的なもののほかに、靴（ハイヒール）、関節リウマチなどの疾患がある。

足関節の障害

足関節で多くみられる**足関節捻挫**は、スポーツ時に起こりやすい（▶P160）。

足関節の骨折は、障害物につまずいたときや高所からの転落、跳躍などの衝撃によって発生する。外果が関係した骨折が多い。

足部の変形

足部の変形には、内反足、外反足のほかに、尖足、踵足、凹足、扁平足などがあり、歩行異常や疼痛などを引き起こす（▶下図）。

尖足は、最も多くみられる変形である。先天性によるもののほか、足関節の背屈筋群の低下、腓腹筋やヒラメ筋の過緊張などにより、母趾球だけで接地するようになる。多くの場合、内反を伴い、**内反尖足**となる。

踵足は、尖足とは反対に、踵面が地面と垂直方向に接地し、足関節背屈位となった変形である。これは、腓腹筋、ヒラメ筋あるいは長腓骨筋が低下し、拮抗筋が相対的に強くなったためである。多くの場合、外反を伴い、**外反踵足**となる。

凹足は、足の縦アーチ（▶P100）が極端に高くなった状態である。腓腹筋あるいはヒラメ筋の筋力の不均衡が原因である。ハイヒールの常用者にも多い。中足骨頭が下方に突出し、脂肪組織が前方に移動するため、地面への衝撃をやわらげるクッション性が低下する。

扁平足は、足の縦アーチが扁平化された状態である。後脛骨筋や足筋の緊張が低下したために生じる。足底全体が接地する。

前足部の変形

前足部の変形には、**外反母趾**、**開帳足**、**ハンマートゥ（槌状趾）**、**クロウトゥ（鷲爪趾）**など

足部の変形

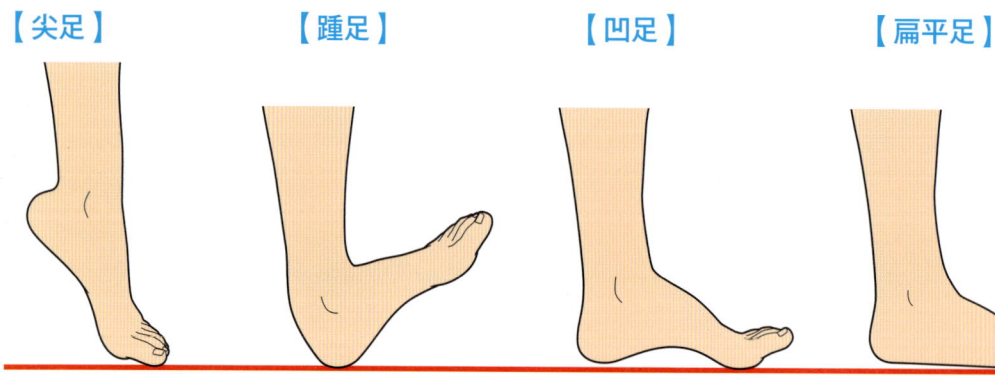

【尖足】
足関節が足底側へ屈曲して背屈しない状態。踵をつけて歩くことができず、母趾球のみで歩く

【踵足】
尖足とは反対に、踵面が地面と垂直方向に接地し、足関節が背屈位となる。多くが外反を伴う外反踵足となる

【凹足】
足の縦アーチが極端に高く、中足部が接地していない状態。足の弯曲が激しいと、前足部や踵部などに疼痛が生じる

【扁平足】
凹足とは反対に、足の縦アーチが扁平化した状態。扁平足が進行すると外反母趾になりやすくなる

がある（▶下図）。

外反母趾は、第1中足骨が内側に変位し、母趾中足趾節関節（MTP関節）が外側に変位することによって、第1中足骨の骨頭が内側に突出した外観となる。外反母趾の進行に伴い、疼痛、母趾の内旋、開帳足などの症状があらわれる。なお、小趾が内側に突出した状態を内反小趾という。

開張足は、足の横アーチがのびた状態である。先端の細いヒール靴を履くことで悪化しやすい。

ハンマートゥ（槌状趾）は、近位趾節間関節（PIP関節）の屈曲、遠位趾節間関節（DIP関節）の伸展による変形である。胼胝＊や鶏眼＊を形成しやすい。また、**クロウトゥ**（鷲爪趾）は、PIP関節の屈曲にDIP関節の屈曲とMTP関節の過伸展が加わったものをいい、足趾の先端の皮膚が肥厚化している。

注目 Keyword

＊**胼胝** callus
いわゆる「たこ」。慢性的な刺激により角質が厚く増殖したもの。

＊**鶏眼** corn
いわゆる「うおのめ」。慢性的な刺激により、増殖した角質の中央部分が芯を形成したもの。強い圧痛を伴う。

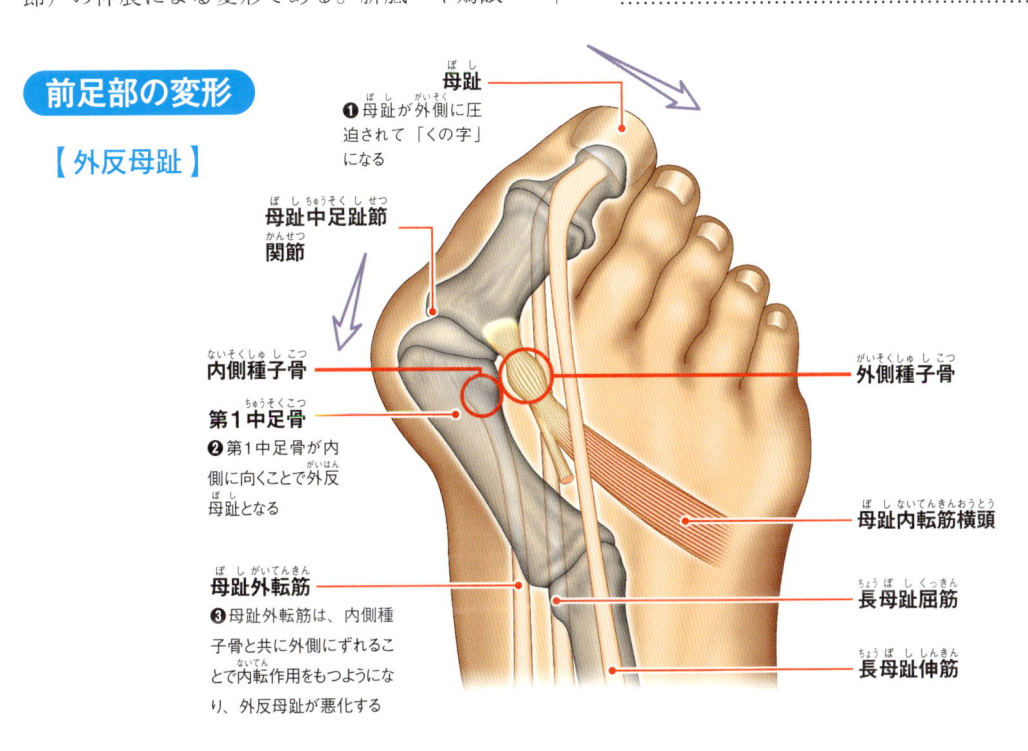

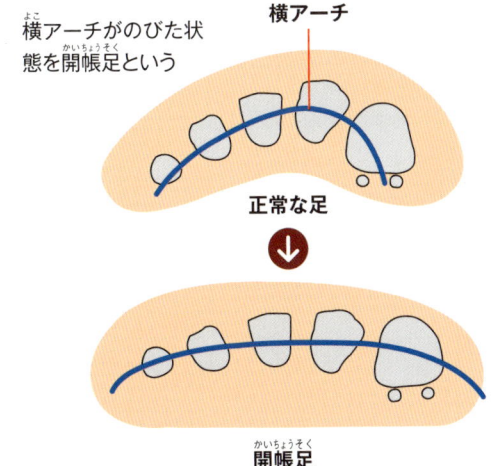

前足部の変形

【外反母趾】

- 母趾 ❶母趾が外側に圧迫されて「くの字」になる
- 母趾中足趾節関節
- 内側種子骨
- 第1中足骨 ❷第1中足骨が内側に向くことで外反母趾となる
- 母趾外転筋 ❸母趾外転筋は、内側種子骨と共に外側にずれることで内転作用をもつようになり、外反母趾が悪化する
- 外側種子骨
- 母趾内転筋横頭
- 長母趾屈筋
- 長母趾伸筋

【開帳足】

横アーチがのびた状態を開帳足という

横アーチ

正常な足
↓
開帳足

【ハンマートゥ】

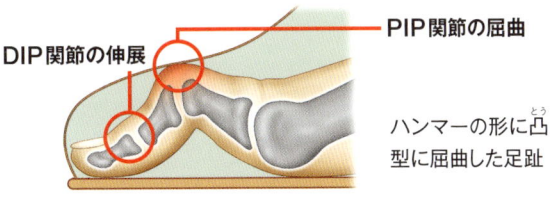

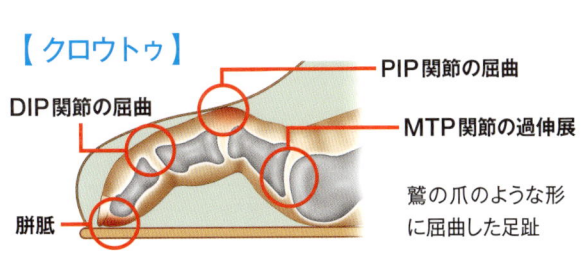

- PIP関節の屈曲
- DIP関節の伸展

ハンマーの形に凸型に屈曲した足趾

【クロウトゥ】

- PIP関節の屈曲
- DIP関節の屈曲
- MTP関節の過伸展
- 胼胝

鷲の爪のような形に屈曲した足趾

PART 2 ▶ 体幹の動き 1　　　●頸椎の構造 ▶P106　　●頸椎の運動 ▶P108

体幹の構造と運動

人体は、頭部、頸部、胸部、腹部、骨盤から成る体幹と、
上肢と下肢から成る体肢で構成される。

体幹の構造

体幹は頭部、頸部、胸部、腹部、骨盤から成る。体幹の骨格には頭蓋、舌骨、**脊柱**、**肋骨**、（左右12対）、**胸骨**が含まれ（▶下図）、それぞれ関節を形成する（▶下表、P16）。

体幹の関節には、脊柱の**椎間関節**、**胸肋関節**、**肋椎関節**がある。

体幹の骨格

体幹の骨格は、頭蓋、舌骨、脊柱、肋骨、胸骨で構成される（図は頭蓋、舌骨を除く）

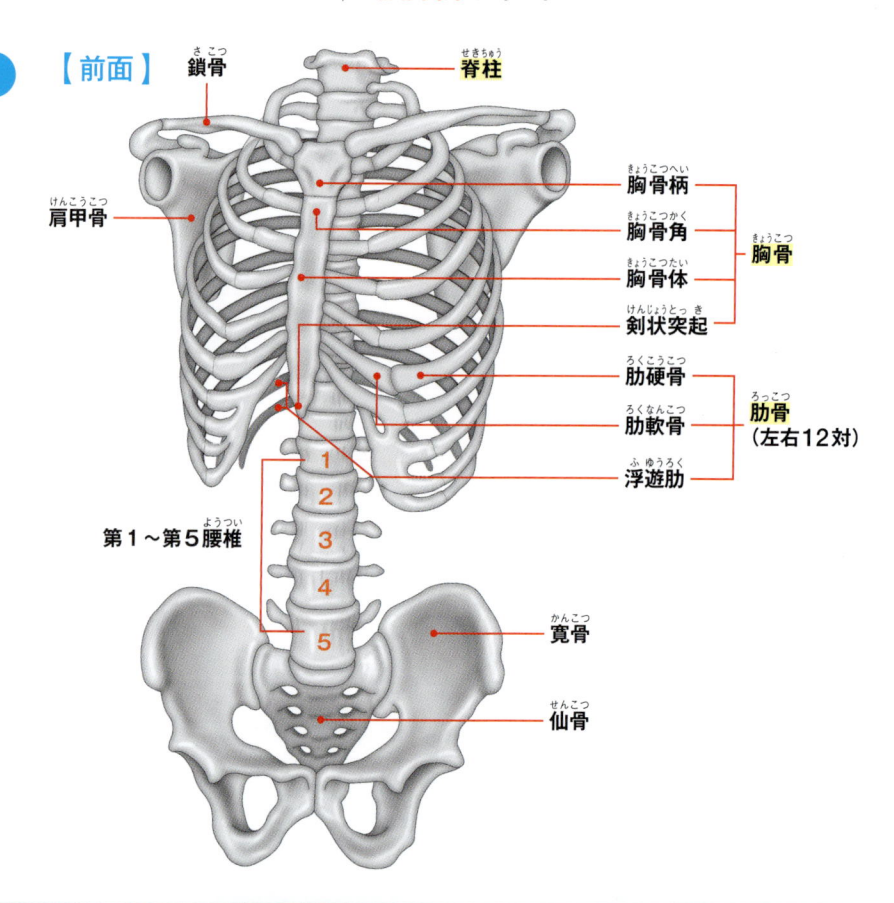

【前面】

- 鎖骨
- 脊柱
- 肩甲骨
- 胸骨柄
- 胸骨角
- 胸骨体　　｝胸骨
- 剣状突起
- 肋硬骨
- 肋軟骨　　｝肋骨（左右12対）
- 浮遊肋
- 第1～第5腰椎
- 寛骨
- 仙骨

関節面の形状による体幹の関節の分類

形状	軸	体幹にある関節
車軸関節	1軸性	正中環軸関節（車輪状）
顆状関節	2軸性	顎関節
楕円関節	2軸性	環椎後頭関節
鞍関節	2軸性	胸鎖関節
平面関節	多軸性	外側環軸関節、肋骨頭関節、肋横突関節、胸肋関節、椎間関節
半関節	多軸性	仙腸関節

脊柱の関節

脊柱は、通常33個の椎骨から構成される。各部分に分けると、頸椎（7個）、胸椎（12個）、腰椎（5個）、仙椎5個が癒合した仙骨、尾椎4個が癒合した尾骨となる（▶下図）。

椎骨は、一般的に、椎体と椎弓から成る。椎骨の前方の円柱部分が椎体であり、後部の椎弓は椎孔を囲んでいる。椎体は椎間円板を挟んで連結し、椎体の前後には前縦靱帯と後縦靱帯（▶P107）が付着する。椎体は頭部や体幹を支える支柱を形成し、椎孔は上下に連なって脊柱管となり、脊髄を囲む。

椎間円板は椎体間にあり、線維輪と髄核で構成される（▶右図）。線維輪は膠原線維と線維軟骨から成り、髄核は線維輪の中心にあり、ゼリー状の塊から成る。髄核は椎体の動きに応じて、椎体の曲がった方向と反対方向へと移動する。

回旋が可能である（▶P108）。屈曲運動と伸展運動は、下部頸椎と腰椎の割合が大きい。側屈運動は、下部頸椎がやや大きく、胸椎、腰椎でほぼ同程度である。回旋運動では頸椎、胸椎が大きく、頸椎のほぼ半分を環軸関節の回旋が占める。

椎体の連結（腰椎の一例）

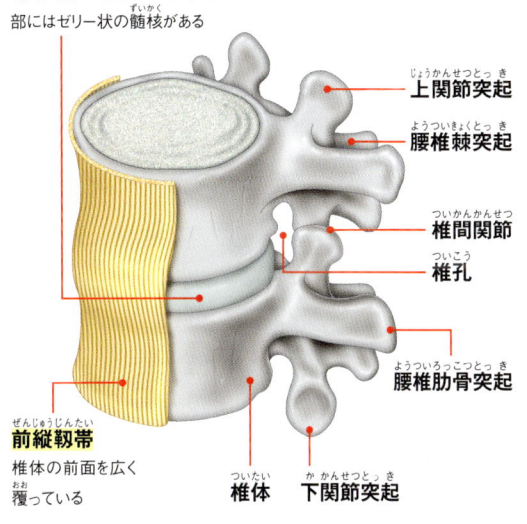

椎間円板
椎間円板の外側は線維状の輪（線維輪）で形成され、中心部にはゼリー状の髄核がある

- 上関節突起
- 腰椎棘突起
- 椎間関節
- 椎孔
- 腰椎肋骨突起
- 下関節突起
- 椎体

前縦靱帯
椎体の前面を広く覆っている

脊柱の動き

脊柱は、屈曲（前屈）、伸展（後屈）、側屈、

脊柱

脊柱は頸椎、胸椎、腰椎、仙骨、尾骨によって構成される

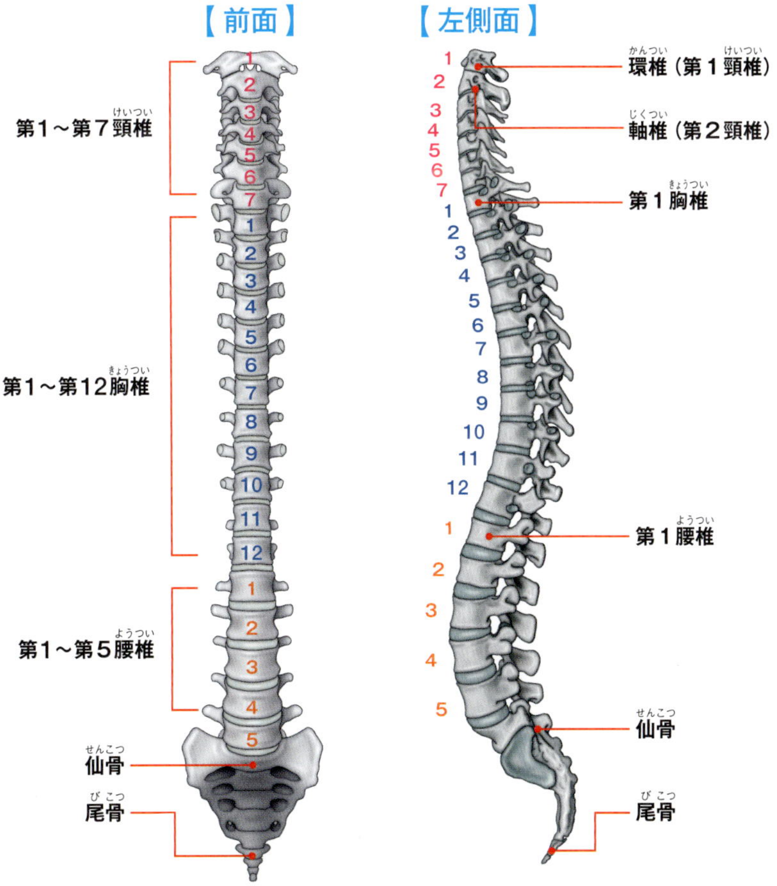

【前面】
- 第1～第7頸椎
- 第1～第12胸椎
- 第1～第5腰椎
- 仙骨
- 尾骨

【左側面】
- 環椎（第1頸椎）
- 軸椎（第2頸椎）
- 第1胸椎
- 第1腰椎
- 仙骨
- 尾骨

頸椎の構造

PART 2 体幹の動き 2 ● 体幹の構造と運動 ▶P104　● 頸椎の運動 ▶P108

頸椎は頭部を支える役割を担っている。7個ある頸椎は、それぞれ関節を構成し、頸部、肩、背部などの動きに関与している。

頸椎の構成

7個の骨で構成される**頸椎**の構造（▶P105）は、**第1・第2頸椎**は形状が特徴的であり、それぞれ**環椎**、**軸椎**と呼ばれている（▶下図）。

❶**環椎（第1頸椎）**：椎体がなく、棘突起もない。環椎は、両側の外側塊とこれを前後で弓状に結ぶ前弓と後弓から構成される。

❷**軸椎（第2頸椎）**：椎体の前上面から**歯突起**が突出しているのが特徴的である。歯突起は、環椎から分離し軸椎に癒着してできたものである。

頸椎の関節

環椎と後頭骨との間の関節を**環椎後頭関節**という（▶P108）。環椎後頭関節は楕円関節（▶P17）で、2軸性（▶P16）である。関節面は左右にあり、後頭窩が凸面、環椎外側塊の上関節窩が凹面を形成している。

頸椎の靱帯

頸椎の靱帯には、後頭骨、環椎、軸椎間の安

頸椎の構造

頸椎のなかでも第1頸椎（環椎）と第2頸椎（軸椎）は形状に特徴がある

第1頸椎（環椎）【上面】

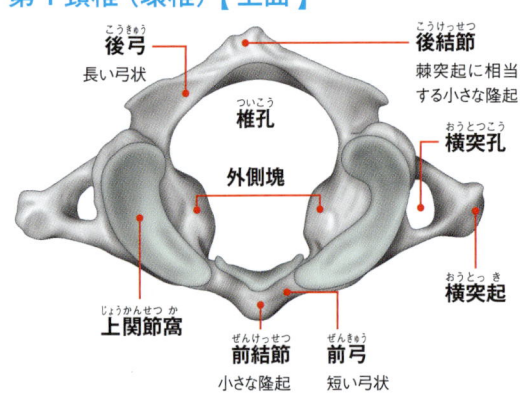

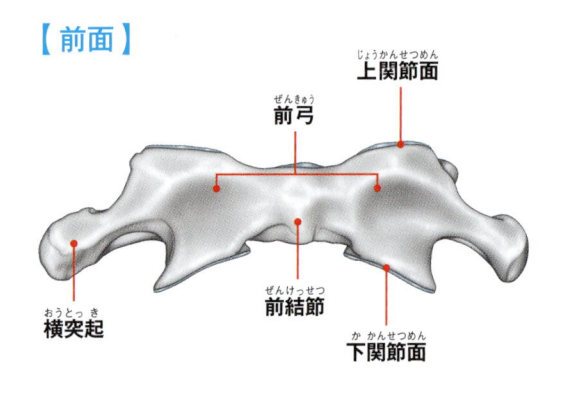

- 後弓：長い弓状
- 後結節：棘突起に相当する小さな隆起
- 椎孔
- 外側塊
- 横突孔
- 横突起
- 上関節窩
- 前結節：小さな隆起
- 前弓：短い弓状

【前面】

- 上関節面
- 前弓
- 横突起
- 前結節
- 下関節面

第2頸椎（軸椎）【上面】

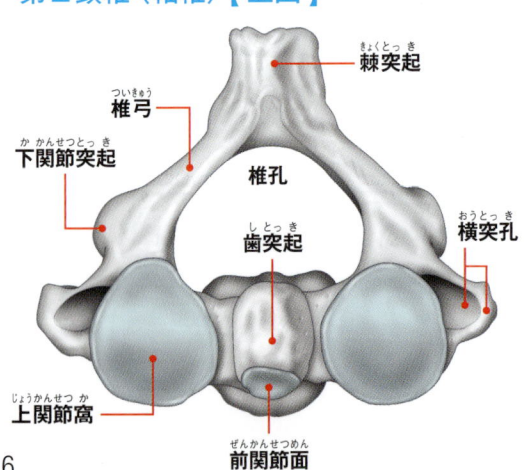

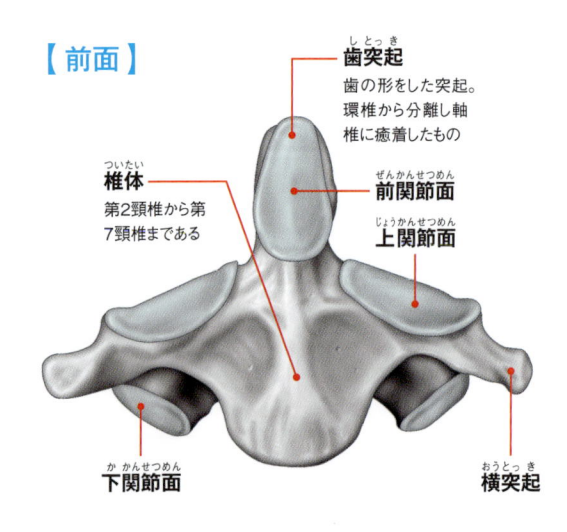

- 棘突起
- 椎弓
- 下関節突起
- 椎孔
- 歯突起
- 横突孔
- 横突起
- 上関節窩
- 前関節面

【前面】

- 歯突起：歯の形をした突起。環椎から分離し軸椎に癒着したもの
- 椎体：第2頸椎から第7頸椎まである
- 前関節面
- 上関節面
- 下関節面
- 横突起

定性などに関与した外側環椎後頭靱帯、歯尖靱帯、翼状靱帯、前・後環椎後頭膜、環椎十字靱帯、環椎横靱帯、蓋膜などがある（▶下図）。

❶ 頭蓋骨—環椎—軸椎の連結：環椎後頭関節は、前環椎後頭膜、後環椎後頭膜が覆い、外側環椎後頭靱帯が補強している（▶下図）。軸椎の歯突起尖端と後頭骨は、歯尖靱帯や翼状靱帯によって連結されている。環椎と軸椎の運動分節を連結する靱帯には、歯突起の後方にある環椎横靱帯がある。環椎横靱帯と線維束から成るものを環椎十字靱帯という。蓋膜は、脊柱管の中の歯突起とその靱帯を覆う強力な靱帯である。

❷ 脊柱の靱帯：椎骨を連結する靱帯には、上下の椎骨を結ぶ黄色靱帯、棘間靱帯、横突間靱帯があり、全椎骨をとおして連結する前縦靱帯、後縦靱帯、項靱帯、棘上靱帯がある。

頸椎の筋

頸椎の筋は、大きく頸部の筋と背部の筋に分けることができる。

頸部の筋は、次のとおりである。
- 外側頸筋：胸鎖乳突筋
- 前頸筋群：舌骨上筋群、舌骨下筋群
- 後頸筋群：椎前筋群、斜角筋群

背部の筋は、次のとおりである。
- 長背筋群：板状筋、脊柱起立筋群
- 短背筋群：横突棘筋群、棘間筋

脊柱の靱帯

【脊柱断面】

図ではみえないが、横突起の先端は左右それぞれ横突間靱帯でつながっている

黄色靱帯は、厚く強靱な靱帯であり、特徴的な黄色を呈している

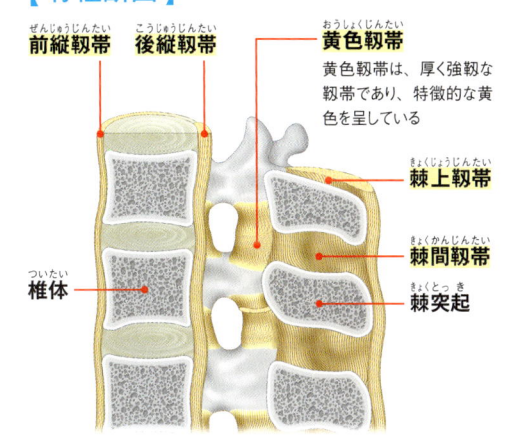

環椎後頭関節

【頭蓋と上部頸骨（後面）】

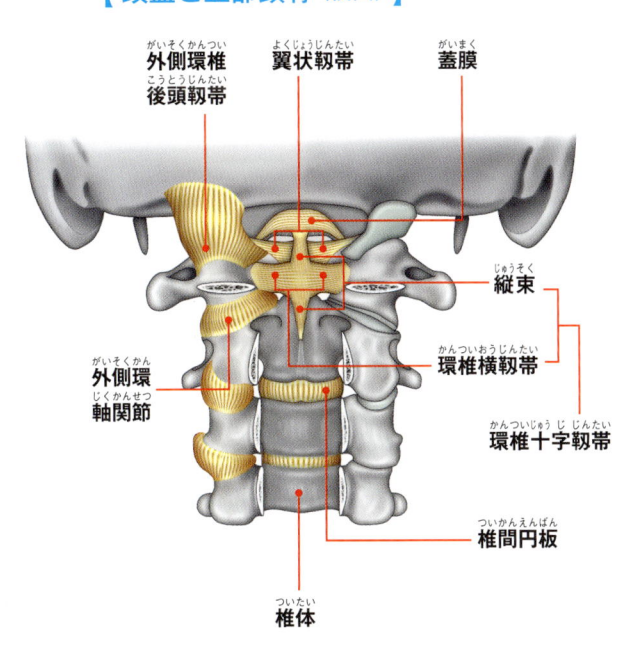

【前面】

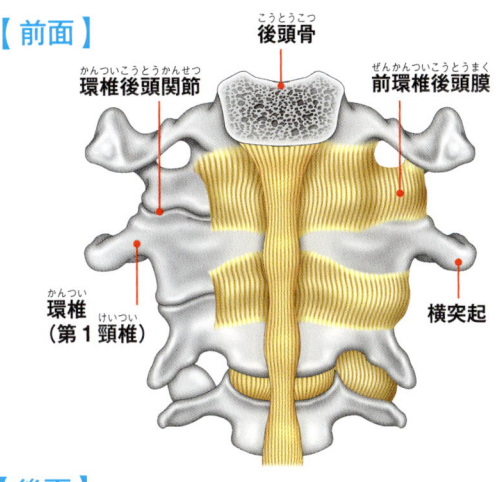

【後面】

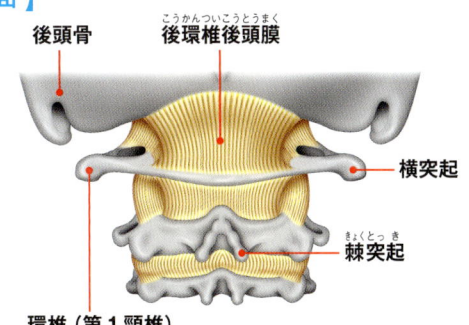

PART 2 体幹の動き 3　●頸椎の構造 ▶P106　●腰椎の運動 ▶P118

頸椎の運動

頸椎は、頭部と体幹の間に位置する、いわゆる首の部分である。
脊柱の中でも大きな動きができるのが特徴である。また、重い頭部を支える役割も担う。

環椎後頭関節の動き

頸椎は脊柱の中で最も大きな運動が可能である。その頸椎の動きに重要な役割をはたしているのが**環椎後頭関節**である（▶P106）。

環椎後頭関節は、上関節面は凹面をなし、後上方を向き、やや内側に傾いている。一方、下関節面は凹面をなし、前下方を向き、やや外側に向き、外側環軸関節を形成する。環椎と軸椎歯突起は、正中環軸関節を形成する。

環椎後頭関節は、**屈曲・伸展**と、わずかな**側屈**と**回旋**の運動が可能である（▶下図）。環椎後頭関節の屈曲（うなずき）は、顎を喉元に引きつける動きをいう。

頸椎の動き

頸椎の屈曲は、頭部が胸のほうへ傾く動きをいう。可動域は45〜50°（主要部分の可動域は35°）である。主として下部頸椎が関与しており、**胸鎖乳突筋、椎前筋群が動筋**となる（▶右図）。

胸鎖乳突筋は、表層にある紐状の筋で、鎖骨の内側と胸骨の上端の骨頭から起始し、側頭骨の乳様突起に停止する。なお、片側の筋だけ短縮した場合、頸部は反対側に回旋し、同側に側屈するという複合した動きになり、その位置で伸展させる。

なお、脊柱に生じる複合運動を**脊柱の連結運動**という。連結運動は、運動の可動域が大きく最終域感が柔らかい複合運動で、動作においては自動に生じる。脊柱が屈曲しているか伸展しているかによって、側屈と回旋の複合運動が変化する（▶右表、右図）。

頸椎の伸展は、頭部が胸から離れる動きをいう。可動域は85°（主要部分の可動域は70°）である。主として下部頸椎が関与しており、**板状筋群、脊柱起立筋群、後頭下筋群、短背筋群**が動筋となる。胸鎖乳突筋は補助動筋となる。

脊柱起立筋群は、後頭骨から仙骨にかけての広い範囲にある筋群で、腸肋筋、最長筋、棘筋の3つの筋から成る（▶P118）。脊柱起立筋群は、屈曲方向にかかる頭部への重力に対し、脊柱の直立位を保つ役割を担っている（▶P134）。

頸部や背部にある左右1対の筋の片方だけが短縮すると、**側屈**または**回旋**となる。

頸椎の運動

【屈曲】 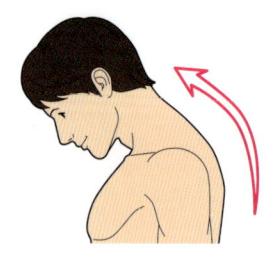
頭部が胸のほうへ傾く動き

【伸展】 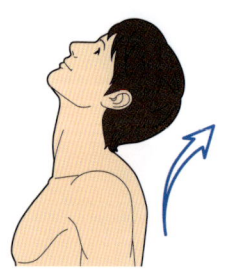
頭部が胸から離れる動き

【側屈】 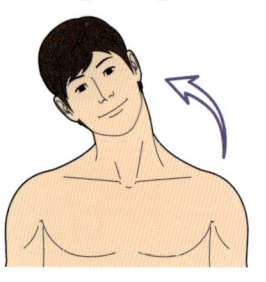
頭部が肩のほうへ傾く動き。イラストは右側屈

【回旋】 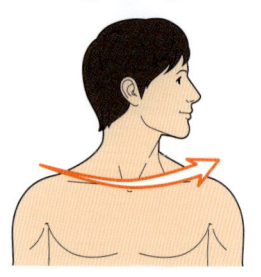
頭部を左右に回す動き。イラストは左回旋

頸椎の側屈の可動域は40°（主要部分の可動域は35°）であり、主として下部頸椎が関与している。体軸回旋の可動域は90°であり、上部頸椎が関与している部分の可動域は40～45°、下部頸椎が関与している部分の可動域は45°である。

頸部の屈筋（胸鎖乳突筋、椎前筋群）

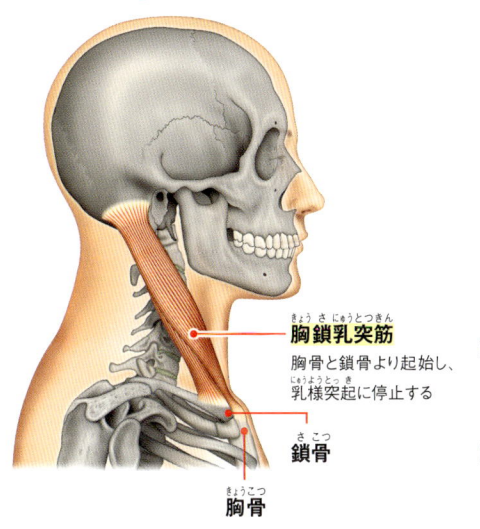

【側面】

- 胸鎖乳突筋：胸骨と鎖骨より起始し、乳様突起に停止する
- 鎖骨
- 胸骨

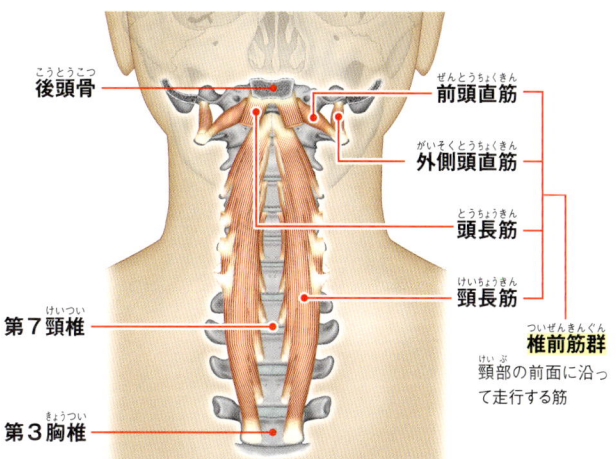

【前面】

- 後頭骨
- 前頭直筋
- 外側頭直筋
- 頭長筋
- 頸長筋
- 第7頸椎
- 第3胸椎
- 椎前筋群：頸部の前面に沿って走行する筋

頸椎椎間関節の側屈における連結運動

下部頸椎において、側屈と回旋は同一方向に起こる（連結運動）

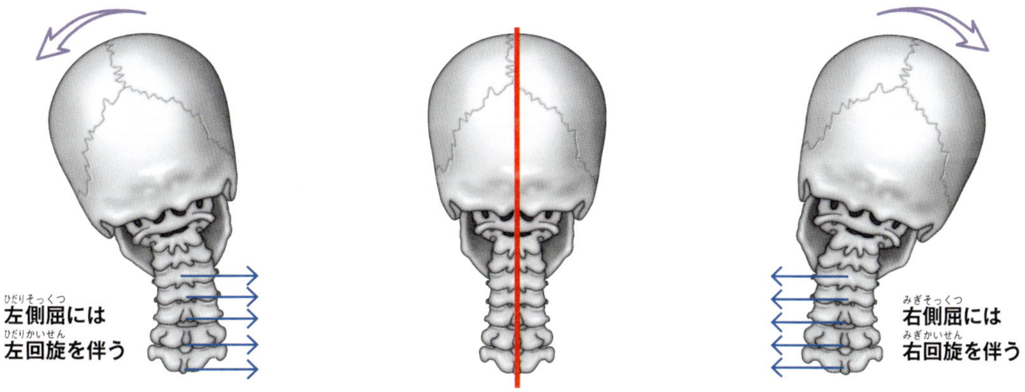

【左側屈】　左側屈には左回旋を伴う

【中間位】

【右側屈】　右側屈には右回旋を伴う

脊柱の連結運動

脊柱	側屈、回旋の方向
後頭骨／第1頸椎・第2頸椎（上部頸椎）	●屈曲位、伸展位のいずれにおいても、側屈は反対方向の回旋を伴う。
中部・下部頸椎	●屈曲位、伸展位のいずれにおいても、側屈と回旋は同じ方向に起こる（▶上図）。
胸椎	●中間位（生理的弯曲位）、屈曲位においては、側屈と回旋は同じ方向に起こる。 ●伸展位では、側屈と回旋は反対方向に起こる。
腰椎	●中間位（生理的弯曲位）、伸展位においては、側屈と回旋は反対方向に起こる。 ●屈曲位では、側屈と回旋は同じ方向に起こる。

頸椎の障害

頸椎は5〜6kgある頭部を支え、しかも運動量が大きいことから、ストレスを受けやすく、加齢による変形が起こりやすい部位である。

頸椎椎間板ヘルニア

頸椎椎間板ヘルニアは、主として加齢により椎間円板（▶P105）の変形が始まり、線維輪の弾力性が低下し、**髄核**が線維輪の亀裂部を貫通して**後方に脱出**した病態である。脱出した部位によって神経根の圧迫、脊髄の圧迫あるいは両者の圧迫が生じる（▶右図）。

30〜50歳代に多くみられ、**第4・第5頸椎間、第5・第6頸椎間、第6・第7頸椎間**での発症が多い。

神経根圧迫症状は、頸部の痛みで始まり、やがて肩や上肢の痛みが生じる。**脊髄症状**は、手指のしびれで始まり、やがて末梢から中枢へとしびれが拡がる。

頸椎椎間板ヘルニア

椎間円板／髄核／神経根／脊柱管／脊髄／椎弓

頸椎椎間板ヘルニア：椎間円板が変形し、髄核が後方に脱出した状態

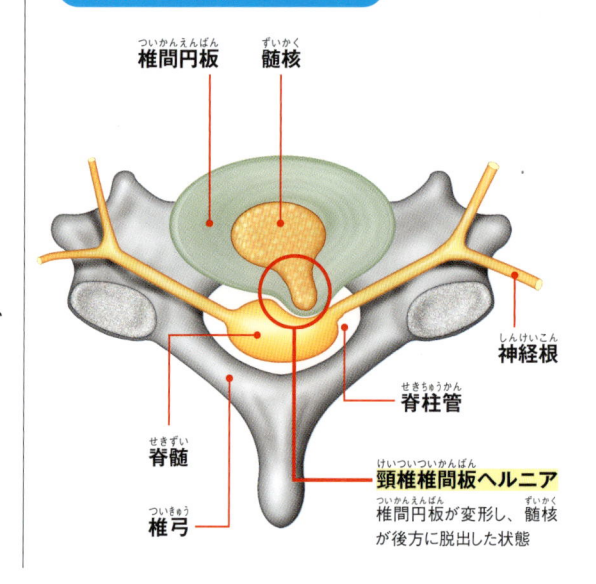

頸椎椎間板ヘルニアに対する検査法

頸椎椎間板ヘルニアの症状の発現を調べる検査法

【スパーリングテスト】

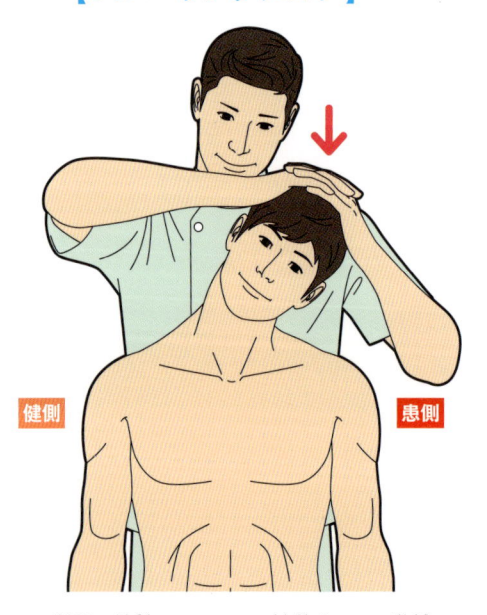

頸椎を患側へ倒し、やや伸展位にして前頭部を圧迫する。圧迫がある場合は、上肢に痛み、しびれの増強がみられる

【ジャクソン肩下制テスト】

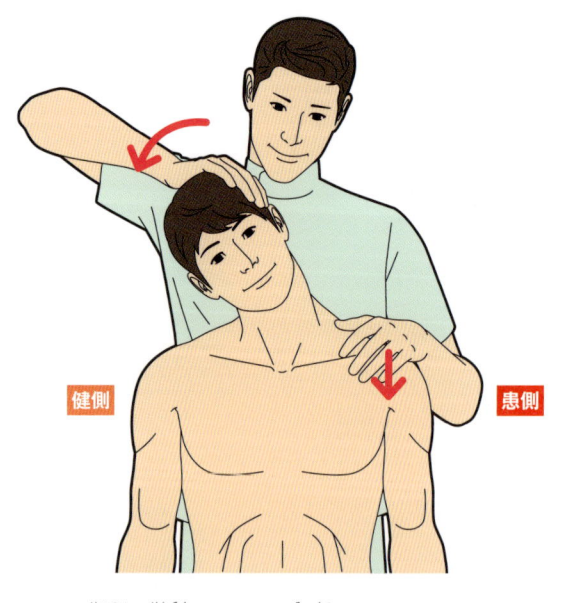

頸椎を健側に他動的に側屈させて、その反射側の肩を押し下げる。圧迫がある場合は、患側の上肢に放散痛があらわれる

症状を確認するには、**スパーリングテスト**、**ジャクソン肩下制テスト**などの検査を行う。

胸郭出口症候群

胸郭出口とは、鎖骨と第1肋骨の間にある斜角筋の前斜角筋と中斜角筋の間にある部位をいう。**胸郭出口症候群**とは、この胸郭出口にある神経や血管束が、**圧迫あるいは牽引される**ことによって起こる病態をいう（▶右図）。障害が起こる部位によって頸肋症候群、斜角筋症候群、肋鎖症候群、小胸筋症候群（過外転症候群）などと呼ばれ、総称して胸郭出口症候群という。

おもな症状として、電車のつり革につかまるなど腕を頭よりも上にあげる動きをしたときに、上肢のしびれや肩から肩甲骨にかけての痛みが生じる。また、前腕尺側と手の小指側に沿った痛みやしびれ、握力低下などが生じる。そのほかにも、上肢にチアノーゼが起こることもある。

頸椎の神経根症状と鑑別するうえで、**アドソンテスト、エデンテスト、ライトテスト**などが行われる。

胸郭出口症候群の発症部位

【右肩】

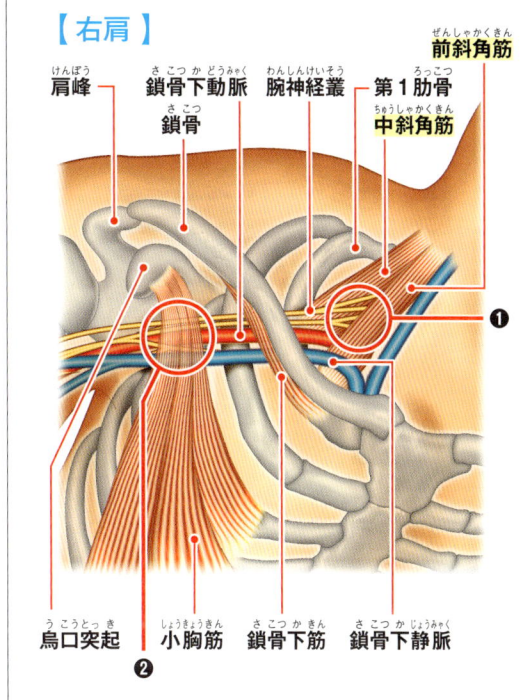

肩峰／鎖骨下動脈／鎖骨／腕神経叢／前斜角筋／第1肋骨／中斜角筋／烏口突起／小胸筋／鎖骨下筋／鎖骨下静脈

【例】
❶ 斜角筋症候群：前斜角筋と中斜角筋、第1肋骨で構成する斜角筋隙が圧迫される
❷ 小胸筋症候群（過外転症候群）：小胸筋の肩甲骨烏口突起停止部付近が圧迫される

胸郭出口症候群に対する検査法

いずれの手技も、約30秒近く維持して同肢位での日常存在する症状の出現の有無を確認する

【アドソンテスト】

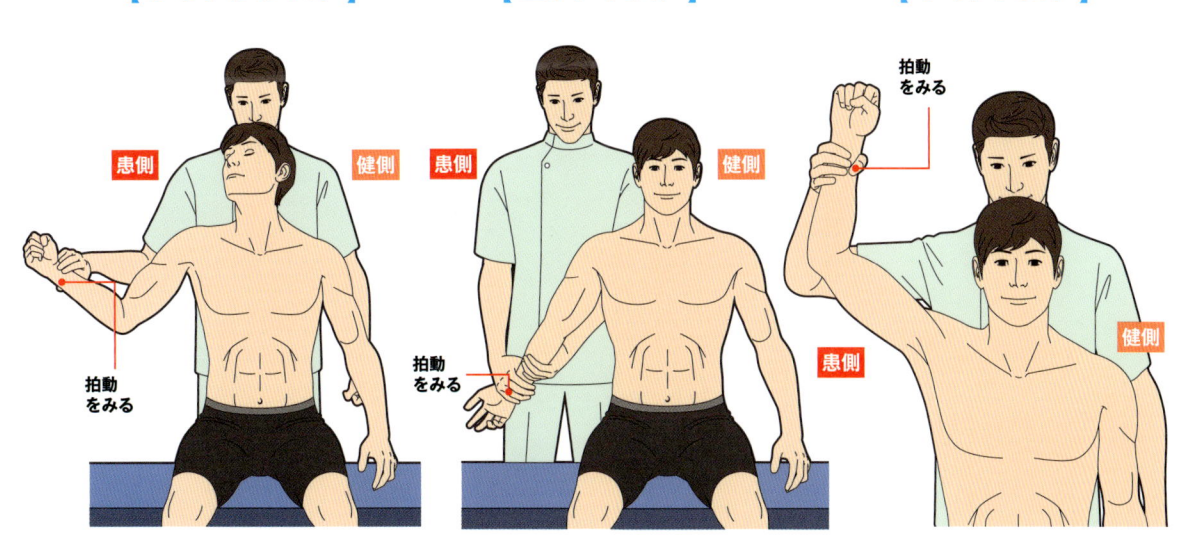

患側／健側／拍動をみる

座位で患者の頭部を患側に回旋させ、頸部伸展位にて吸気させ、その位置で拍動をみる。頸肋・斜角筋症候群で陽性になりやすい

【エデンテスト】

患側／健側／拍動をみる

座位で患者の頭部を患側に回旋させ、頸部伸展位にて吸気させ、その位置で拍動をみる。肋鎖症候群で陽性になりやすい。一側ずつ行う

【ライトテスト】

拍動をみる／患側／健側

座位で上肢を90°外転、90°外旋させて前胸部を張り、拍動をみる。小胸筋症候群（過外転症候群）で陽性になりやすい

胸椎・胸郭の構造

PART 2 体幹の動き 5 ● 呼吸運動 ▶P114 ● 胸椎・腰椎の障害 ▶P119

胸椎とは、頸椎と腰椎との間にある12個の椎骨のことをいう。胸椎は肋骨と連結して胸郭を形成し、心臓や肺などの胸部器官を保護している。

胸椎の構成

胸椎は12個の椎骨で構成され、肋骨と連結している。

胸椎の棘突起は、下方に長く突出している。棘突起は下位胸椎になると短くなり、腰椎に近い形態となる。棘突起が重なり合うように配列していることと、椎間関節が前額面と平行で上下の胸椎と連結していることから、胸椎の固有の屈伸の動きは著しく制限されているが、回旋運動には有利な構造になっている。

胸椎の運動の可動域は、屈曲30〜40°、伸展20〜25°、側屈25°、回旋30°である。

胸郭とは

胸椎が他の脊椎の部位に比べて特徴的な点として、肋骨と連結して胸郭（▶P114、119）を形成していることがあげられる。胸郭は心臓、肺、気管支、食道、大動脈などの胸部器官を収め保護する役割をもつ。

胸郭は12個の胸椎と左右12本ずつの肋骨、胸骨から成る（▶下図）。前面は、胸骨と肋軟骨で作られる。胸郭の中の空間を胸腔という。

肋骨は、上位7対（真肋という）は前面で胸骨に連結している。下位5対は直接胸骨に連結しないので、仮肋という。下位5対のうち第8

胸郭の構造
12個の胸椎と左右12対の肋骨、胸骨から成る

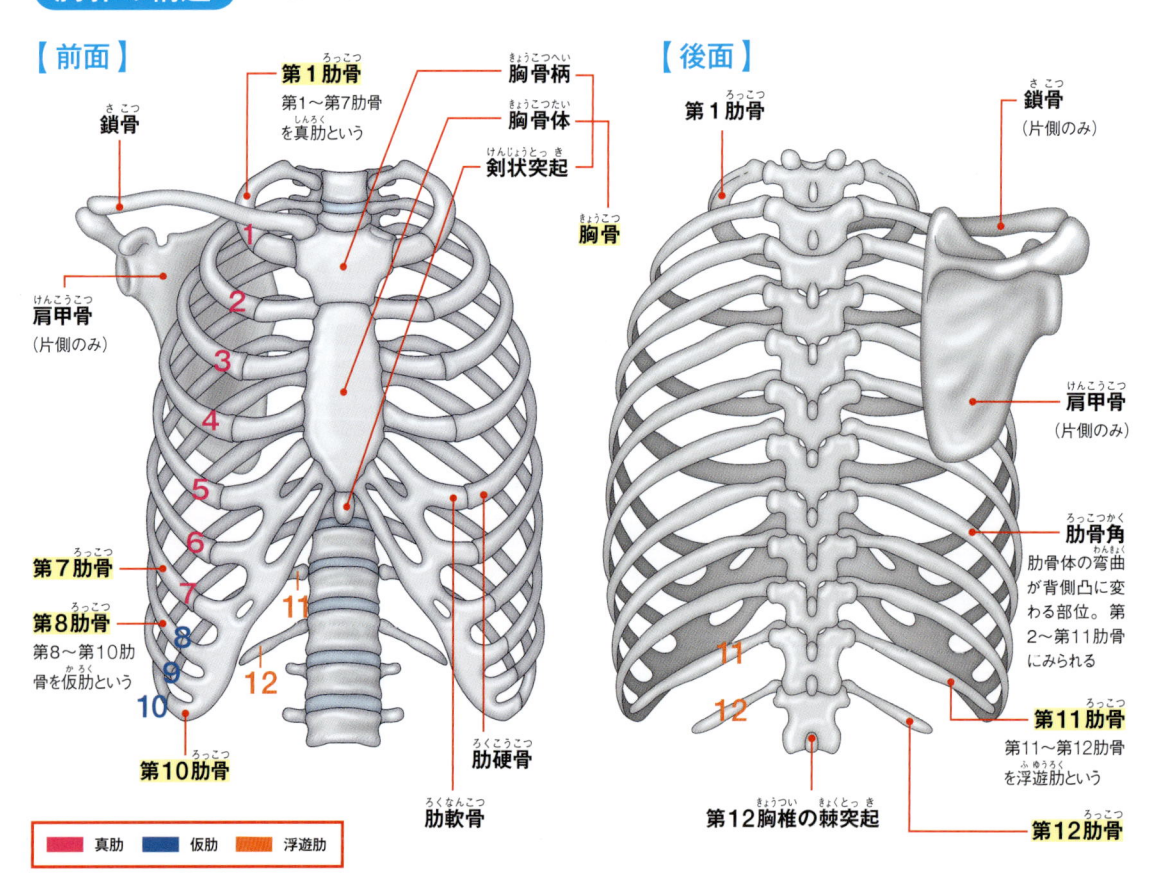

【前面】
鎖骨
第1肋骨
第1〜第7肋骨を真肋という
胸骨柄
胸骨体
剣状突起
胸骨
肩甲骨（片側のみ）
第7肋骨
第8肋骨
第8〜第10肋骨を仮肋という
第10肋骨
肋硬骨
肋軟骨

真肋　仮肋　浮遊肋

【後面】
第1肋骨
鎖骨（片側のみ）
肩甲骨（片側のみ）
肋骨角
肋骨体の弯曲が背側凸に変わる部位。第2〜第11肋骨にみられる
第11肋骨
第11〜第12肋骨を浮遊肋という
第12胸椎の棘突起
第12肋骨

〜第10対は、第7対の肋軟骨を介する形で胸骨に接続している。第11〜第12対は前面に連結せず末端が遊離した状態にある（**浮遊肋**という）。

胸骨は、胸郭の前面にある長く扁平な骨である。

胸椎の関節

胸椎は、**肋椎関節**を介して肋骨、胸骨と連結する。肋椎関節には、**肋骨頭関節**と**肋横突関節**の2つがある。

❶肋骨頭関節：椎体後側方にある肋骨窩と肋骨頭の間にある。

❷肋横突関節：横突起にある横突肋骨窩と肋骨側面にある肋骨結節との間にある。

胸骨と肋骨の結合を**胸肋結合**といい、**胸肋関節**、**軟骨間関節**、**胸骨結合**がある。

❶胸肋関節：第2〜第7肋軟骨と胸骨との間の半関節をいう。第1肋骨は関節ではなく、軟骨結合である。

❷軟骨間関節：第5〜第10肋軟骨相互のもので、半関節である。

❸胸骨結合：胸骨の3つの部分の結合をいう。胸骨柄結合と胸骨剣結合から成る。

胸郭の筋

胸郭の筋は、**浅胸筋群**、**深胸筋群**、**横隔膜**の3つに分類される。

❶浅胸筋群：大胸筋、小胸筋、鎖骨下筋、前鋸筋で、すべて胸郭から起こり、上肢帯または上腕骨に停止する。

❷深胸筋群：肋骨挙筋、外肋間筋、内肋間筋、肋下筋、最内肋間筋、胸横筋で、**呼吸筋**として働く（▶下図）。

❸横隔膜：**胸腔と腹腔を隔てる**膜様の筋である。起始部は腰椎・肋骨・胸骨に分かれる。停止部は特殊であり、腱中心に停止する。

呼吸運動における筋の働きについては、P114で述べる。

胸郭の筋（深胸筋群）

浅胸筋群、深胸筋群、横隔膜に分類される。図は深胸筋群を示す

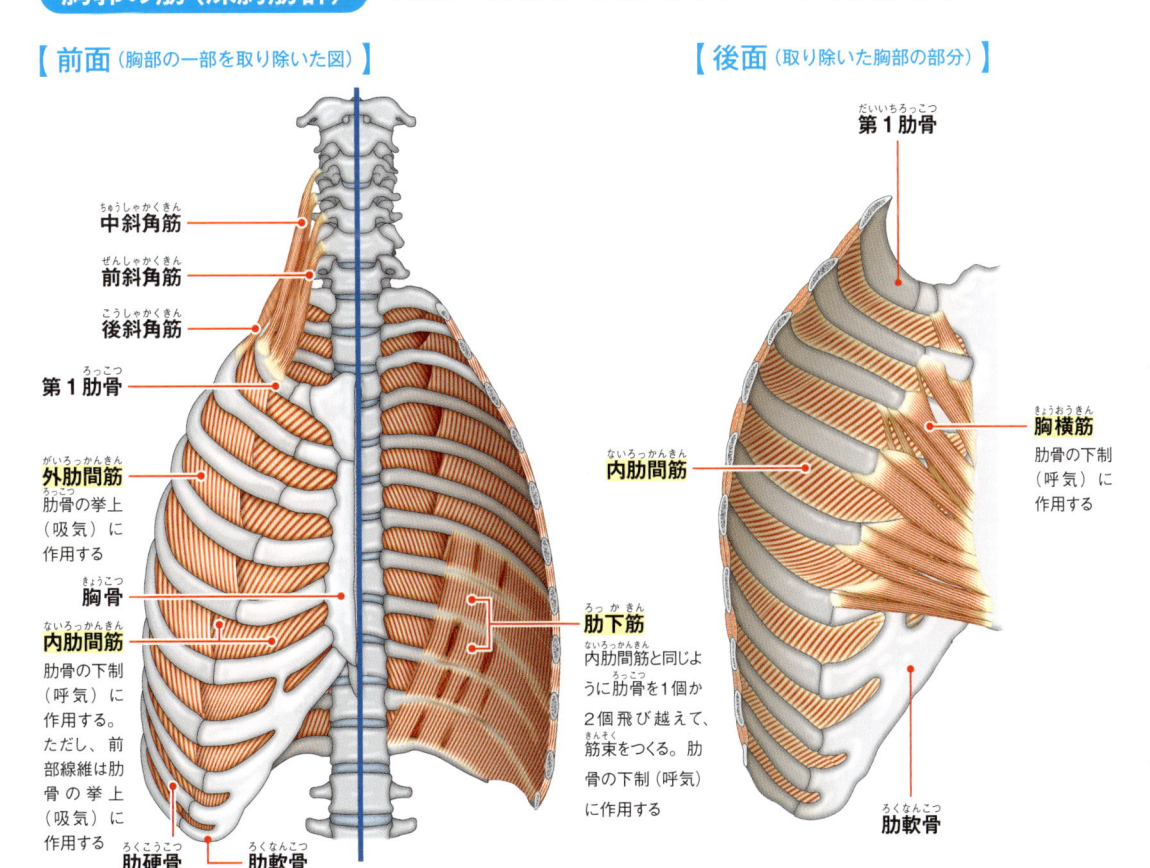

【前面（胸部の一部を取り除いた図）】

- 中斜角筋
- 前斜角筋
- 後斜角筋
- 第1肋骨
- 外肋間筋：肋骨の挙上（吸気）に作用する
- 胸骨
- 内肋間筋：肋骨の下制（呼気）に作用する。ただし、前部線維は肋骨の挙上（吸気）に作用する
- 肋硬骨
- 肋軟骨

【後面（取り除いた胸部の部分）】

- 第1肋骨
- 内肋間筋
- 胸横筋：肋骨の下制（呼気）に作用する
- 肋下筋：内肋間筋と同じように肋骨を1個か2個飛び越えて、筋束をつくる。肋骨の下制（呼気）に作用する
- 肋軟骨

PART 2 体幹の動き 6 ● 胸椎・胸隔の構造 ▶P112

呼吸運動

肺は自ら収縮・拡張を行うことができないため、肺を取り囲む胸郭や横隔膜などの呼吸筋を動かすことで呼吸を行っている。

呼吸運動とは

呼吸とは、生体が生命を維持するために、❶体内に酸素の取り込み（**吸気**）、❷体外へ二酸化炭素を排出すること（**呼気**）をいう。外気から酸素を取り入れ、肺胞と血液の間で行われるガス交換を**外呼吸**（**肺呼吸**）といい、全身の細胞と血液の間で行われるものを**内呼吸**（**細胞呼吸**）という。

呼吸運動は、肺や気管などの器官の働きだけでなく、呼吸運動にかかわる**呼吸筋**（▶P113）が胸郭などの脊柱に作用することによって成立する。

呼吸は、**胸郭の容積**を変化させた結果である。胸郭の容積は、❶**横隔膜**の収縮によって横隔膜が下がり、胸腔の垂直径が長くなる、❷**上位肋骨**の動きによる前後径の増加、**下位肋骨**の動きによる左右径の増加、の2つの方法によって変化する（▶下図）。

❷の肋骨の動きにおいては、ポンプやバケツの取っ手の動きに例えられる。上位肋骨は**ポンプハンドルモーション**（pump-handle motion）、下位肋骨は**バケツハンドルモーション**（bucket-handle motion）の動きである（▶右図）。

呼吸筋の動き

吸気では、横隔膜の収縮により横隔膜が下がり、胸腔の垂直径が長くなる。肋骨は上方向に回転運動し、胸郭が前と横に広がる。一方、呼気では、呼吸筋は使わない。

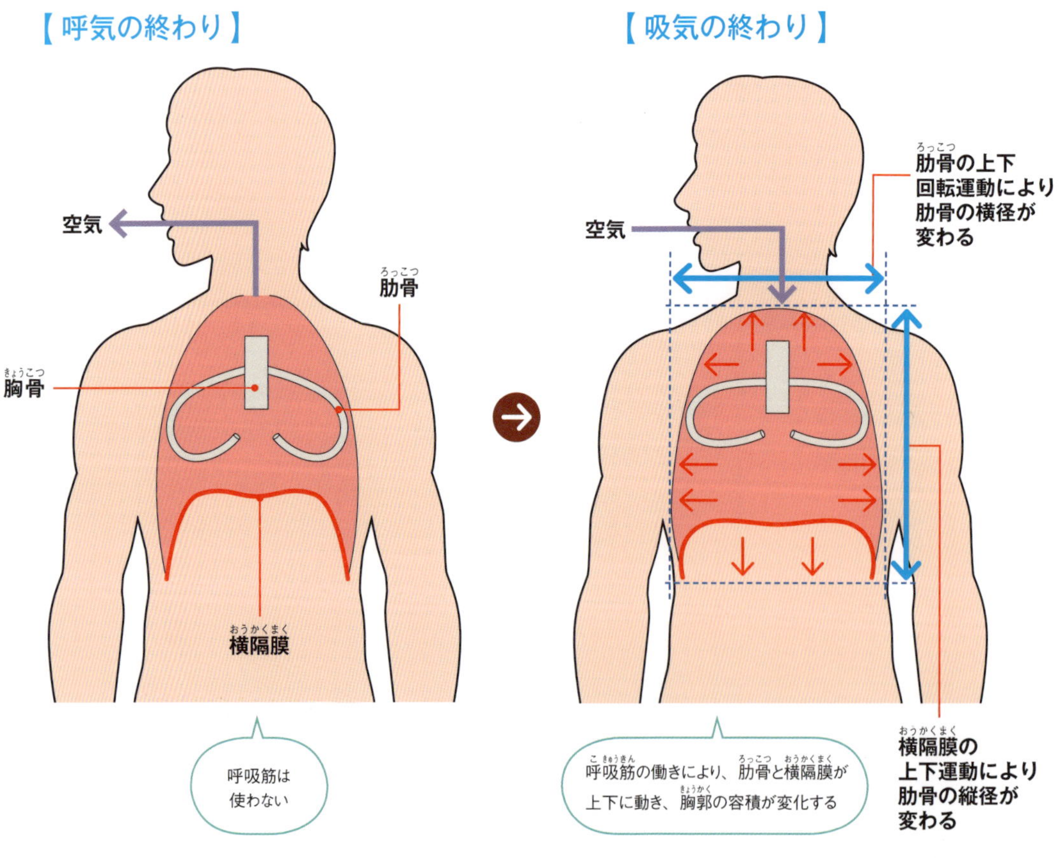

【呼気の終わり】

空気 →
肋骨
胸骨
横隔膜

呼吸筋は使わない

【吸気の終わり】

空気 →

肋骨の上下回転運動により肋骨の横径が変わる

呼吸筋の働きにより、肋骨と横隔膜が上下に動き、胸郭の容積が変化する

横隔膜の上下運動により肋骨の縦径が変わる

安静呼吸と強制呼吸

安静呼吸は、安静時に起こるもので、**横隔膜呼吸（腹式呼吸）**と**肋骨呼吸（胸式呼吸）**がある。

安静吸気には、**横隔膜、外肋間筋、内肋間筋前部線維**が働く（▶P113）。**安静呼気**は、主として収縮した筋が弛緩して胸郭が安静位置に戻ることをいい、呼吸筋は関与しない。

強制呼吸（努力呼吸）は、運動などで非常に多量の酸素を必要とし、酸素欠乏状態になるときに起こる。**強制吸気（努力吸気）**では、安静吸気の横隔膜、外肋間筋などのほかに、複数の筋が補助筋として作用する。**強制呼気（努力呼気）**では、**内肋間筋横・後部、腹筋群**が動筋として作用し、腹横筋や胸横筋が補助筋として作用する（▶下表）。

肋骨の動き
肋骨の動きはポンプやバケツの取っ手にたとえられる

【 ポンプハンドルモーション 】

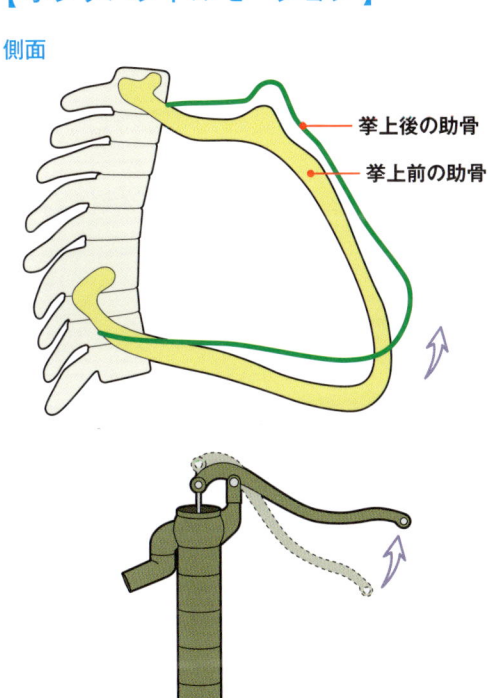

側面

- 挙上後の肋骨
- 挙上前の肋骨

肋骨を側面からみると、吸気では、肋骨の挙上により胸郭の前後が広がる。これはポンプの柄を動かす動きに似ている。この運動は上位肋骨で強くみられる

【 バケツハンドルモーション 】

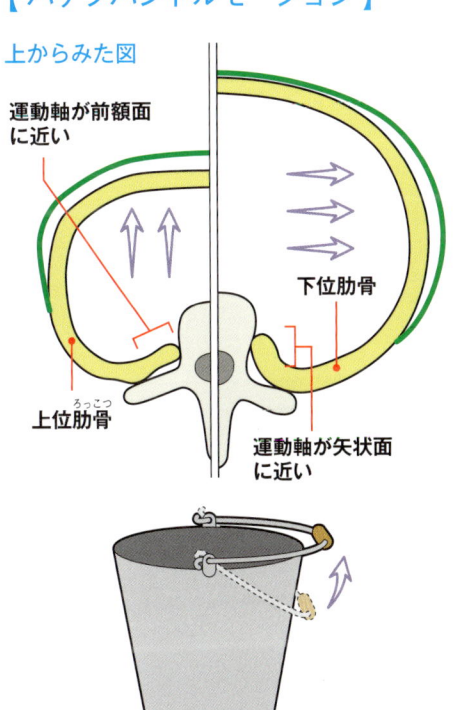

上からみた図

- 運動軸が前額面に近い
- 下位肋骨
- 上位肋骨
- 運動軸が矢状面に近い

肋骨を上からみると、吸気では、肋骨の挙上により胸郭が横に広がる。これはバケツの取っ手を持ち上げたときに上からみると、取っ手が横に広がったようにみえるのと同じである。この運動は下位肋骨で強くみられる

呼吸運動と呼吸筋

呼吸	動筋、補助動筋
安静吸気	動筋：横隔膜、外肋間筋、内肋間筋前部線維
強制吸気	動筋：横隔膜、外肋間筋、内肋間筋前部線維 補助動筋：肋骨挙筋、上後鋸筋、胸鎖乳突筋、斜角筋、大・小胸筋、僧帽筋、肩甲挙筋、脊柱起立筋群
強制呼気	動筋：内肋間筋横・後部、腹筋群 補助動筋：腹横筋、胸横筋、肋下筋、下後鋸筋

腰椎の構造

腰椎は、脊柱のうち腰部にあたる5個の椎骨をいう。
上半身の体重負荷や腰の動きによるストレスを受けるため、強固な構造になっている。

腰椎の構成

腰椎は頸椎（▶P106）や胸椎（▶P112）と比べると大きく、上半身の体重負荷、大きな可動域に耐えられるよう**強固な構造**になっている。腰椎は5個の椎骨から成り、いずれも基本的に同じ構造をしている。まれに仙骨から分離した第6腰椎が存在する場合もある。

椎骨は**椎体、椎弓、椎弓根、上・下関節突起、棘突起、肋骨突起（横突起）**などによって構成される。椎骨の腹側にはほぼ円柱の形をした椎体があり、背面には椎弓がある。椎弓は、椎弓根と椎弓板から構成され、4個の関節突起、2個の肋骨突起、1個の棘突起が突出している。椎骨には椎孔という孔があいており、連続した椎孔（脊柱管▶P120）の中を脊髄が通っている。

腰椎の靱帯

腰椎の**靱帯**には、腰椎前方にある**前縦靱帯**、後方にある**後縦靱帯**、脊柱管の後方にある**黄色靱帯**、棘突起に付いている**棘上靱帯**と**棘間靱帯**などがある。そのほか、関節突起を結ぶ関節包、骨盤との連携に関与している腸腰靱帯（第4～第5腰椎肋骨突起から腸骨前面上内側に停止）などもある。

腰椎の関節

第1腰椎から第5腰椎間の**椎間関節**は、平面

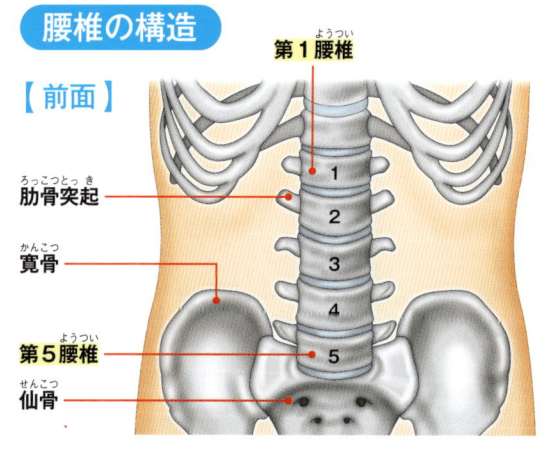

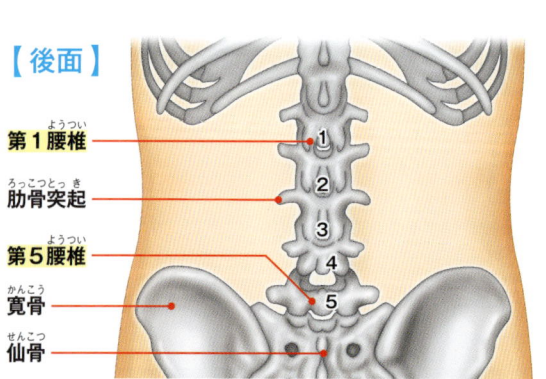

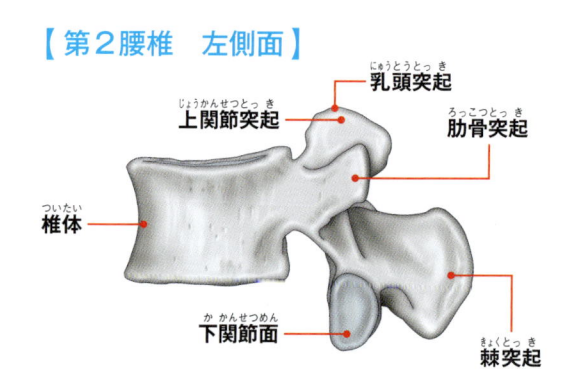

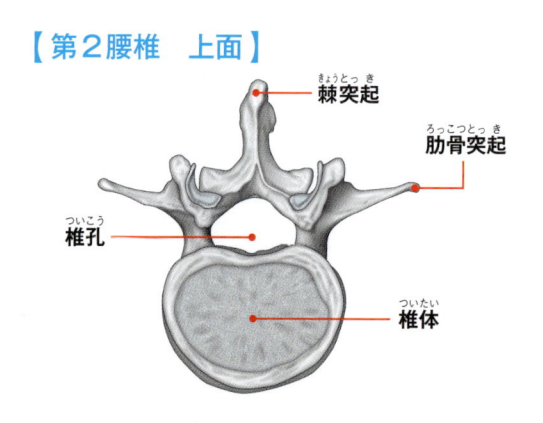

腰椎の構造

【前面】
第1腰椎／肋骨突起／寛骨／第5腰椎／仙骨

【後面】
第1腰椎／肋骨突起／第5腰椎／寛骨／仙骨

【第2腰椎　左側面】
乳頭突起／上関節突起／肋骨突起／椎体／下関節面／棘突起

【第2腰椎　上面】
棘突起／肋骨突起／椎孔／椎体

関節▶P17）である。

椎間関節は、とくに前後屈に対して大きな自由度を持っているが、側屈は少なく、回旋はわずかである。

腰椎部の筋

腰椎部の筋には、**腹直筋**、**外腹斜筋**、**内腹斜筋**、**腹横筋**、**腰方形筋**などがある（▶P118）。

腹直筋は、一般に腹筋と呼ばれる筋である。第5〜第7肋骨の肋軟骨前面と剣状突起から起始し、恥骨稜と恥骨結合で停止する。

外腹斜筋は第5〜第12肋骨の外側面と下縁より起始し、腹直筋鞘前葉*と白線*、腸骨稜、鼠径靱帯に停止する。

内腹斜筋は外腹斜筋の深層部にあり、腸骨筋膜、鼠径靱帯外側半分、腸骨稜より起始し、上部は第9〜第12肋軟骨下縁、中部は白線、下部は恥骨に停止する。

腰方形筋は、腸骨稜、腸腰靱帯より起始し、第12肋骨内側半分の下縁、第1〜第4肋骨の突起尖端に停止する。

注目 Keyword

***腹直筋鞘前葉** anterior layer of rectus sheath
腹直筋鞘は腹直筋を鞘状に包み込んだものであり、前葉と後葉に分かれる。なお、弓状線より下方では後葉はなくなり、前葉として外腹斜筋、内腹斜筋、腹横筋の腱膜が腹直筋の前に入り込む。

***白線** linea alba
前腹壁の剣状突起から恥骨に垂直に走行している腱組織。

腰椎部の筋

腰椎部の筋には腹直筋、外腹斜筋、内腹斜筋、腰方形筋などがある

【前面】（左側は腹壁前方の筋、右側は後方の筋）

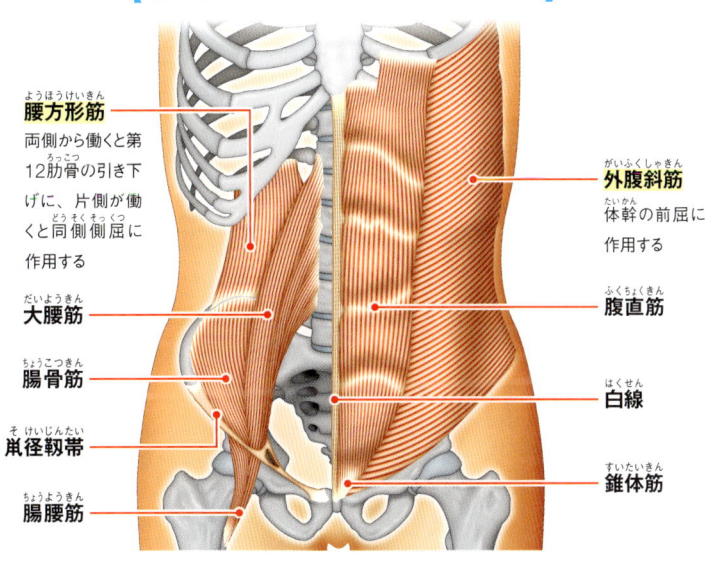

- **腰方形筋**：両側から働くと第12肋骨の引き下げに、片側が働くと同側側屈に作用する
- 大腰筋
- 腸骨筋
- 鼠径靱帯
- 腸腰筋
- **外腹斜筋**：体幹の前屈に作用する
- 腹直筋
- 白線
- 錐体筋

【側面】

- **外腹斜筋**：側腹部の表層部にある筋。体幹の回旋・側屈に作用する
- 鼠径靱帯

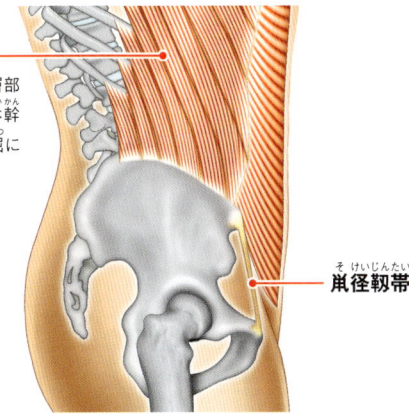

【側面】（外腹斜筋を除いたもの）

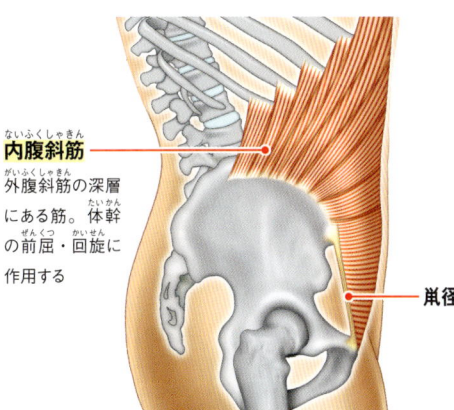

- **内腹斜筋**：外腹斜筋の深層にある筋。体幹の前屈・回旋に作用する
- 鼠径靱帯

PART 2 体幹の動き 8
●腰椎の構造 ▶P116 ●立位姿勢と座位姿勢 ▶P134

腰椎の運動

腰椎部の運動で最も可動域が大きいのは屈曲である。
回旋は、椎間関節のロッキングの影響により可動域が小さい。

腰椎部の運動の特徴

腰椎部の運動には、**屈曲・伸展、側屈、回旋**がある。運動の可動域は、屈曲50°、伸展15°、側屈20°、回旋5°である。

腰椎の**椎間関節**（▶P116）は、胸椎から腰椎にかけて、次第に矢状面に近づいてくるため、とくに屈曲・伸展の可動域が最も大きい。ついで側屈の可動域が大きくなる。回旋は、椎間関節面によるロッキングが生じるため、可動域は小さい。

腰椎部の屈曲・伸展

屈曲の動筋は腹直筋、外腹斜筋、内腹斜筋である（▶P117、下図）。

左側・右側の腹直筋が同時に作用することで体幹を屈曲させる。外腹斜筋、内腹斜筋も左側・右側を同時に収縮することで腹直筋の屈曲を助ける。

伸展の動筋は脊柱起立筋群（▶P108、134、下図）、**短背筋群**である。脊柱起立筋は脊柱に並走している伸筋であり、左側・右側が同時に作用することで体幹を伸展させる。

腰椎部の側屈、回旋

側屈の動筋は外腹斜筋、内腹斜筋、腰方形筋（▶P117）、脊柱起立筋であり、**回旋の動筋**は、同側回旋では内腹斜筋、脊柱起立筋、反対側回旋では外腹斜筋、短背筋群である。

外腹斜筋と内腹斜筋の筋線維はそれぞれ反対方向に走行している。腰椎の右への側屈では、右側の外腹斜筋・内腹斜筋が作用し、腰椎の左への側屈では、左側の外腹斜筋・内腹斜筋が作用する。一方、体幹の右回旋では、左側の外腹斜筋、右側の内腹斜筋が作用する。このように、**体幹の回旋は反対側の外腹斜筋と内腹斜筋**の組み合わせによる作用である。

腰椎部の屈曲・伸展

【屈曲の動筋】
屈曲の動筋には外腹斜筋、内腹斜筋、腹直筋がある

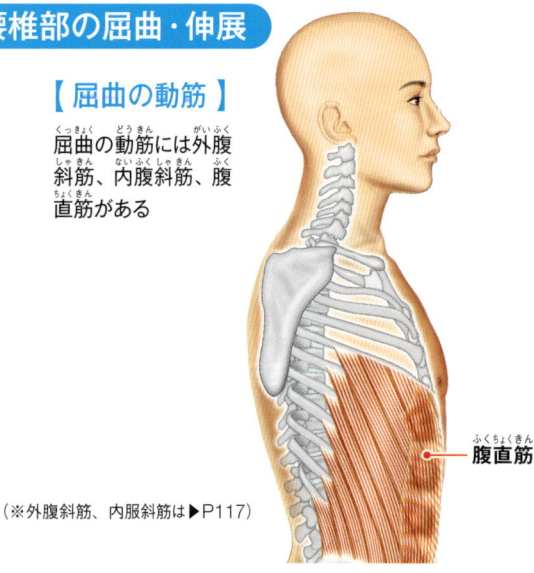

腹直筋

（※外腹斜筋、内腹斜筋は▶P117）

【伸展の動筋】
伸展の動筋の脊柱起立筋は最長筋、腸肋筋、棘筋から成る

最長筋
頭最長筋、頸最長筋、胸最長筋

棘筋
頸棘筋、胸棘筋の総称。頭棘筋は頭半棘筋と一緒になっていて分離できない

腸肋筋
頸腸肋筋、胸腸肋筋、腰腸肋筋

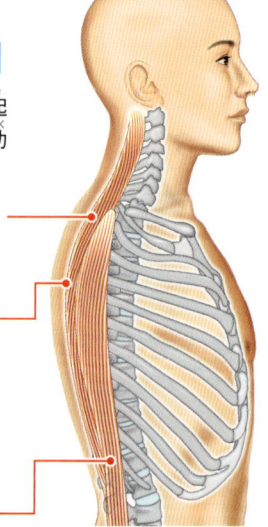

PART 2 体幹の動き 9　　●体幹の構造と運動 ▶P104　　●胸椎・胸郭の構造 ▶P112

胸椎・腰椎の障害

胸椎・腰椎に障害が起こると、体幹や下肢への痛み、しびれなどが発生することが多い。また、脊柱側弯症では腰背部痛や呼吸困難などが発生する。

脊柱側弯症

脊柱側弯症とは、脊柱（▶P105、140）が側方へ**弯曲**し、椎体の**側方転位と回旋**を伴う病態である。発症は小児期に多くみられる。

脊柱側弯症は先天性と後天性に分けられる。先天性側弯症は、脊椎が発生する過程での障害などが原因とされる。後天性側弯症は、原因不明の特発性側弯症、マルファン（Marfan）症候群、神経線維腫などに伴って起こる。ほかに、原因の分からない突発性側弯症があり、乳幼児から思春期に生じやすい。

ウエストラインの左右非対称性、両肩や両肩甲骨の高さの左右差、肋骨隆起や腰部隆起などを調べ、立位単純X線検査による側弯症のコブ（Cobb）角＊を測定して診断する（▶下図）。

胸郭の変形

胸郭（▶P112）が変形する疾患には、**漏斗胸**、**鳩胸**がある。

漏斗胸とは、前胸部が陥凹する先天性の胸郭変形である。反対に、前胸部が突出しているものを鳩胸と呼ぶ。どちらも**肋軟骨過形成**などによって生じる。重度になると動悸、胸痛などの症状がみられる。

注目 Keyword

＊**コブ角**　*Cobb angle*
最大の傾斜を示す椎体と椎体の間の角度。角度が25°未満ならば軽症として経過観察となる。25°以上ならば治療が必要になる。

脊柱側弯症の検査

立位検査（❶～❸）、前屈検査（❹）で異常が認められたら、立位単純X線検査を行う

【立位検査】

後ろ向きで直立した状態で調べる

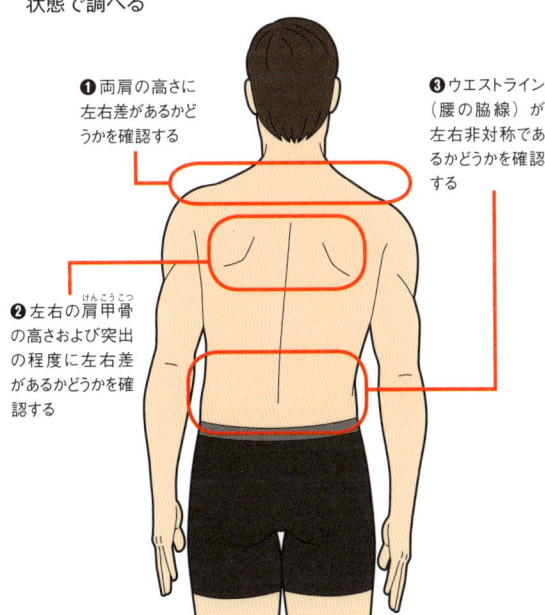

❶ 両肩の高さに左右差があるかどうかを確認する

❷ 左右の肩甲骨の高さおよび突出の程度に左右差があるかどうかを確認する

❸ ウエストライン（腰の脇線）が左右非対称であるかどうかを確認する

【前屈検査】

両手を合わせた状態で両腕を垂らし、膝を伸ばした状態で前屈させて調べる

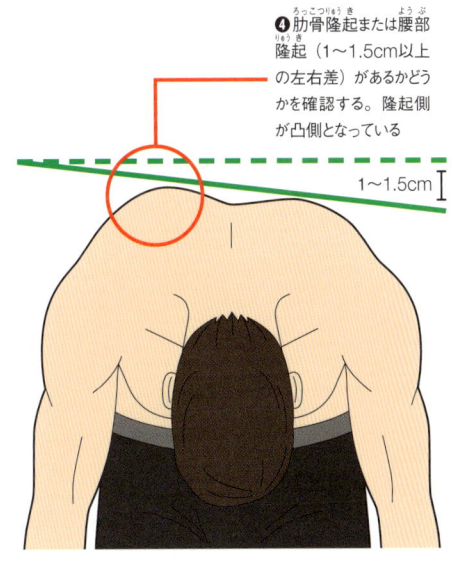

❹ 肋骨隆起または腰部隆起（1～1.5cm以上の左右差）があるかどうかを確認する。隆起側が凸側となっている

1～1.5cm

腰椎椎間板ヘルニア

腰椎椎間板ヘルニアとは、椎間円板（▶P105）の外側線維輪に亀裂が生じ、中の髄核が後方に突出・逸脱して神経根を圧迫した結果、腰痛を呈した状態をいう（▶下図）。

20～40歳の男性に多く、女性の2～3倍になる。好発部位は、**第4と第5腰椎間、第5腰椎と第1仙椎間、第3腰椎と第4腰椎間**である。腰痛、坐骨神経痛、大腿神経痛などの痛みやしびれがあらわれる。

診断には、**下肢伸展挙上（SLR）テスト**などの誘発テストを行い（▶右図）、さらに単純X線撮影、MRIなどで検査する。腰椎椎間板ヘルニアの診断では、下肢伸展挙上テストは70°以下を陽性としている（ただし高齢者はこれに限らない）。

腰部脊柱管狭窄症

腰部脊柱管狭窄症とは、脊柱管内を走行している神経組織（馬尾*、神経根*）が圧迫されて、神経症状が生じる状態をいう（▶右図）。主として、加齢に伴う変性疾患（変形性脊椎症、変性すべり症、変性側弯症など）により椎間関節の変形や椎間円板の膨隆、黄色靱帯の肥厚、骨棘の形成などが生じることが原因である。

症状は、特徴的な症状として**間欠性跛行**（▶P84）がみられる。間欠性跛行とは、歩行が続くと次第に下肢のしびれや痛みが起こるが、歩行をやめて、背中を丸めてしばらく休むと歩行が可能になるという状態をいう。これは、背椎を伸展すると椎間孔が縮小して神経が圧迫されて神経症状が起こり、背椎を屈曲すると、椎間孔が拡大して症状が軽減することによる。

注目 Keyword

* **馬尾** cauda equina
第2腰椎以下では、脊柱管内を走行する脊髄神経の末端が馬の尾のように細かく分かれていることから、「馬尾神経」と名づけられた。

* **神経根** nerve root
脊髄神経が枝分かれした短い神経をいう。

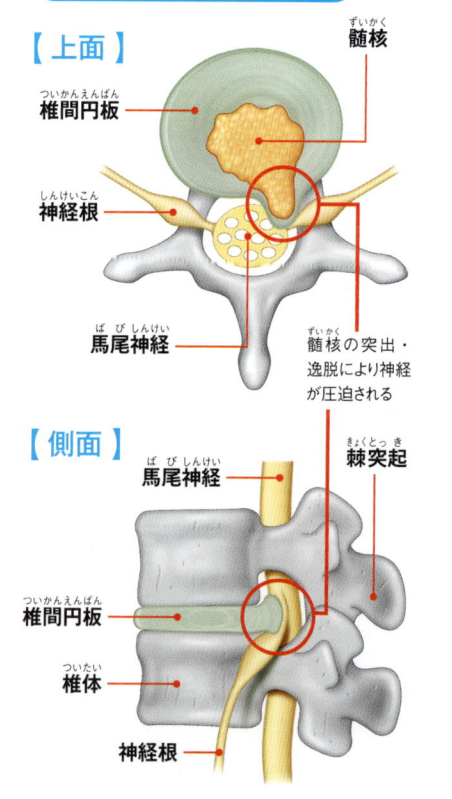

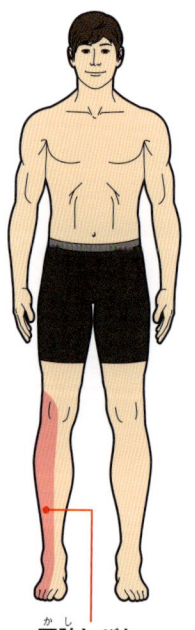

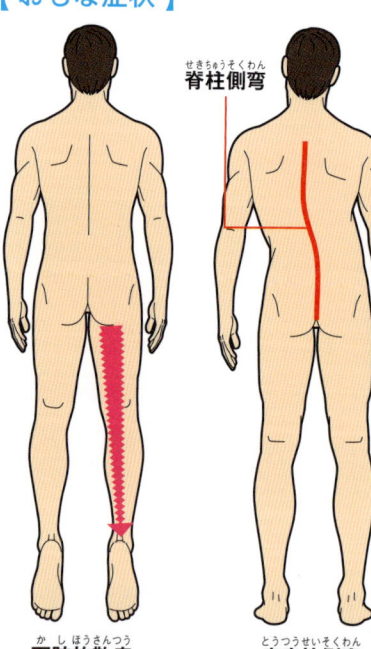

下肢伸展挙上（SLR）テスト

患者を仰臥位とする。膝関節伸展位のまま挙上する。70°以下を陽性とする（ラセーグ徴候）。
第4と第5腰椎間、第5腰椎と第1仙椎間の、椎間板ヘルニアの場合が多い

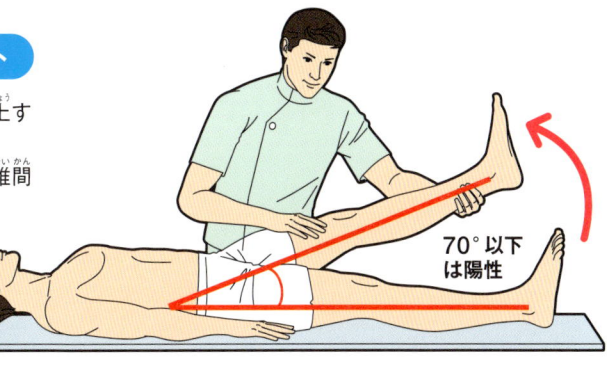

70°以下は陽性

腰部脊柱管狭窄症

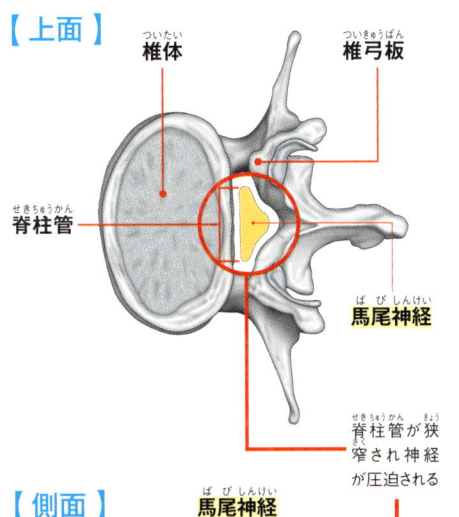

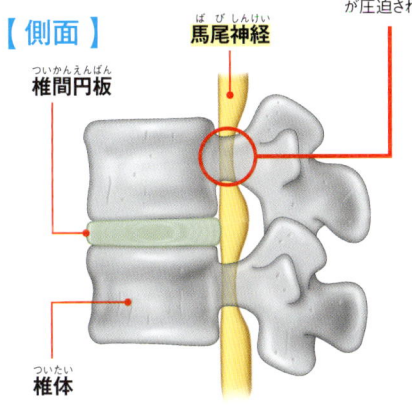

【上面】
- 椎体
- 椎弓板
- 脊柱管
- 馬尾神経
- 脊柱管が狭窄され神経が圧迫される

【側面】
- 椎間円板
- 馬尾神経
- 椎体

【おもな症状】

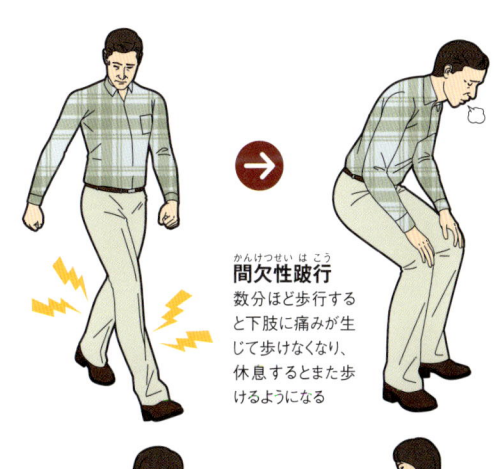

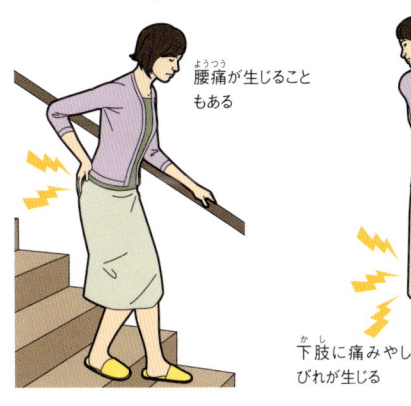

間欠性跛行
数分ほど歩行すると下肢に痛みが生じて歩けなくなり、休息するとまた歩けるようになる

腰痛が生じることもある

下肢に痛みやしびれが生じる

NOTE

いわゆる「ぎっくり腰」とは？

よく「ぎっくり腰になった」と言うが、正式な定義はない。
一般に、不自然な姿勢や動作（重い物を持ち上げる、腰を捻るなど）をしたときに、仙腸関節が後屈位でロックしたり、腰椎の関節包や靱帯、筋が損傷したり捻挫を起こし、腰痛を発生するものを「ぎっくり腰（魔女のひと突き）」という。
医学的には急性腰痛症という。
ぎっくり腰には、腰椎椎間板ヘルニアなどの疾患がかくれていることがある。

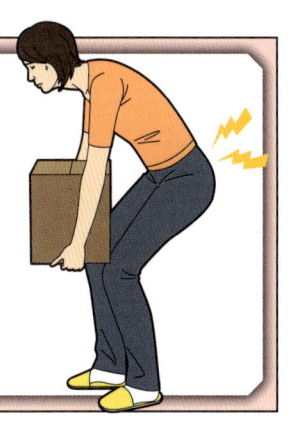

頭部・顔面の骨・関節・筋肉

PART 2　体幹の動き 10　　●頭部・顔面の運動 ▶P124　●頭部・顔面の障害 ▶P126

頭部・顔面は多くの骨が組み合わさることで構成されている。頭部の骨は不動性結合である。顔面の表情を作る筋は、顔面や頭蓋にある皮筋である。

頭と顔の骨

頭蓋骨は23個の骨によって構成されている（▶下図）。

頭蓋骨は、脳を収める脳頭蓋と、顔の骨である顔面頭蓋の2つに分かれる。

❶**脳頭蓋（頭蓋冠）（8個）**：前頭骨、後頭骨、頭頂骨（左右）、側頭骨（左右）、蝶形骨（翼状突起を除く）、篩骨（篩板）。

❷**顔面頭蓋（17個）**：篩骨（篩板を除く）、蝶形骨（翼状突起）、下鼻甲介（左右）、涙骨（左右）、鼻骨（左右）、鋤骨、上顎骨（左右）、口蓋骨（左右）、頬骨（左右）、下顎骨、舌骨。

顎関節

顎関節（▶P124、126）は、頭蓋における唯一の可動関節であり、解剖学的には、側頭骨の**下顎窩**と下顎骨の**下顎頭**、**関節円板**から構成される。

側頭骨の関節部は、前方に位置する凸型の**関節結節**と、中間に位置する凹型の**関節窩**（下顎窩）、後方に位置する凸型の関節後突起がある。

下顎骨は馬蹄のような形をしており、顔の下部を構成している。いわゆる「下あご」と呼ばれる部分である。下顎骨の関節突起は、後端に位置して側頭骨と関節を成している。

頭蓋骨

頭蓋骨は脳頭蓋8個と顔面頭蓋17個（篩板を除く篩骨、蝶形骨の翼状突起、舌骨を含む）がある（図には口蓋骨、舌骨はない）

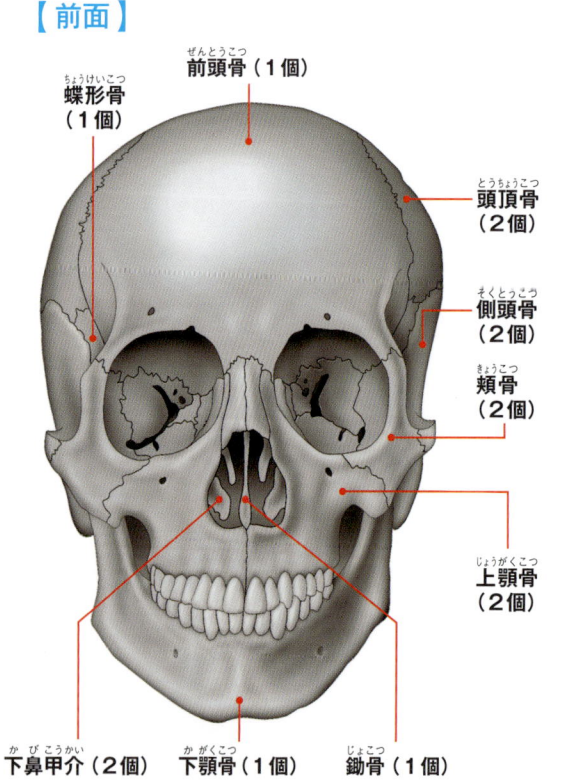

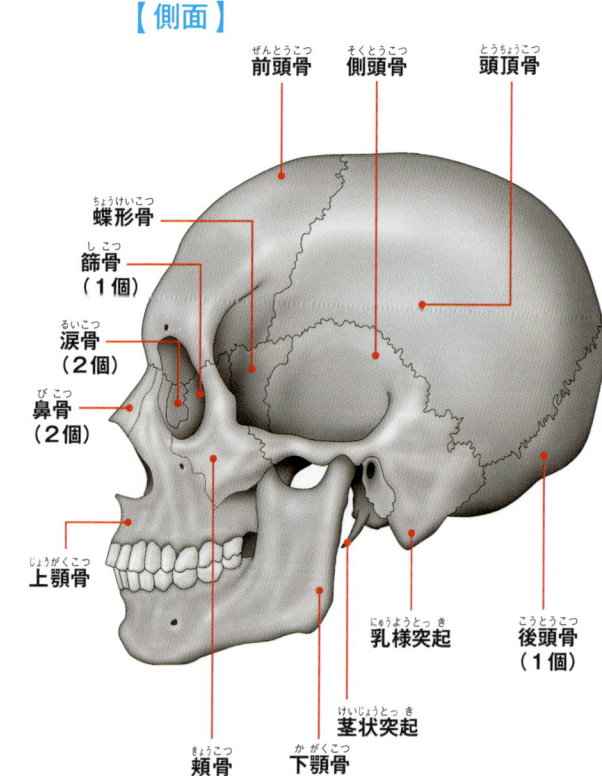

【前面】
- 蝶形骨（1個）
- 前頭骨（1個）
- 頭頂骨（2個）
- 側頭骨（2個）
- 頬骨（2個）
- 上顎骨（2個）
- 下鼻甲介（2個）
- 下顎骨（1個）
- 鋤骨（1個）

【側面】
- 前頭骨
- 側頭骨
- 頭頂骨
- 蝶形骨
- 篩骨（1個）
- 涙骨（2個）
- 鼻骨（2個）
- 上顎骨
- 乳様突起
- 後頭骨（1個）
- 茎状突起
- 頬骨
- 下顎骨

顔面の靭帯

関節包は顎関節を包み込み、**外側靭帯**、**蝶下顎靭帯**、**茎突下顎靭帯**などが補強している。

顎関節の関節円板は下顎頭と下顎窩の間に存在し、**関節包**と**外側翼突筋上頭**に付着している。顎関節に加わった衝撃を吸収する役割のほか、運動時の関節表面の適合性を保つ役割を担っている。関節円板は、下顎頭とともに働き、開口時に下顎頭が前方に動き、閉口時に後方に戻る（▶P126、127）。

頭筋

頭筋は、解剖学的には**咀嚼筋**と**表情筋**に分けられる。

咀嚼筋は**深頭筋**ともいい、すべて頭蓋から起始し下顎骨に停止する。主として下顎骨の挙上（咬みしめる動き）を行う。咀嚼筋には側頭筋、咬筋、外側翼突筋、内側翼突筋がある。

表情筋は**浅頭筋**ともいい、顔面皮下にあり、骨から起始し皮膚に停止する**皮筋**であり、**目や口、鼻などを動かす**。顔面神経の支配を受けている（▶P125）。

頭筋

頭筋には咀嚼筋と表情筋がある。図の前面の側頭筋、咬筋以外はすべて表情筋である

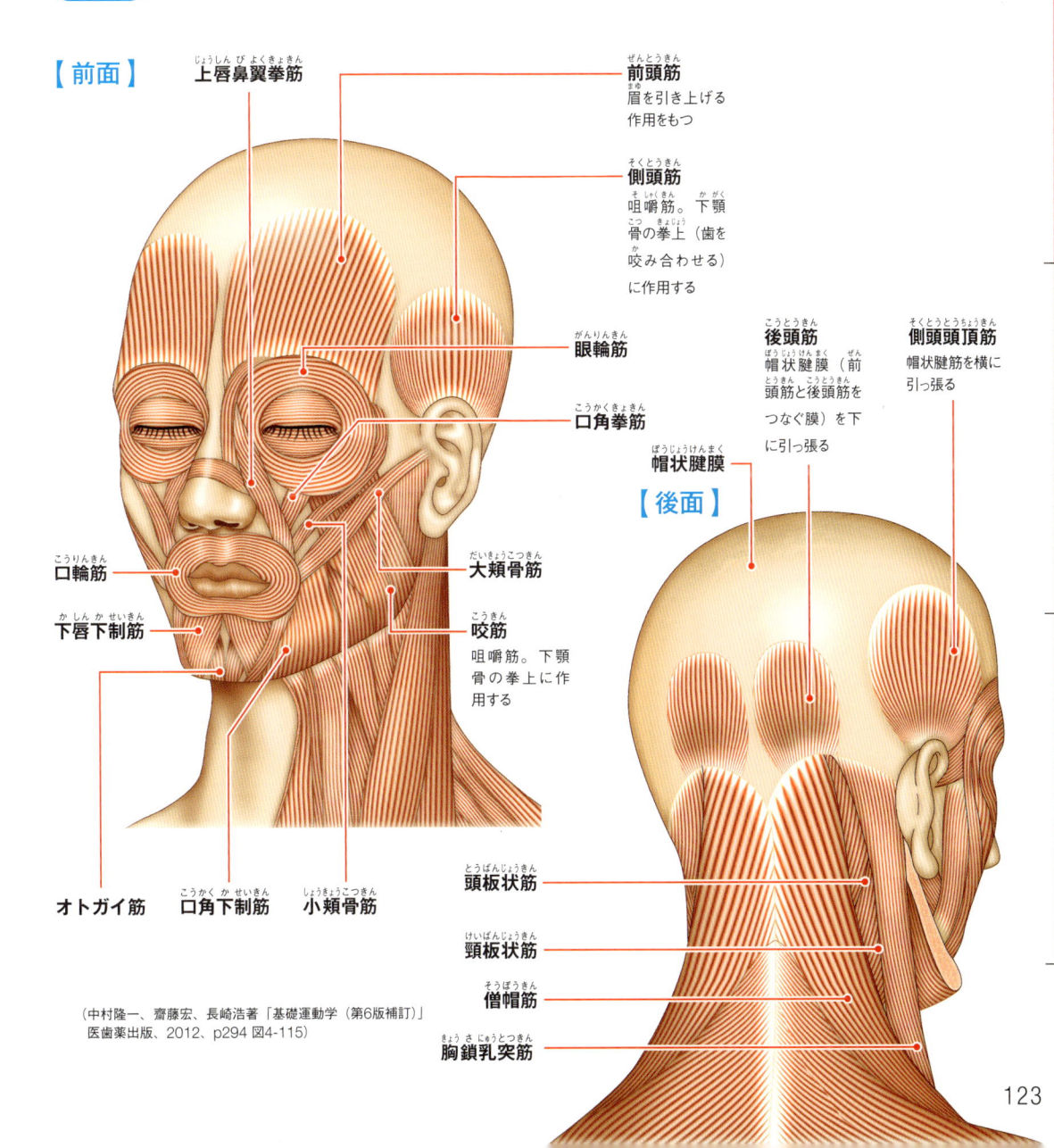

【前面】

- 上唇鼻翼挙筋
- 前頭筋：眉を引き上げる作用をもつ
- 側頭筋：咀嚼筋。下顎骨の挙上（歯を咬み合わせる）に作用する
- 眼輪筋
- 口角挙筋
- 口輪筋
- 大頬骨筋
- 下唇下制筋
- 咬筋：咀嚼筋。下顎骨の挙上に作用する
- オトガイ筋
- 口角下制筋
- 小頬骨筋

【後面】

- 後頭筋：帽状腱膜（前頭筋と後頭筋をつなぐ膜）を下に引っ張る
- 側頭頭頂筋：帽状腱膜を横に引っ張る
- 帽状腱膜
- 頭板状筋
- 頸板状筋
- 僧帽筋
- 胸鎖乳突筋

（中村隆一、齋藤宏、長崎浩著『基礎運動学（第6版補訂）』医歯薬出版、2012、p294 図4-115）

頭部・顔面の運動

PART 2 体幹の動き 11 ●頭部・顔面の骨・関節・筋肉 ▶P122　●頭部・顔面の障害 ▶P126

咀嚼運動では、顎関節と咀嚼筋が重要な役割を担っている。
「笑い」「怒り」などのさまざまな表情は、表情筋と呼ばれる筋群の働きによる。

咀嚼運動と顎関節、咀嚼筋

咀嚼とは、摂取した食物を歯で咬み、粉砕することをいう。その場合、固定されている頭蓋骨（▶P122）と上顎骨に対し、下顎骨が上下、水平に動くことで食物を咬み、すりつぶすことができる。

顎関節（▶P122、126）は下顎の挙上（閉口）と下制（開口）、前進と後退、外側への移動が可能であり、これらの動作を組み合わせることによって複雑な咀嚼運動が行われる。

開口の運動（▶P127）は、顎関節の下部における下制と関節の上部における前進とが同時に行われる。開口が小さいときは、下顎頭は下顎窩の中で回転運動を行い、開口が大きくなると下顎窩を逸脱し、関節結節の前方まで移動する。下顎を下に引き、開口させるのは、顎二腹筋*や顎舌骨筋*などであり、外側翼突筋に

顎関節運動にかかわる筋

顎関節運動には、側頭筋、咬筋、内側翼突筋、外側翼突筋などが関与している

【咬筋と側頭筋の層】

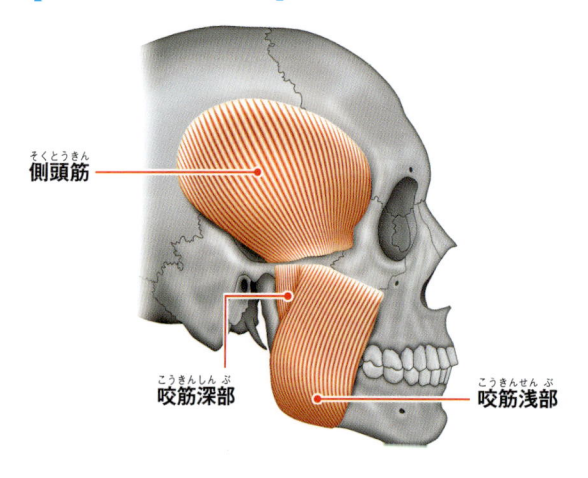

側頭筋
咬筋深部
咬筋浅部

【咬筋と側頭筋の層（頬骨突起を削除）】

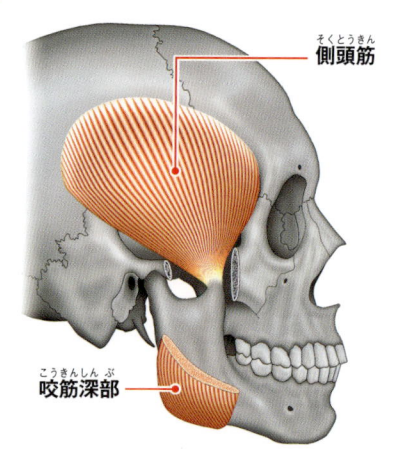

側頭筋
咬筋深部

【外側翼突筋、内側翼突筋の層】

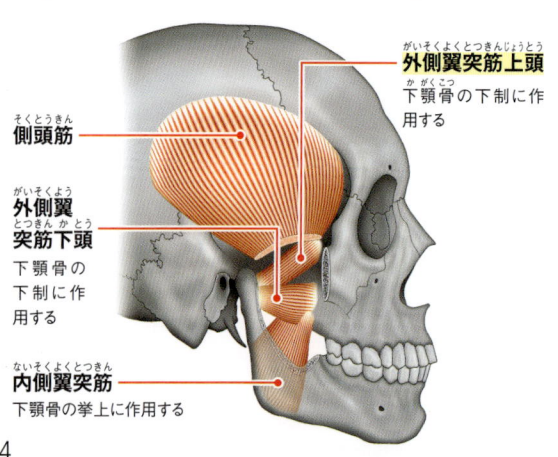

側頭筋
外側翼突筋上頭
下顎骨の下制に作用する
外側翼突筋下頭
下顎骨の下制に作用する
内側翼突筋
下顎骨の挙上に作用する

【頸部の筋層】

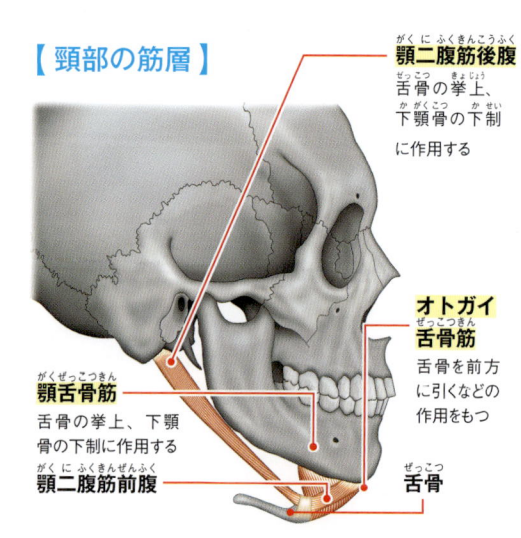

顎二腹筋後腹
舌骨の挙上、下顎骨の下制に作用する
オトガイ舌骨筋
舌骨を前方に引くなどの作用をもつ
顎舌骨筋
舌骨の挙上、下顎骨の下制に作用する
顎二腹筋前腹
舌骨

よって下顎が下制される。

閉口の動きは、**咬筋、側頭筋、内側翼突筋**の**閉口筋**によって下顎頭を前進させ、下顎底が挙上するのを助ける。

下顎の前進（前方突出）は、両側の関節円板が下顎窩の中を前に出て、下顎を開こうとする通常の回旋運動は、閉口筋の協同作業によって妨げられる。外側翼突筋が同時に働き、閉口筋の協力活動で下顎は前進する。後退は前進と反対の運動であり、側頭筋の後部が作用する。

下顎の外側への移動は、反対側の外・内側翼突筋が作用する。外側翼突筋が作用すると、その関節円板が前方に滑り、もう一側はその場にとどまる。

咀嚼運動では、まず一側の下顎頭の前進運動で下顎の外側への移動が起こり、次いで下顎は閉口筋の働きと歯の咬み合いで後方に動く。下顎頭は交互に移動することもあれば、片側の歯で咀嚼する場合のように、同側の下顎頭が繰り返し移動することもある。

おもな表情と表情筋

表情筋の運動は、顔面神経の支配をうけており、この神経が麻痺すると表情筋に障害が起こる。

頭蓋表面の筋には前頭筋がある。眼裂周囲の筋としては、皺眉筋、眼輪筋などがある。鼻部の筋では鼻根筋、口裂周囲の筋では上唇鼻翼挙筋、上唇挙筋、小頬骨筋、大頬骨筋、頬筋、口角挙筋、口輪筋、口角下制筋、オトガイ筋などがある（▶下図）。

広頸筋の顔面部

広頸筋は、下顎骨から頸部につながる大きな皮筋である。頸部および鎖骨下方の皮膚を上方に引き、筋膜を緊張させる。

注目 Keyword
*顎二腹筋、顎舌骨筋
頸部の筋で、下顎骨の下制、舌骨の挙上に作用する。

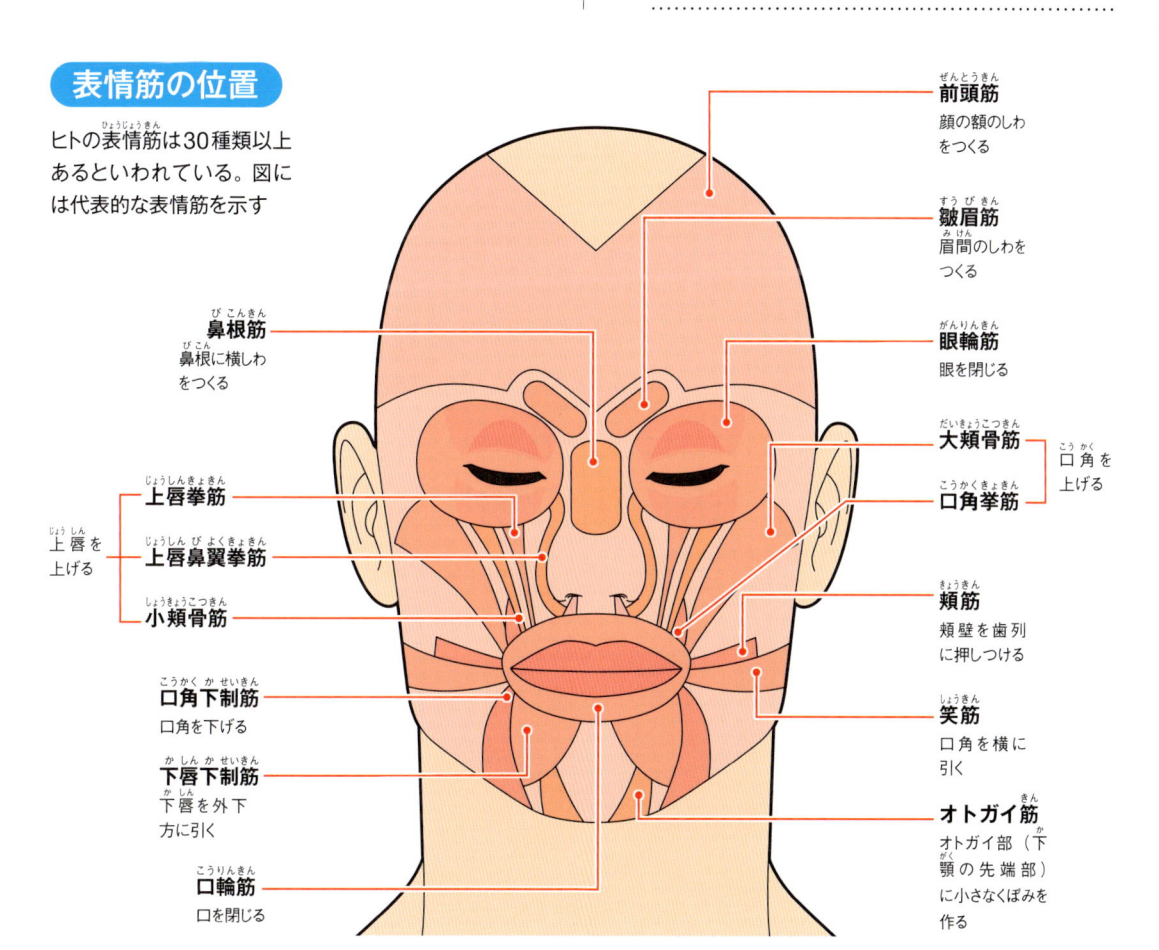

表情筋の位置

ヒトの表情筋は30種類以上あるといわれている。図には代表的な表情筋を示す

- **前頭筋** 顔の額のしわをつくる
- **皺眉筋** 眉間のしわをつくる
- **眼輪筋** 眼を閉じる
- **鼻根筋** 鼻根に横じわをつくる
- **大頬骨筋／口角挙筋** 口角を上げる
- **上唇挙筋** 上唇を上げる
- **上唇鼻翼挙筋**
- **小頬骨筋**
- **頬筋** 頬壁を歯列に押しつける
- **口角下制筋** 口角を下げる
- **笑筋** 口角を横に引く
- **下唇下制筋** 下唇を外下方に引く
- **オトガイ筋** オトガイ部（下顎の先端部）に小さなくぼみを作る
- **口輪筋** 口を閉じる

PART 2 体幹の動き 12 ●頭部・顔面の骨・関節・筋肉 ▶P122 ●頭部・顔面の運動 ▶P124

頭部・顔面の障害

顎関節症は、「口を開けると音がする」「顎を動かすと痛い」
「ものが咬みにくい」などの症状が現れる病気であり、さまざまな要因が考えられる。

顎関節症

顎関節症とは、顎関節や咀嚼筋（▶P122、124）の**疼痛、関節雑音、開口障害*** または顎運動異常をおもな症状とする慢性疾患である。

顎関節症は、Ⅰ型（咀嚼筋障害）、Ⅱ型（関節包・靱帯障害）、Ⅲ型（関節円板障害）、Ⅳ型（変形性関節症）に分類される。系統的診断法では、まずⅣ型か否かを診断し、次いでⅢ型、Ⅰ型、Ⅱ型、その他へと診断を進める。

また、顎関節症は、食事や歯科治療などの外傷性因子、発育異常や頭部前方位姿勢、不正な咬み合わせといった解剖学的因子、炎症性疾患による関節機構障害などの病態学的因子、ストレスなどの心理社会的因子も関与して発症することが知られている。

顎関節症の3大症状は**開口障害、開口時痛、顎関節部の雑音**である。そのほか、頭痛や耳痛、頸部痛、歯痛などを併発することもある。

通常は、開口は38～60mm、外側移動は8～10mm、前進移動は6～8mmである。

顎関節症の初期症状としては、顎関節の**クリッキング**を伴い、咀嚼筋の協調性が障害されることが多い（▶下図、右図）。クリッキングは、関節円板の復位を伴う転位でみられるもので、開口時に下顎頭が円板の後方肥厚部を乗り越えて正常な位置関係に戻るときに「カクカク」、「コキコキ」という音がする。

また、開口障害の中でも、関節円板が前方に転位してしまい、口を閉じても開けても元の位置に戻らない**クローズ・ドロック**という状態があると、患者の苦痛が非常に強くなる。

顎関節症の多くは徴候が一時的で、悪化することは少ないため、通常はカウンセリング、自己管理法の指導と同時に、薬物療法や理学療法を行う。

顎関節の構造

正常では、閉口して歯を咬み合わせている状態（咬頭嵌合位）でも、開口時でも、関節円板は常に下関節腔の上にある

【矢状断面】

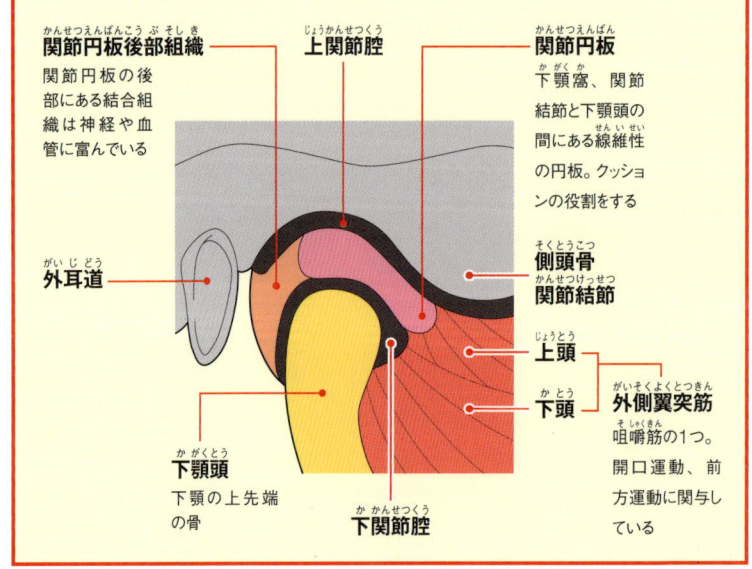

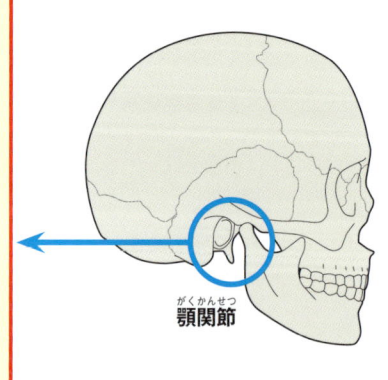

- **関節円板後部組織**：関節円板の後部にある結合組織は神経や血管に富んでいる
- **上関節腔**
- **関節円板**：下顎窩、関節結節と下顎頭の間にある線維性の円板。クッションの役割をする
- **外耳道**
- **側頭骨 関節結節**
- **上頭**
- **下頭**
- **外側翼突筋**：咀嚼筋の1つ。開口運動、前方運動に関与している
- **下顎頭**：下顎の上先端の骨
- **下関節腔**

顎関節

顎関節症における理学療法の目的は、疼痛のコントロールと、正常な顎関節運動の再獲得、顎関節運動に関与する筋力・筋長・拮抗筋とのバランス再獲得、習慣・姿勢・リラクセーションに対する教育である。

> **注目 Keyword**
>
> *****開口障害** trismus
> 上下顎前歯切縁間距離で示される開口量が無痛状態で40mm未満のものをいう。

開口運動

【正常な開口運動】

開口の動きでは、顎関節の下部における下制と、関節の上部における前進とが同時に行われる

咬頭嵌合位

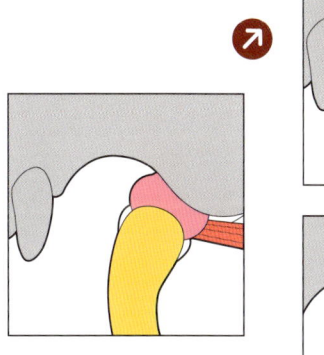

開口スタート
❶ 開口の初期では、下顎頭は開口量20mmまで、下顎窩の中で回転運動を行う

閉口
❸ 関節円板が関節結節の下を後方に滑る

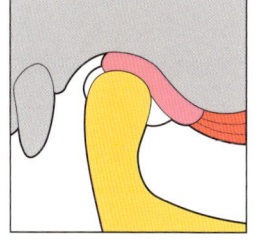

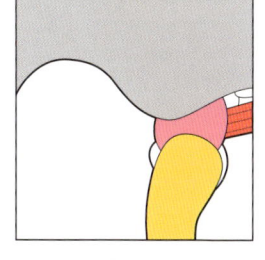

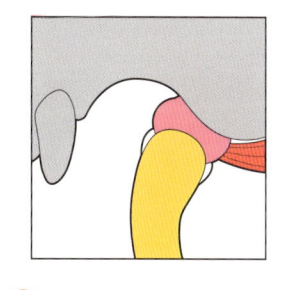

最大開口位

❷ 開口量20mm以上になると、下顎頭は下顎窩を逸脱し、関節結節の前方まで移動する

【クリッキング】

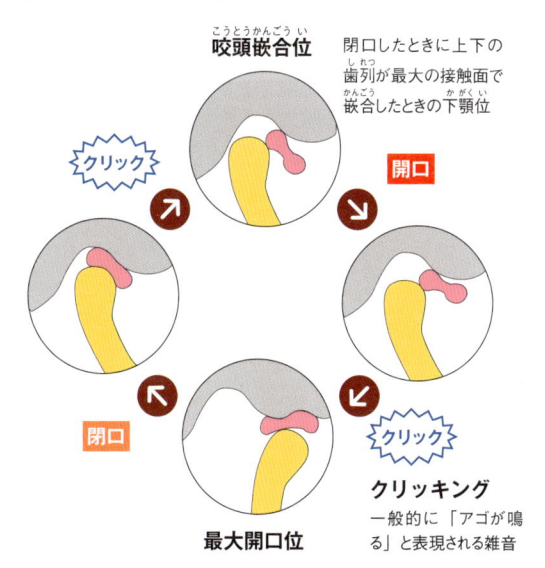

咬頭嵌合位
閉口したときに上下の歯列が最大の接触面で嵌合したときの下顎位

クリック
開口

クリッキング
一般的に「アゴが鳴る」と表現される雑音

閉口
最大開口位

復位性の関節円板前方転位に伴うクリッキング。関節円板が前方に転位していて、下顎頭が関節円板の後方肥厚部を越える（復位する）ときに雑音が生じる

【クローズド・ロック】

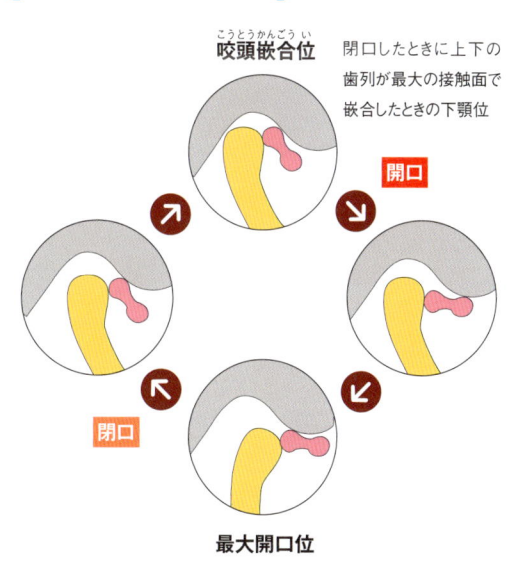

咬頭嵌合位
閉口したときに上下の歯列が最大の接触面で嵌合したときの下顎位

開口

閉口
最大開口位

関節円板が復位しなくなった状態を非復位性の関節円板前方転位といい、普段はクリッキングがあり、口が開けられるが、ときどき図のようにロックして開かなくなるという状態を間欠的クローズド・ロックという

column
ロコモティブシンドロームとは何か

●ロコモティブシンドローム

"ロコモティブシンドローム（locomotive syndrome）"（以下、ロコモ）は、「加齢に伴う運動器の機能の低下により、要介護状態や寝たきり状態になっていたり、その危険性の高い状態」をあらわすものであり、日本整形外科学会によって提唱された新しい言葉です。ロコモが提唱された背景には、高齢化が進む日本において、運動器の障害のために要介護状態となる人が増えており、予防を講じる必要があるとの考えがありました。厚生労働省も、この言葉を周知させ、寝たきり高齢者を激減させ、介護費削減を狙っています。

●ロコモになる要因

ロコモティブとは、「運動の」という意味です。能動的な意味合いをもつ言葉で、「運動器」は広く「人の健康の根幹である」という考えを背景とし、「年齢」に否定的なイメージを持ち込まないことが必要だと考えて、選んだものです。

その運動器（locomotive organs）とは、骨・関節・靱帯、脊椎・脊髄、筋肉・腱、末梢神経など、体を支え（支持）、動かす（運動・移動）役割をする器官の総称です。それぞれが共同して1つの動きを形成しています。1つの運動器が障害すると、ほかの運動器が補うはたらきをしますが、その状態が長く続くと、補った運動器だけでなく、全身の機能が低下していきます。つまり、ロコモは、運動器ごとの障害と考えるのではなく、運動器全体の問題と捉えているのです。

ロコモになる要因は次のとおりです。

❶運動器疾患：関節や背部の痛み、関節や脊柱の変形など。

❷筋力の低下：加齢による筋力の低下は下肢、体幹で顕著。

❸バランス能力の低下：筋力が低下すると片脚起立時間が短くなり、転倒しやすくなる。

❷と❸については、「ロコモーションチェック（ロコチェック）」で自己チェックすることができます（▶右表）。

ロコチェック
❶片脚立ちで靴下がはけない
❷家の中でつまずいたり滑ったりする
❸階段を上るのに手すりが必要である
❹横断歩道を青信号で渡りきれない
❺15分くらい続けて歩けない
❻2kg程度の買い物をして持ち帰るのが困難である（1リットルの牛乳パック2個程度）
❼家のやや重い仕事が困難である（掃除機の使用、布団の上げ下ろしなど）

（日本整形外科学会 ロコモパンフレットより）

●ロコトレで筋力やバランス能力を向上

ロコモの対処の基本は、治療とトレーニング「ロコモーショントレーニング（ロコトレ）」です。ロコトレは、低下した筋力やバランス能力を向上させることを目的としたもので、膝関節などへ過剰な負担をかけず、下半身の筋力を鍛えると同時に、バランス能力を高める運動（ロコトレ）が有効です。「スクワット」と「片脚立ち」が基本となります。ロコトレは、リハビリテーション施設などでも取り入れられています。

PART 3

姿勢と歩行の
しくみ

基本となる姿勢は、臥位、座位、立位である。立位姿勢が安定するためには、重心の高さ、支持基底の広さなどが重要となる。歩行とは、重力に抗して立位姿勢を保ちながら身体を移動させることである。

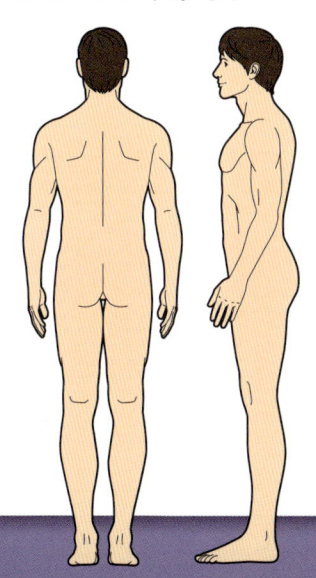

PART 3　姿勢を支える筋肉・関節　1　　●運動の法則 ▶P38　●姿勢の安定性 ▶P132

重心と姿勢の関係

立位姿勢の人体の重心位置は、骨盤内の仙骨（第2仙椎）やや前方にあるが、身体を動かすと重心は移動する。

重心とは

地球上のすべての物体には**質量**があり、**重力**が作用している（▶P38）。われわれは、意識の有無にかかわらず重力の影響を受けながら動作、姿勢制御（▶P132）を行っている。

物体に作用する重力の合点を**重心**（質量中心）といい、重心を通る垂直線を**重心線**という。人体も質量を持つため重心がある。人体は体幹（頭部含む）、上肢、下肢などに分けることができるが、それぞれに質量がある。そのため、各部位の移動に伴い姿勢が変化すると、人体の**重心位置**も変化する。

ヒトが立位姿勢にあるとき、人体の重心は骨盤内で**第2仙椎のやや前方**にあると考えられている。また、椅子座位では第9胸椎の前方にあると考えられている。重心位置はプロポーションによって個人差があり、年齢によっても異なる。身長に対する重心の高さを足底から測定すると、**成人男性は約56％**、**女性では約55％**の位置にある（▶下図）。

なお、幼児においては、頭部の大きさが成人に比べて相対的に大きいため、重心位置が高くなり、立位姿勢は不安定になる（▶下図）。これが幼児が転びやすい原因の1つになっている。

重心の測定方法

物体の重心位置を知るには、さまざまな方法がある。物体をある1点で吊り下げたとき、その**鉛直線**＊は物体の重心を通るという原理を利用し、異なる2点からそれぞれ物体の重心線

人体の重心位置

【立位姿勢】

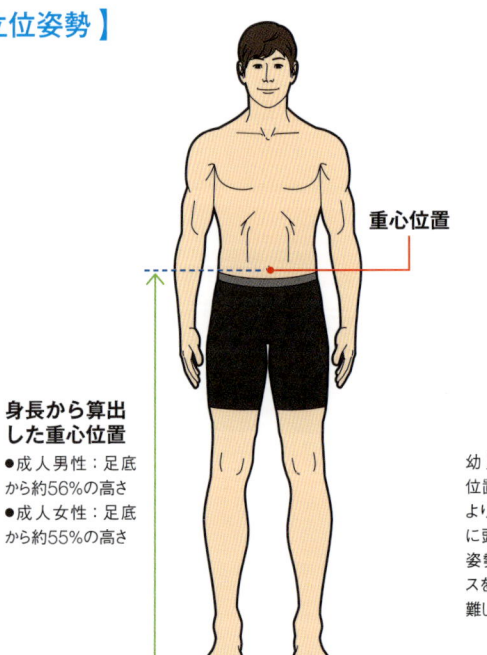

重心位置

身長から算出した重心位置
- 成人男性：足底から約56％の高さ
- 成人女性：足底から約55％の高さ

幼児と成人の重心位置

身長を等しくして重心位置をみたもの

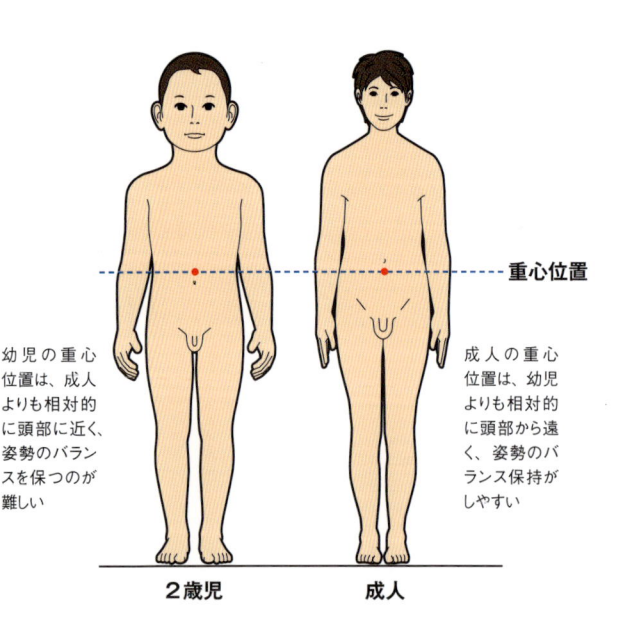

重心位置

幼児の重心位置は、成人よりも相対的に頭部に近く、姿勢のバランスを保つのが難しい

成人の重心位置は、幼児よりも相対的に頭部から遠く、姿勢のバランス保持がしやすい

2歳児　　成人

を測定し、その交点が重心となる（▶下図）。

人体の重心は、体重計を用いて測定できる（**直接法**▶下図）。まず板の一端を支持台に乗せ、もう一端の近くを体重計の上に乗せる。被検者（ひけんしゃ）は、その板の上で背臥位（仰臥位）になってもらう。この方法で人体の重心位置を求めることができる。ただし、この方法では運動中の重心位置を求めることはできない。

運動中の重心位置は、間接的な作図法によって求める（**間接法**）。カメラや画像を用いて、複数の体節の合成重心を求め、運動場面ごとの重心位置を決める。身体の合成重心は姿勢によって変化する。また、運動の場面によっては、重心位置が身体の外に存在することもある。

注目 Keyword

＊**鉛直線**（えんちょくせん） plumb line
糸におもりをつけて下げたときに糸が示す方向、すなわち重力の方向の直線をいう。鉛直線は水平面と直角に交わる。

物体の重心の測定法

物体を1点で吊り下げたとき、その鉛直線は物体の重心を通る。異なる任意の箇所で吊り下げ、各鉛直線の交点を求めることで、物体の重心を測定できる

【❶】　【❷】　【重心（❶と❷の交点）】

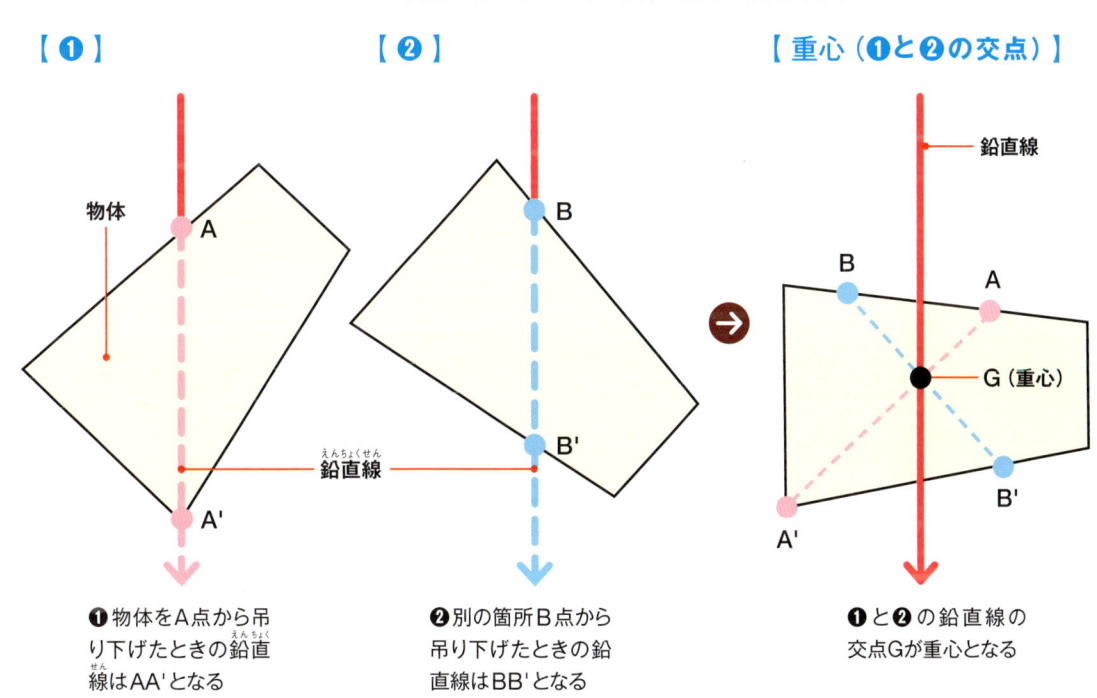

❶物体をA点から吊り下げたときの鉛直線はAA'となる

❷別の箇所B点から吊り下げたときの鉛直線はBB'となる

❶と❷の鉛直線の交点Gが重心となる

身体の重心位置の測定（直接法）

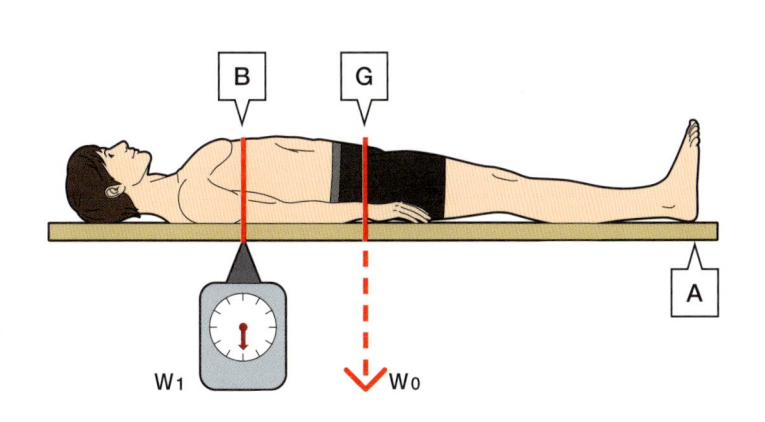

- ●重心の位置
  $AB \times W_1 = AG \times W_0$

- ●足底から重心までの距離
  $AG = \dfrac{AB \times W_1}{W_0}$

- ●重心の高さ（％）＝$\dfrac{AG}{身長} \times 100$

A ：支持台の位置　B ：体重計の位置
G ：重心の位置　　W_1：体重計の目盛
W_0：体重
AB：AからBの距離（cm）
AG：AからGの距離（cm）

姿勢の安定性

姿勢を安定させる要因はいくつもあるが、なかでも立位姿勢の保持において、支持基底が広いほど姿勢の安定性がよくなる。

姿勢を安定させる因子

姿勢の安定性に関する因子としては、次のものがある。

❶重心の高さ：重心（▶P130）の高さが低いほど外力に対する安定性がよい（▶下図）。

❷支持基底の広さ：支持基底とは、立位姿勢において、両足底およびその間の部分を合計した面積をいう。支持基底が広いほど安定性が高く、重心線の位置が支持基底内の中心線に近いほど安定性が高い（▶右図）。

❸重心線の支持基底に対する位置：重心線の位置が支持基底内の中心に近いほど多方向からの外力に対して安定性はよく、辺縁に接近するほどある方向からの外力に対する安定性が悪くなる。

❹摩擦抵抗：接触面の摩擦抵抗が大きいほど外力に対する安定性はよい。

❺物体の質量：物体の質量が大きいものほど外力に対する安定性はよい。

❻構造物と重心線の関係：各分節の重心線が一致し、構造物がまとまって並ぶほど安定性はよい。

❼その他：心理的要因や生理学的要因などが関与する。

姿勢制御

ある姿勢をとり、それを維持する機能を**姿勢制御**という。安静立位姿勢であっても、身体は

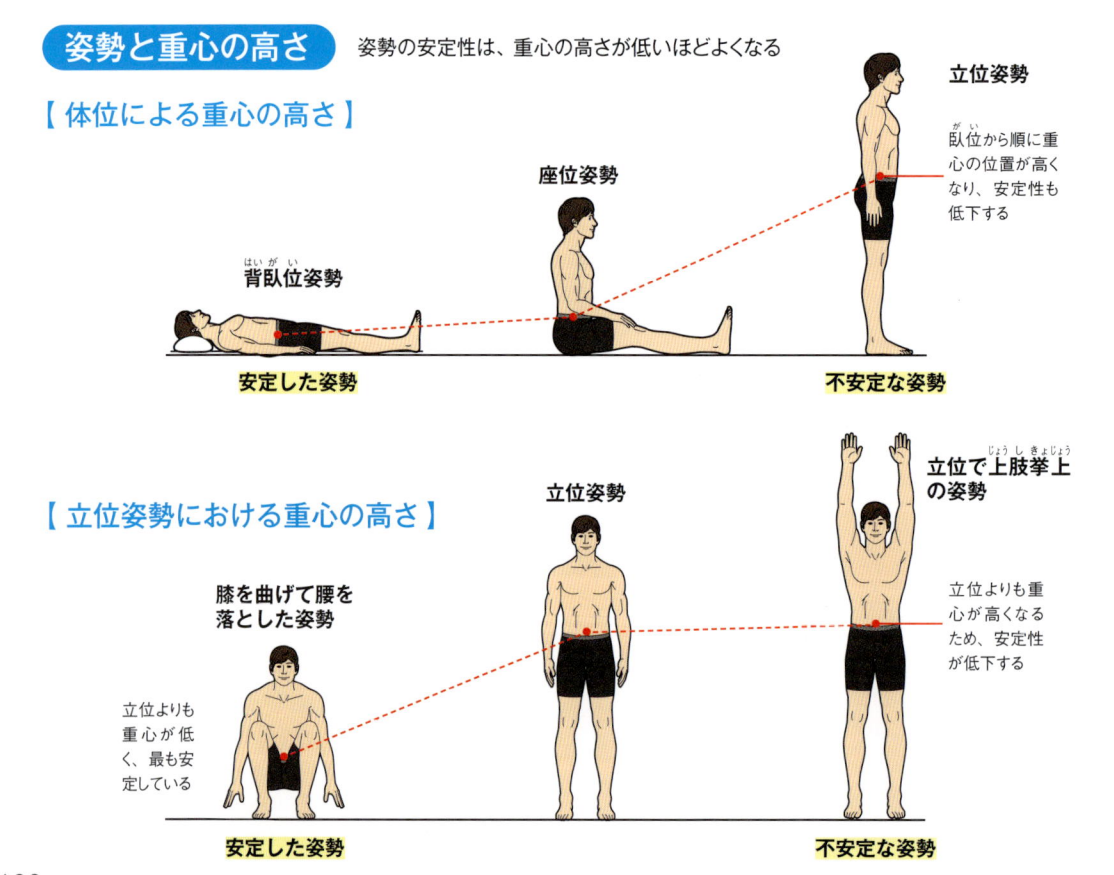

姿勢と重心の高さ
姿勢の安定性は、重心の高さが低いほどよくなる

【 体位による重心の高さ 】

背臥位姿勢 — 安定した姿勢
座位姿勢
立位姿勢 — 不安定な姿勢
臥位から順に重心の位置が高くなり、安定性も低下する

【 立位姿勢における重心の高さ 】

膝を曲げて腰を落とした姿勢 — 安定した姿勢
立位よりも重心が低く、最も安定している

立位姿勢

立位で上肢挙上の姿勢 — 不安定な姿勢
立位よりも重心が高くなるため、安定性が低下する

たえず重心の移動を補正する活動を行っている。
　安定した姿勢を保持するには、視覚系、前庭系*、体性感覚系*からの入力（**感覚入力**）により、身体各部の重力方向や頭部の空間における位置などの情報が大脳・小脳などの中枢神経系で統合され、身体動揺を最小限にして重心線が支持基底内にとどまるよう骨格筋に指示が送られ筋の収縮が起こる（**運動出力**）。このように感覚入力と運動出力がセットになって行われる。
　重力に対して姿勢を保持するために働く抗重力筋については、P134で説明する。

注目 Keyword

＊前庭系 vestibular system
前庭器官には卵形嚢、球形嚢、三半規管がある。前者の2つは上下および水平方向の直線加速度を感じ、三半規管は回転加速度を感じる。

＊体性感覚系 somesthetic system
内臓感覚以外の、体性神経によって伝えられる感覚をいう。皮膚感覚（触覚・痛覚など）、深部感覚（筋、腱、関節にある受容器）などがある。

支持基底の広さと安定性

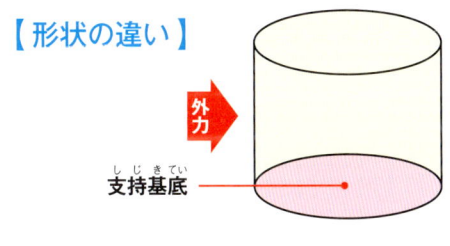

【形状の違い】

外力がかかっても、支持基底が広いため安定している

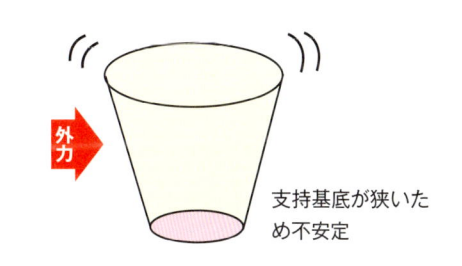

支持基底が狭いため不安定

【両足の位置による違い】

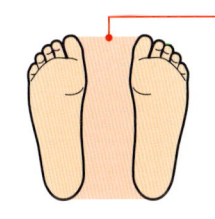

支持基底

両足を閉じた状態は支持基底が狭く不安定

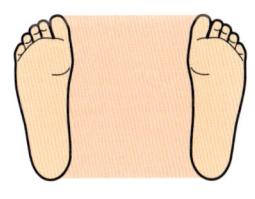

両足を開くと支持基底が広くなり安定する

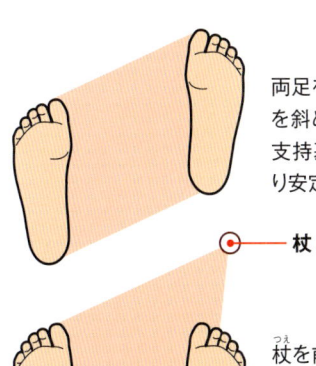

両足を開いて片足を斜め前にすると支持基底が広くなり安定する

杖

杖を前に置いた状態はさらに支持基底が広くなり安定性が高まる

【立位姿勢による違い】

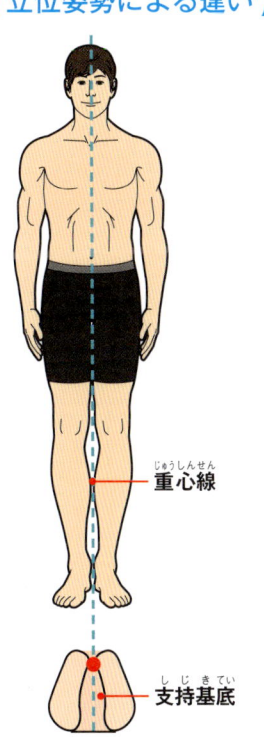

重心線

支持基底

両足立位
重心線は支持基底の中心にあるため安定している

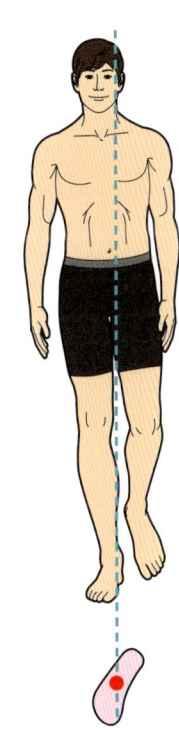

片足立位
次の理由から不安定な状態になる
❶支持基底が狭くなる
❷重心線が相対的に偏る

PART 3　姿勢を支える筋肉・関節　3　　●関節の分類 ▶P16　　●重心と姿勢の関係 ▶P130

立位姿勢と座位姿勢

安定した立位姿勢とは、重心線が足関節の前方を通り、背側の抗重力筋が活動する。
座位姿勢では、端座位は支持基底内に重心線があり安定している。

抗重力姿勢と抗重力筋

立位や座位など、重力に対抗する姿勢を**抗重力姿勢**といい、そのために働く筋を**抗重力筋**という（▶下図）。
❶**身体の背側の抗重力筋**：脊柱起立筋群、大殿筋、ハムストリングス、下腿三頭筋。
❷**身体の腹側の抗重力筋**：頸部屈筋群、腹筋群、腸腰筋、大腿四頭筋、前脛骨筋。

立位姿勢を保持するには、背側の脊柱起立筋群のほうが腹筋群よりも優位に活動している。一方、**楽な立位姿勢**になると、腹筋群の活動が活発になる。また、**休めの姿勢**をとった場合は、休足側の体幹筋群と下肢筋群はほとんど活動せず、支持足側の腓腹筋と前脛骨筋が活動する。

なお、頸部伸筋群、脊柱起立筋群、大腿二頭筋、ヒラメ筋を**主要姿勢筋**という。

基本的な立位姿勢

安静立位姿勢における理想的なアライメント*は重心線にほぼ一致している（▶右図）。

側方のアライメントについては、背面から見て、❶外後頭隆起、❷椎骨棘突起、❸殿裂、❹両膝関節の内側の中心、❺両内果間の中心、の5つの指標が**同一の矢状面**（▶P17）にあって垂直であればよい。

前後方向のアライメントについては、側面から見て、❶耳垂、❷肩峰、❸大転子、❹膝関節前部（膝蓋骨後面）、❺外果の2～3cm前部、の5つの指標が**同一の前額面**（▶P17）にあって垂直であればよい。つまり、重心線（▶

抗重力筋

抗重力筋は腹側と背側にある

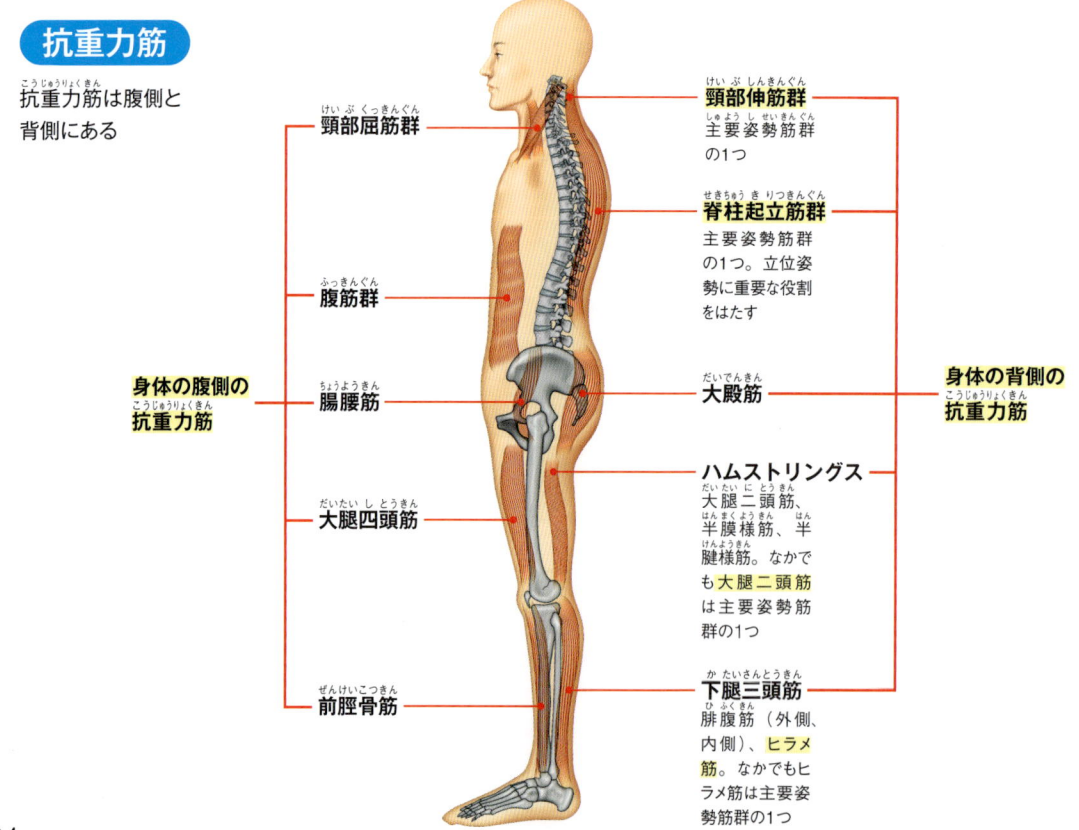

身体の腹側の抗重力筋
- 頸部屈筋群
- 腹筋群
- 腸腰筋
- 大腿四頭筋
- 前脛骨筋

身体の背側の抗重力筋
- 頸部伸筋群：主要姿勢筋群の1つ
- 脊柱起立筋群：主要姿勢筋群の1つ。立位姿勢に重要な役割をはたす
- 大殿筋
- ハムストリングス：大腿二頭筋、半膜様筋、半腱様筋。なかでも大腿二頭筋は主要姿勢筋群の1つ
- 下腿三頭筋：腓腹筋（外側、内側）、**ヒラメ筋**。なかでもヒラメ筋は主要姿勢筋群の1つ

P130) は足関節の前方をとおるため、身体の背側の抗重力筋が重要となる。

基本的な座位姿勢

座位姿勢（▶P136）は、立位姿勢と並んで基本的な姿勢の1つである。基本となる座位姿勢は、頸部と体幹は垂直になり、股関節と膝がほぼ直角に曲がり、足底が地面についている状態である。この状態を**端座位（椅子座位）**という。この状態は支持基底内に重心線が収まっているため、安定した座位姿勢といえる（▶下図）。

座位姿勢では、重心線は第9胸椎の前方にあるため、姿勢を直立に保持するには、脊柱起立筋と腹筋群の筋緊張が必要となる。とくに重心線が支持基底の辺縁に近いため、腹筋群の緊張が必要となる。また、座位姿勢をしばらく続けるためには、下肢の筋群の活動も必要となる。

注目 Keyword

＊アライメント *alignment*
アライメントとは、「配列、整列」といった意味がある。姿勢で用いる場合、体幹および四肢の骨指標が一列に整列している状態をいう。

基本の立位姿勢

【 側方のアライメント 】
❶～❺の指標が同一の矢状面にあって垂直
重心線
❶ 外後頭隆起
❷ 椎骨棘突起
❸ 殿裂
❹ 両膝関節内側間の中心
❺ 両内果間の中心

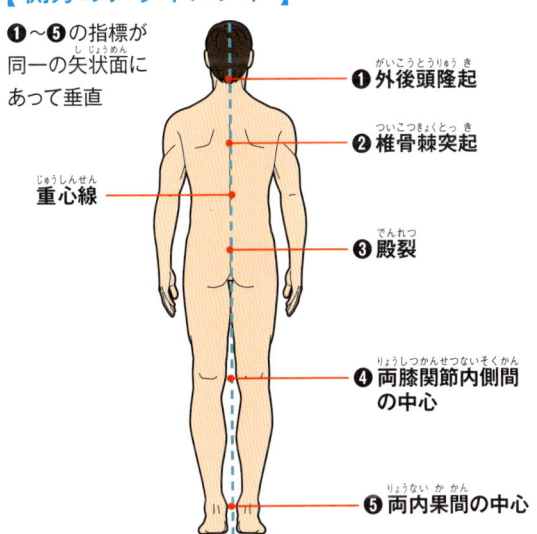

【 前後方向のアライメント 】
❶～❺の指標が同一の前額面にあって垂直
重心線
❶ 耳垂
❷ 肩峰
❸ 大転子
❹ 膝関節面前面（膝蓋骨後面）
❺ 外果の2～3cm前部

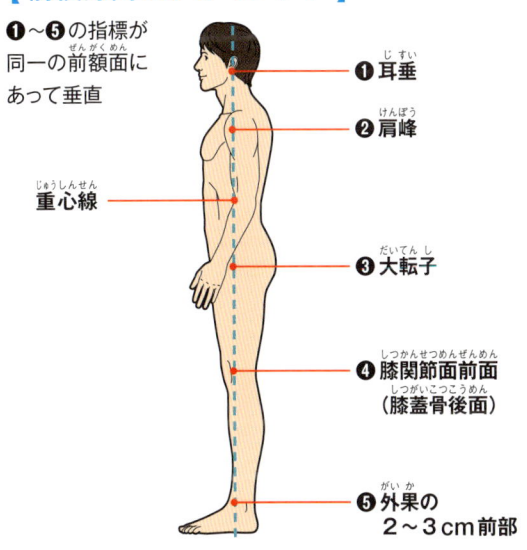

座位姿勢

【 基本の座位姿勢（端座位）】
安定した座位姿勢
股関節と膝がほぼ直角
頸部と体幹が垂直
足底が地面につく

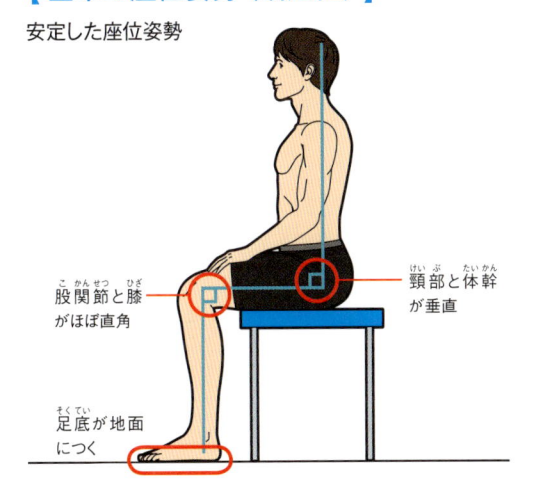

【 崩れた座位姿勢 】
抗重力筋をあまり使わず、猫背にすることで、重心線が支持基底の中央に近づき、楽に座位姿勢を保つことができるが、姿勢は悪い
猫背になる
顎が前に出る
重心線

135

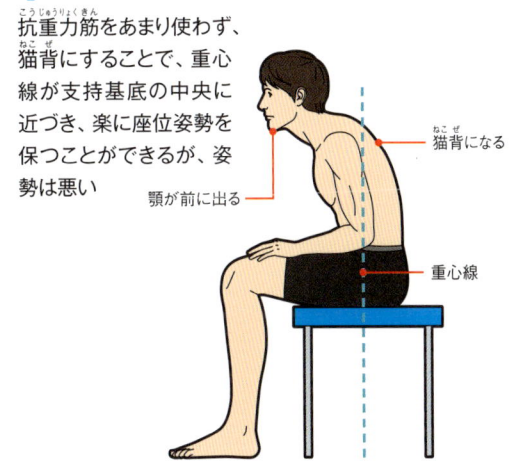

構えと体位

PART 3 姿勢を支える筋肉・関節 4　　●立位姿勢と座位姿勢 ▶P134

運動学では、姿勢を構えと体位の2つに分けて表現する。
1つの姿勢を、構えからみた用語と体位からみた用語で示すことができる。

姿勢の構成要素

姿勢は、**構え**（attitude）と**体位**（position）の2つの要素から構成されている。

❶**構え**：身体各部の相対的な位置関係。手足や脊椎の関節の角度で位置関係をあらわす。たとえば、頭部前屈位、肩関節90°外転位など。

❷**体位**：重力方向に対する身体全体の位置関係。重力に対しどのような姿勢でいるかをあらわす。たとえば、立位、座位（▶P135）、側臥位など。

体位からみた姿勢

姿勢を体位で分類すると、立位、座位、臥位の3種類に分けられる（▶下図）。

立位姿勢：直立姿勢、中腰姿勢、つま先立ち姿勢など。

座位姿勢：正座姿勢、あぐら姿勢、椅子座位姿勢など。

臥位姿勢：背臥位（仰臥位）姿勢、腹臥位姿勢、側臥位姿勢など。

体位からみた姿勢の分類

【立位姿勢】直立姿勢、中腰姿勢、つま先立ち姿勢などがある

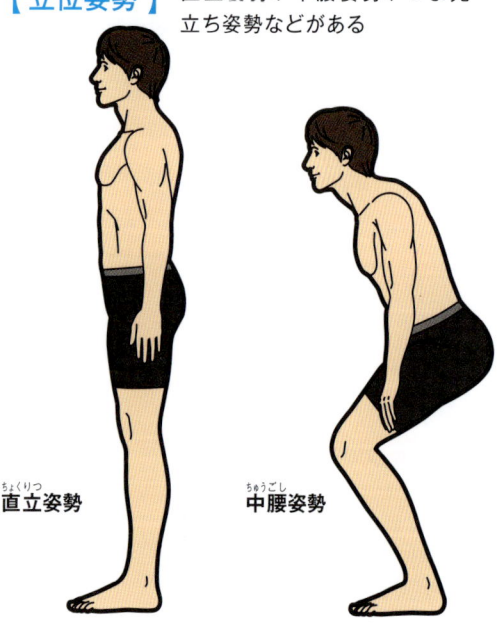

直立姿勢　　中腰姿勢

【座位姿勢】正座姿勢、あぐら姿勢、椅子座位姿勢などがある

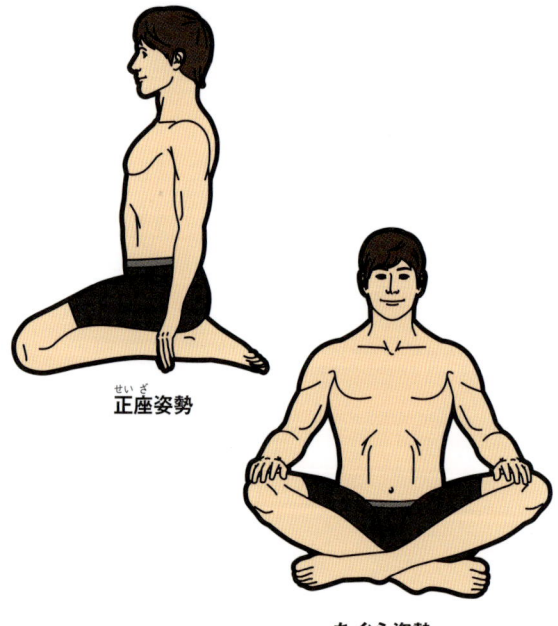

正座姿勢

あぐら姿勢

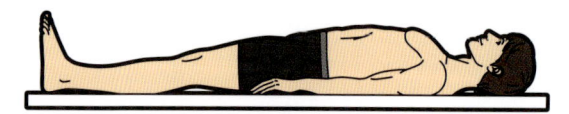

【臥位姿勢】腹臥位姿勢、側臥位姿勢、背臥位（仰臥位）姿勢などがある

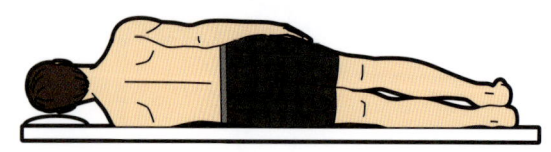

側臥位姿勢

背臥位（仰臥位）姿勢

PART 3 姿勢を支える筋肉・関節 5　●姿勢の安定性 ▶P132

「良い姿勢」とは

良い姿勢とは、力学的、生理学的、医学的、心理的に安定した状態にある姿勢のことをいう。その他に美的、作業効率の要素が加わる。

良い姿勢の基準

良い姿勢、悪い姿勢の基準は、どこに視点をおくかによって異なる。1つの視点として、以下のものがあげられる。

❶力学的に安定している：静止姿勢において頭部、体幹、四肢の重心を統合した重心線が支持基底の中に位置していること（▶P132）。その位置が支持基底の中心に近いほど安定性が高くなる。また、身体は重力下では各関節に回転トルクが生じるが、バランスをとるために、筋、靱帯などの活動が必要となる。この活動が少ないほうが力学的に安定した良い姿勢といえる。

❷生理学的に安定している：長い時間にわたり、同じ姿勢を保持していると、静的姿勢保持による筋疲労が生じる。筋の過剰な収縮を防ぐために、しばしば姿勢を変えることが必要となる。また、消費エネルギーを最小に抑えることも良い姿勢の保持につながる。

❸医学的に健康である：循環器、呼吸器、消化器などに過剰な負担がかからない姿勢であることも良い姿勢の条件となる。心拍数をみた場合、背臥位（仰臥位）が最も循環系への負担が少なく、心拍数も少ない。それに比べて立位姿勢は、下肢の静脈系や血管内圧が上昇することで、循環系への負担が増え、心拍数が増加する。

❹心理的に安定している：姿勢には心理的な影響も反映される。安定した心理状態は脊柱の伸びた良い姿勢につながり、不安や劣等感などの心理状態は屈曲位の姿勢につながりやすい。

❺美的に美しい：美の形式とは、美しいと感じる図形のパターンであり、人間の美の形式には、釣り合い（バランス）、律動、均整、プロポーション、躍動感などがあげられる。

❻作業効率がよい：作業姿勢については、静的姿勢だけでなく作業するという動的要素も考慮する必要がある。すなわち、良い姿勢とは作業効率が高く、なおかつ快適に作業できる姿勢のことである（▶下図）。

良い姿勢例

たとえば、キッチンで効率よく作業するためには、良い姿勢になるよう流し台の高さを調節するのが望ましい

理想的な流し台の高さ
高さ＝身長÷2＋5〜10（cm）

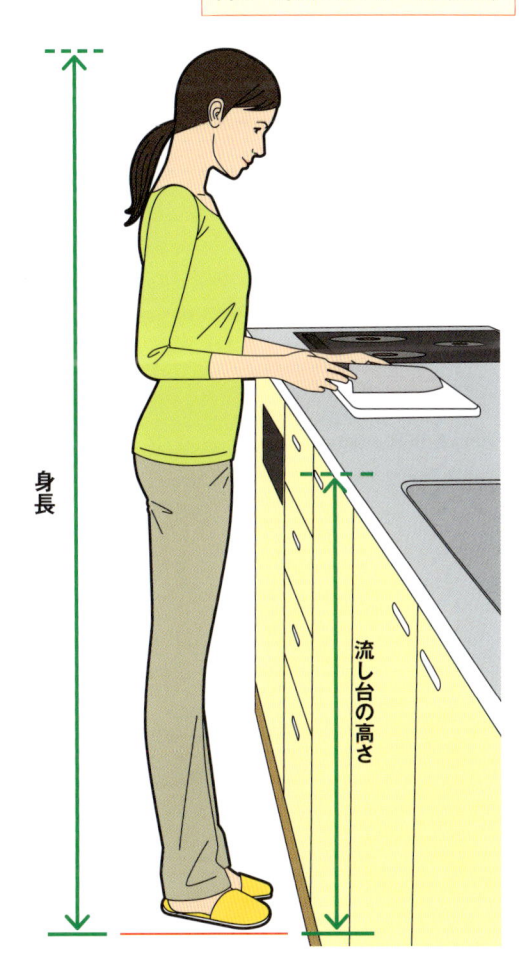

PART 3 姿勢の異常 1　　●頸椎の運動 ▶P108　●立位姿勢と座位姿勢 ▶P134

姿勢保持による筋疲労

同じ姿勢を長時間続けると、筋力の低下や作業能率の低下が起こる。
ここでは立位姿勢、座位姿勢について解説する。

筋疲労とは

筋疲労とは、過度な運動を持続的に繰り返したり、同じ姿勢を長時間続けた結果、筋力や筋仕事量を発揮する能力が低下した状態をいう。これは、血液循環が停滞し、筋への酸素供給が減少するためである。

姿勢による筋疲労性の疼痛

長時間の同一姿勢がもたらす**筋疲労性の疼痛**は、さまざまな作業において発生する。

立位姿勢による作業では、長時間の作業で下肢や腰部に疼痛が起こりやすくなる。快適で長続きする立位姿勢を保持するには、直立不動よりも片足を斜め前に出した姿勢（いわゆる「休めの姿勢」）のほうがバランスがよくなる。また、斜めに出す足を随時左右に交代させるほうが、筋疲労の軽減につながる（▶下図）。

そのほかにも、適切な休憩時間を設定することで、筋疲労が軽減するだけでなく、作業の単調感の増大を抑え作業効率の向上にもつながる。

座位姿勢による作業は、立位姿勢に比べ、下肢の体重負荷を除くことができ、エネルギー消費量を減少するといった利点がある。しかし、やや前屈位の座位姿勢における腰部への負担は立位前傾姿勢と同程度（▶右図）であるため、負担の少ない座位姿勢にする必要がる。たとえば、背もたれがある椅子のほうが腰部への負担は少ない。しかし、浅く腰かけて背もたれにもたれかかるなど、座り方によっては腰部への負担は増加する。

近年、パソコン作業で長時間にわたり同一姿勢をとることで首のこりや肩のこりを訴える人

快適な立位姿勢

【長時間の同一姿勢】

長時間の同一姿勢は、血液循環が停滞し、筋への酸素供給が減少して、筋疲労を招く

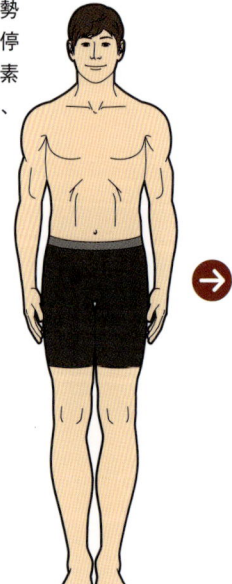

【筋疲労を軽減するには】

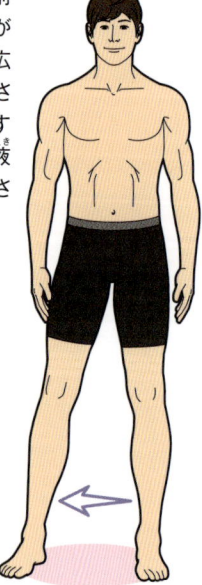

片足を斜め前にしたほうが支持基底が広く安定する。さらに斜めにすることで血液循環が促進される

交互に行うと筋疲労がより軽減する

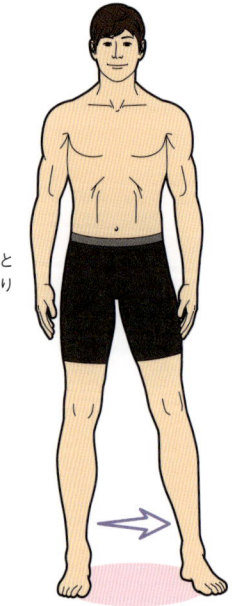

が増えている。この場合、深背筋の後頭下筋群が硬くなり、浅背筋である僧帽筋や肩甲挙筋も硬くなって首や肩のこりが生じる。座位姿勢を見直し、肘かけつきの椅子を用いることなどで頸背部への負担が軽減できる（▶下図）。

重量物を持ち上げる姿勢では、腰部、脊柱起立筋群（▶P108、134）に大きな負担をかかる。股関節と膝関節を曲げたり、物を体に近づけて持ち上げるなどを行うことで、筋への負担を軽減できる。

座位姿勢における腰部への負担

立位姿勢を100とした場合の第3腰椎椎間板への内圧変化立位姿勢をみたグラフ

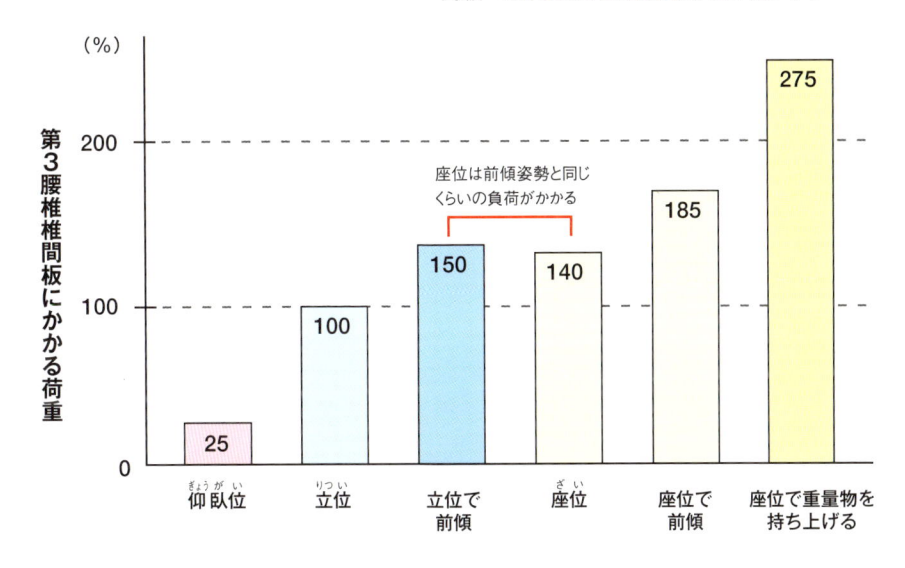

第3腰椎椎間板にかかる荷重（％）

- 仰臥位: 25
- 立位: 100
- 立位で前傾: 150
- 座位: 140
- 座位で前傾: 185
- 座位で重量物を持ち上げる: 275

座位は前傾姿勢と同じくらいの負荷がかかる

パソコン作業における座位姿勢

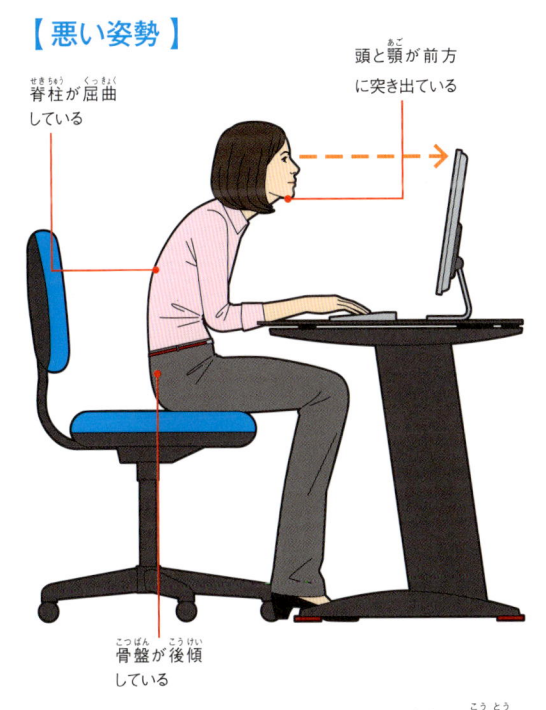

【悪い姿勢】
- 脊柱が屈曲している
- 頭と顎が前方に突き出ている
- 骨盤が後傾している

悪い姿勢で長時間作業すると、頭の重さで後頭下筋群や頸部の脊柱起立筋群、僧帽筋上部線維、肩甲挙筋などが硬くなり、首のこりや肩のこりが生じる。画面を長く見続けることも原因になる

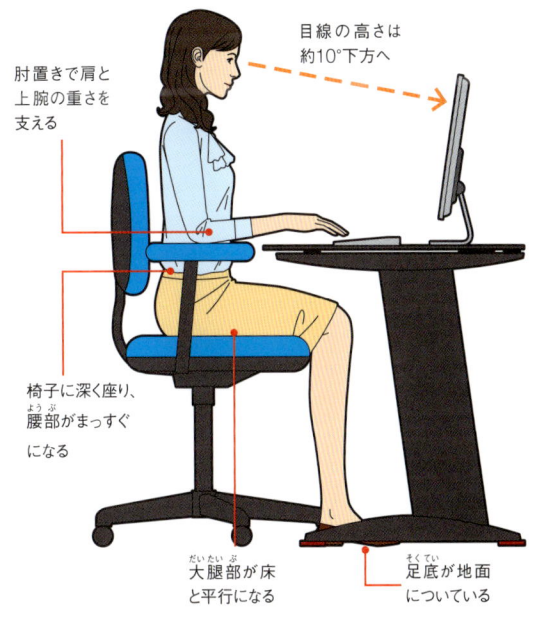

【良い姿勢】
- 肘置きで肩と上腕の重さを支える
- 目線の高さは約10°下方へ
- 椅子に深く座り、腰部がまっすぐになる
- 大腿部が床と平行になる
- 足底が地面についている

図のような良い姿勢で作業することで筋疲労が軽減する

最適な椅子の高さ＝身長×0.25−1（±1）
最適な机の高さ＝身長×0.25−1（±1）＋身長×0.183−1（±1）

PART 3 姿勢の異常 2 ● 股関節と骨盤の障害 ▶P84

疾患による姿勢異常

姿勢異常は、加齢によるもののほかに、パーキンソン病や脳卒中の後遺症、脳性麻痺、筋ジストロフィーなど、中枢神経系・神経筋疾患に伴うものがある。

加齢による姿勢異常

姿勢異常とは、不自然な姿勢の状態にあるものをいう。

矢状面（▶P17）における姿勢では、**正常姿勢、平背、（腰椎）前弯型、（胸椎）後弯型、腰椎）前弯型、（胸椎）後弯（腰椎）平坦型（スウェイバック姿勢**）に分けられる。

加齢が進むと脊柱の後弯化が起こる。さらに後弯が進むと、骨盤が後傾し重心が後方へ移動する。それを防ぐために膝関節が屈曲する。いわゆる**安楽立位**の姿勢である（▶下図）。それに伴い下肢筋群の筋力の低下などが生じて姿勢異常が形成されていく。

著しい脊柱後弯がある高齢者は、杖を使うことで脊柱のバランスをとることができる。その場合、杖は高めであり、位置は前方に置く。

パーキンソン病に伴う姿勢異常

高率で姿勢異常を来たす疾患として、**パーキンソン病***があげられる。とくに高度の姿勢異常は、患者の日常生活動作（ADL）を大きく低下させる。

パーキンソン病は、安静時振戦、固縮、無動、姿勢反射障害を主症状とする病態である。パーキンソン病の特徴的な姿勢は、肘関節および膝関節を軽く屈曲し、脊柱を屈曲させた**前傾前屈姿勢**である（▶右図）。そのほかに、**体幹の高度前屈姿勢（腰曲がり）、側屈姿勢（側弯）、高度の頸部前屈（首さがり）**などがある。

脳卒中後の姿勢異常

脳卒中*の後遺症として、**痙性片麻痺**がみられる。痙性片麻痺のある側は、肩外転・内旋位、肘屈曲位、前腕は中間位あるいは回内位、

高齢者の姿勢

【高齢者の安楽立位姿勢】

脊柱後弯によって重心が後方に移り、不安定な姿勢となる。それを防ぐために膝関節を軽度に屈曲させ、足関節を背屈位にする

- 骨盤が後傾する
- 膝は軽度に屈曲位となることで、重心は足部中央にあり安定している

【脊柱後弯による異常姿勢】

脊柱後弯が進展していくと、関節の可動域が制限され、膝伸展位にした場合、重心は足部前方まで移動し、不安定な姿勢になる

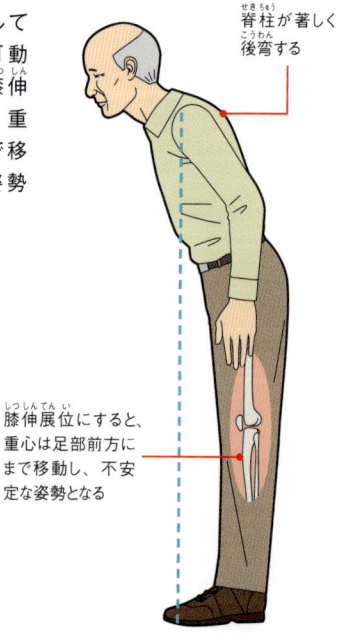

- 脊柱が著しく後弯する
- 膝伸展位にすると、重心は足部前方にまで移動し、不安定な姿勢となる

手関節と手指は屈曲位、股屈曲・外転・外旋位、足底屈位になりやすく、この肢位をウェルニッケ・マン肢位という（▶下図）。

痙直型では、四肢麻痺などの姿勢異常がみられる。

脳性麻痺に伴う姿勢異常

脳性麻痺*は、新生時期までに生じた非進行性の脳病変による運動機能障害である。運動障害の特性から痙直型とアテトーゼ型に大別される。

筋ジストロフィーに伴う姿勢異常

筋ジストロフィー*は、進行性の骨格筋萎縮と筋力低下を示す遺伝性疾患である。代表的な重症型にデュシェンヌ型（▶P85）がある。全身の骨格筋に進行性の筋力低下をきたす。典型的な姿勢として**腰椎前弯**がみられる（▶下図）。

前傾前屈姿勢（パーキンソン病）

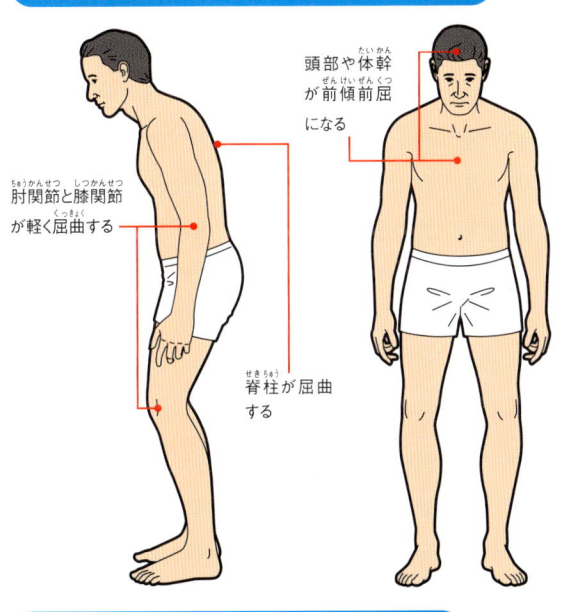

- 頭部や体幹が前傾前屈になる
- 肘関節と膝関節が軽く屈曲する
- 脊柱が屈曲する

痙性片麻痺（脳卒中後）

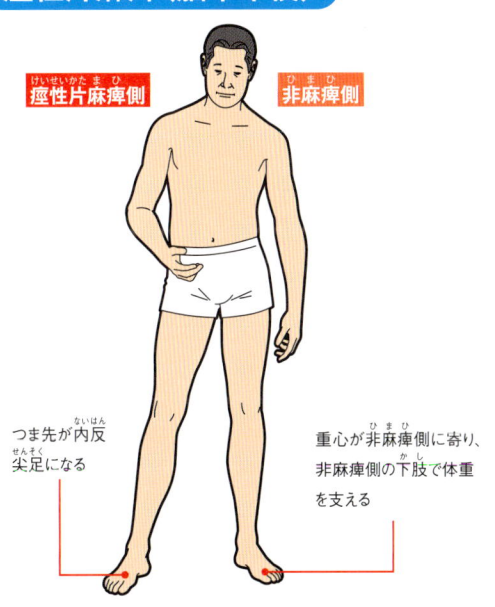

- 痙性片麻痺側
- 非麻痺側
- つま先が内反し尖足になる
- 重心が非麻痺側に寄り、非麻痺側の下肢で体重を支える

腰椎前弯（筋ジストロフィー）

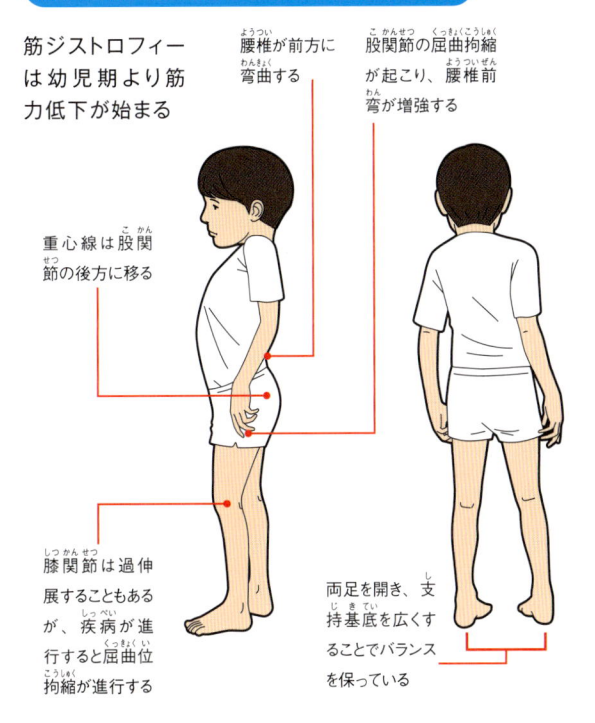

- 筋ジストロフィーは幼児期より筋力低下が始まる
- 腰椎が前方に弯曲する
- 股関節の屈曲拘縮が起こり、腰椎前弯が増強する
- 重心線は股関節の後方に移る
- 膝関節は過伸展することもあるが、疾病が進行すると屈曲拘縮が進行する
- 両足を開き、支持基底を広くすることでバランスを保っている

注目 Keyword

*脳卒中 *stroke*
脳血管が破綻を来して、突然、出血などの症状が生じる疾患を総称したものであり、大きく脳出血と脳梗塞とに分けられる。

*パーキンソン病 *Parkinson's disease*
原因不明の神経変性疾患。脳内の黒質で作られる神経伝達物質のドーパミンが減少することで発症するとされている。

*脳性麻痺 *cerebral palsy*
受胎から生後4週までに、何らかの原因で受けた脳の損傷により運動や姿勢に障害を示す症候群である。2歳までに症状が発現する。

*筋ジストロフィー *muscular dystrophy*
骨格筋線維の変性と壊死を主病変とし、進行性の筋力低下をみる遺伝性疾患。日常生活動作（ADL）の悪化だけでなく、心不全などの重篤な合併症を併発することもある。

正常歩行とは

歩行はヒトの基本動作である。ヒトが歩行時にどのような動作を行うのかといった研究は、古くからスポーツ科学などの分野で行われてきた。

歩行周期

歩行は、片側の踵が接地して再び同側の踵が接地するまでの期間を**1歩行周期**という。歩行周期は、**立脚相**と**遊脚相**に分けられる（▶右図）。立脚相とは足部が地面に接地している時期をいい、1歩行周期の約60％を占める。遊脚相は足部が地面から離れている時期をいう（▶右図）。

立脚相は、さらに踵が地面に接地する**踵接地**、足底が地面に接地する**足底接地**、支持脚の全体重が足底の真上にある**立脚中期**、踵が地面から離地する**踵離地**、足趾が地面から離地する**足趾離地**（爪先離地）の5つに分かれる。

一方、遊脚相は、脚が体幹の後方にある**加速期**、脚が体幹の直下にある**遊脚中期**、脚が体幹の前方に振り出されている**減速期**の3つに分かれる。

この一連の歩行周期をみると、両脚が地面に接地して身体を支持している時期がある。この時期を**両脚支持期**という。また、片脚のみで地面に接地している時期を**単脚支持期**という。

歩行の指標

歩行の指標には、次のものがある（▶右図）。
❶ **歩行率**（walking rate）：時間単位当たりの歩数。**ケイデンス**（cadence）、**歩調**ともいう。歩/分、歩/秒で表す。歩行率は身長、年齢、性別などによって異なる。
❷ **歩幅**（step length）：片脚が接地してから、もう一方の片脚が接地するまでの1歩（step）の踵間の距離。
❸ **ストライド**（stride）：片脚が接地してから、さらに同側の片脚が接地したときの踵間の距離（重複歩）。

重心移動

成人の重心は、正中線上では足底から身長の55〜56％の高さ、仙骨の前面に位置する（▶P130）。したがって、歩行時における身体の重心は、**上下方向、左右方向の2つの正弦曲線*が組み合わさって移動**する。

重心の上下移動では、立脚中期に最高となり、踵接地期に最低となる。重心の左右移動でも、重心の側方移動は立脚中期が最高値となる。

正常歩行とは、効率のよい歩行のことであり、すなわち**重心位置の振幅が少ない歩行**といえる。

歩行では体幹上部と下部が、逆方向の回旋運動を行っている。骨盤の回旋は、遊脚相から始まり、立脚相の初期に体重が負荷されるまで続き、大腿骨と骨盤との相対的回旋は8°である。一方、胸郭は骨盤とは逆の回旋運動を行う。こうして体幹上部と下部が互いに打ち消し合うことで、歩行速度を調整している。

重心位置の振幅が少ない、効率の良い歩行を行う要素は、**骨盤回旋**以外にもいくつかある。
❶ **骨盤傾斜**：骨盤の遊脚側が下方に5°傾斜することで、上下方向への移動の振幅が減少する。
❷ **膝関節の屈曲**：支持脚の膝関節は完全伸展位で踵接地し、その後は足底接地まで屈曲を続ける。立脚中期後、体重が支持脚に完全に加わ

注目 Keyword

*正弦曲線
正弦関数（ y = sinx ）のグラフで繰り返される波形の曲線。サインカーブ（sine curve）ともいう。

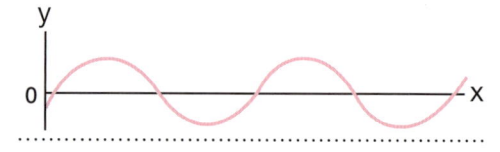

る時期に伸展し、踵が接地面と離れると同時に屈曲する（二重膝作用：1行周期のうちに膝関節が2回屈伸する）。接地時の衝撃を軽減し、上下方向への移動の振幅も減少する。

❸ **足関節と膝関節**：▶P144。

❹ **骨盤の側方移動**：片側に3 cm移動することで、左右方向への移動の振幅が減少する。

歩行周期の定義

歩行周期は立脚相と遊脚相で構成される。また、1歩行周期では両脚支持期と単脚支持期が交互にあらわれる

【立脚相】初期接地から足趾離地まで

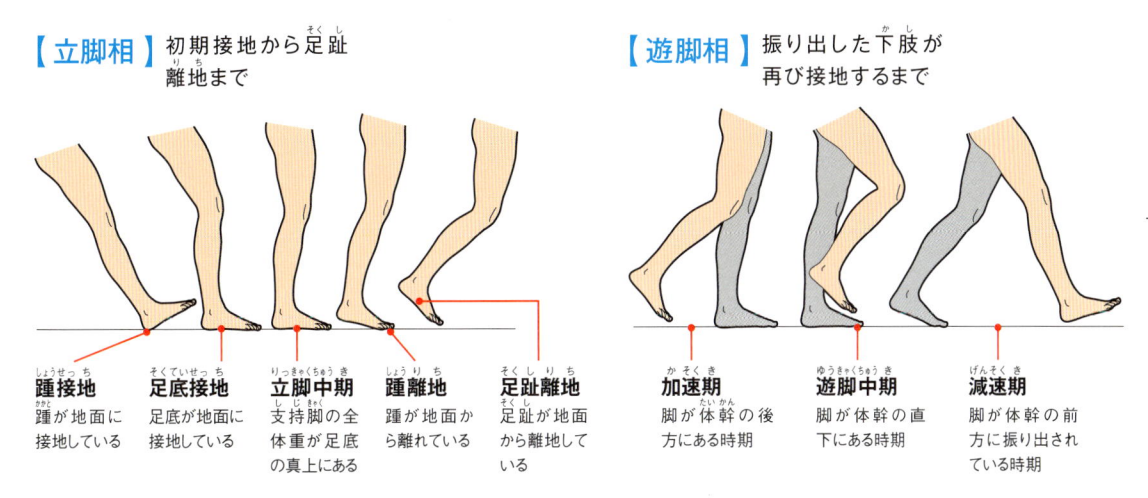

【遊脚相】振り出した下肢が再び接地するまで

- **踵接地**　踵が地面に接地している
- **足底接地**　足底が地面に接地している
- **立脚中期**　支持脚の全体重が足底の真上にある
- **踵離地**　踵が地面から離れている
- **足趾離地**　足趾が地面から離地している
- **加速期**　脚が体幹の後方にある時期
- **遊脚中期**　脚が体幹の直下にある時期
- **減速期**　脚が体幹の前方に振り出されている時期

【1歩行周期】

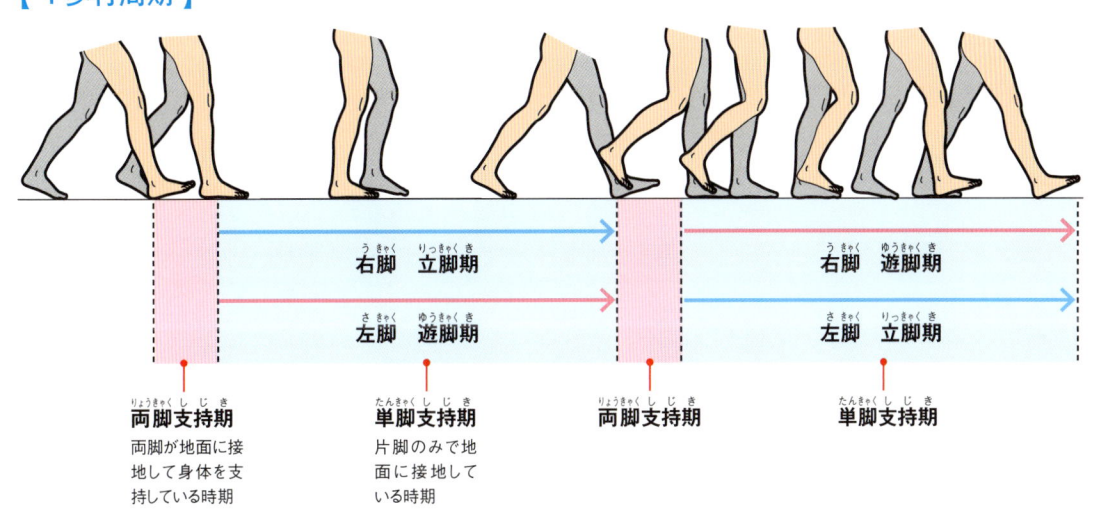

右脚　立脚期　／　右脚　遊脚期
左脚　遊脚期　／　左脚　立脚期

- **両脚支持期**　両脚が地面に接地して身体を支持している時期
- **単脚支持期**　片脚のみで地面に接地している時期

歩行の指標

1歩行周期で進む距離をストライドといい、踵接地からもう一方の踵接地までを歩幅という

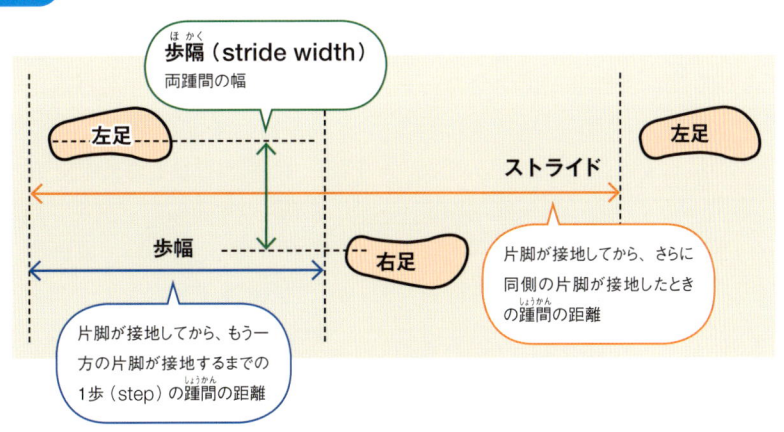

- **歩隔（stride width）**　両踵間の幅
- **ストライド**　片脚が接地してから、さらに同側の片脚が接地したときの踵間の距離
- **歩幅**　片脚が接地してから、もう一方の片脚が接地するまでの1歩（step）の踵間の距離

143

歩行時の関節と筋肉

歩行では、股・膝・足の関節による運動が中心となる。
下肢筋群は立脚相、遊脚相において活動する。また、上肢は手を振る運動を行っている。

下肢関節の動き

歩行時の下肢関節は、歩行周期の各相で屈曲と伸展の運動を行っている。**股関節**は1歩行周期において、**屈曲と伸展が1回**行われる。股関節は踵接地初期に屈曲・内旋位をとり、体幹が前方へ移動するにつれて伸展し、立脚後期で最大伸展位となる。遊脚相に入ると急速に屈曲を始め、下肢は前方へ振り出される。

膝関節は、1歩行周期において、**屈曲と伸展が2回**行われる（二重膝作用▶P143）。支持脚の膝関節は踵接地後、軽く屈曲し始め、立脚中期後に体幹が前方へ移動すると、膝関節は伸展する。次に対側脚が接地すると、膝関節は再度屈曲し、遊脚相の初期に最大屈曲位となる。この遊脚相の初期の最大屈曲位が、脚を地面から離すのに働き、遊脚相の終期の膝関節伸展は、離した足を前に出すのに働く。

足関節は、1歩行周期において、**背屈と底屈が2回**行われる。踵接地期では、足関節は軽い背屈位となるが、次には底屈に足底接地となる。その後、背屈へと変化し、体幹の前方への移動で最大背屈位となる。その後、ふたたび底屈して踵離地となり、足趾離地期で最大底屈位となる。足趾離地後は、ふたたび背屈となる。

上肢関節の動き

歩行には腕を振るという動きが欠かせない。腕の振りによって、体幹の回旋に対抗する回転モーメント（▶P39）を生み出すことができる。

腕が前方から後方へ動く場合、肩関節は後方に9°伸展する。その場合、肩関節伸筋（広背筋上部、大円筋、三角筋肩甲棘部）と外転筋（三角筋肩峰部）が動く。一方、後方から前方へ動く場合は、関節は前方に20°屈曲する。この場合の屈筋の筋活動はない。

なお、肘関節も肩関節と同時に伸展・屈曲する。

歩行時の筋活動

歩行時に活動する下肢筋群は、**立脚相に活動する筋群**と、**遊脚相に活動する筋群**に分けられる（▶右表）。

❶ **立脚相に活動する筋群**：脊柱起立筋、大殿筋、中殿筋、大腿四頭筋（大腿直筋、中間広筋、内側広筋、外側広筋）、前脛骨筋、足関節の底屈筋群（下腿三頭筋：腓腹筋、ヒラメ筋）。

❷ **遊脚相に活動する筋群**：脊柱起立筋、腸腰筋、ハムストリングス（大腿二頭筋、半腱様筋、半膜様筋）、前脛骨筋群。

立脚相に活動する筋群のうち、**大殿筋**（▶P82）は、踵接地から立脚中期にかけて活動（求心性収縮▶P30）し、股関節の伸展に作用する。**大腿四頭筋**（**大腿直筋、中間広筋、内側広筋、外側広筋**▶P33）は、主として踵接地から立脚中期にかけて活動（遠心性収縮▶P30）し、膝折れを抑制する。

足関節の底屈筋群（**下腿三頭筋：腓腹筋、ヒラメ筋**▶P97）は、立脚相の全般にわたって活動するが、とくに終期になると活動が高まる。これは、足関節の背屈を防ぎ、蹴り出しと加速の動筋として作用する。

遊脚相に活動する筋群のうち、**ハムストリングス（大腿二頭筋、半腱様筋、半膜様筋**▶P33）も遊脚相の減速期にかけて活動（遠心性収縮）して、下肢の振り子運動の減速に作用する。

足関節の背屈筋群（前脛骨筋群▶P97）は、立脚相（遠心性収縮）・遊脚相（求心性収縮、等尺性収縮▶P30）を通じて活動するが、とくに遊脚相において、踵接地のために、足関節を背屈位に固定している。

歩行周期と下肢関節の動き

歩行周期		下肢関節の動き
立脚相	❶踵接地 踵が地面に接地する	膝関節：少し屈曲。 股関節：屈曲。 足関節：軽い背屈位。
	❷足底接地 足底が地面に接地する	膝関節：屈曲。 股関節：伸展へ向かう。 足関節：底屈位。
	❸立脚中期 支持脚の全体重が 足底の真上にある	膝関節：屈曲→伸展 股関節：伸展。 足関節：背屈。
	❹踵離地 踵が地面から離地する	膝関節：伸展→屈曲。 股関節：最大伸展位→屈曲。 足関節：最大背屈位→底屈。
	❺足趾離地 足趾が地面から離地する	膝関節：屈曲。 股関節：屈曲。 足関節：底屈→最大底屈。
遊脚相	❶加速期 脚が体幹の後方にある	膝関節：屈曲が続く。 股関節：屈曲が続く。 足関節：背屈。
	❷遊脚中期 脚が体幹の直下にある	膝関節：最大屈曲位→伸展。 股関節：最大屈曲位。 足関節：背屈。
	❸減速期 脚が体幹の前方に 振り出される	膝関節：伸展。 股関節：屈曲。 足関節：背屈。

NOTE

小児と高齢者の歩行

小児の歩行と高齢者の歩行は、成人の歩行とは異なる動きをする。

小児の歩行は、中枢神経系の成熟に伴う運動学習と深い関係がある。幼児は生後12か月ごろまでに一人立ちができるようになり、最初の一歩の踏み出し（始歩）、一人で歩く（独歩）を経て、6歳までに成人の歩行パターンへと移行していく。歩幅は広く前額面は安定するが、矢状面は不安定で前後に転倒しやすい。また、成人のように踵からの接地ではなく、足底全体で接地するなどの特徴がある。

一方高齢者は、下肢筋力の減退、バランス機能の低下、視力・聴力の低下などが生じるため、歩行の安定性を得るために前傾姿勢となる。歩調は成人よりも遅く、足関節の動きが少なくなり、立脚相に時間をとる傾向にある。

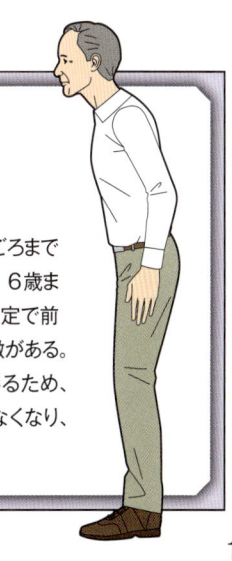

正常歩行の変形（歩き方のくせ）

PART 3　異常歩行　1　　●正常歩行とは ▶P142　●神経筋疾患による異常歩行 ▶P147

歩行は正常歩行と異常歩行に分かれるが、それ以外に異常ではないが歩き方に何らかのくせがある人も多い。

正常歩行ではない歩き方

正常歩行（▶P142）でない歩行がすべて疾病によるものとは限らない。疾病や機能障害がない人でも、年齢や身体的な特徴、精神状態などによって、歩行が変化することがある。それらは、後述する異常歩行（▶P147、150）とは区別される。

歩き方のくせの種類

❶ 船乗り歩行

左右の足の間隔を広くとって歩く。**骨盤や肩が左右、上下に大きく動揺する歩き方**で、腰椎の前弯が強いときに起こる。揺れる船の上での歩き方に似ている。

なお、肘関節も肩関節と同時に伸展・屈曲する。

❷ スイング歩行

中殿筋の収縮をわざと助けることにより、骨盤を左右に大きく降下させ、殿部を大きく振るようにして歩く。いわゆる**モンロー・ウォーク**（Monroe walk）といわれる歩行である。エネルギー消費の大きな歩き方である。

❸ 行進歩行

ゆっくりとした行列で行進するように、ケイデンス（▶P142）は少なく、**周期の長い歩行**である。片足での体重支持期間が長く、遊脚側の足は床面近くを通る。この歩き方では、完全なバランス保持が必要となる。

❹ 気どり歩行

踵接地する代わりに**足底全体で接地する**、歩幅の短い、足早の歩き方である。背の低い人に多くみられる。

❺ 前かがみ歩行

肩をすぼめ、**腰を過伸展し、膝を屈曲して、短い歩幅でゆっくり歩く**。ヒールの高い靴を履いてうまく歩けない女性などでよくみられる（▶下図）。

❻ 疲労性歩行

前かがみ歩行に似ているが、**股関節と膝関節を屈曲して重心の位置を低くして歩く**。足の運びはゆっくりで、同時定着時期が延長する。

スイング歩行

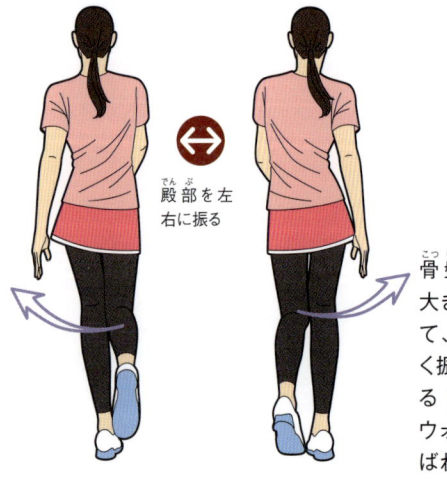

殿部を左右に振る

骨盤を左右に大きく降下させて、殿部を大きく振る、いわゆる「モンロー・ウォーク」と呼ばれる歩行

前かがみ歩行

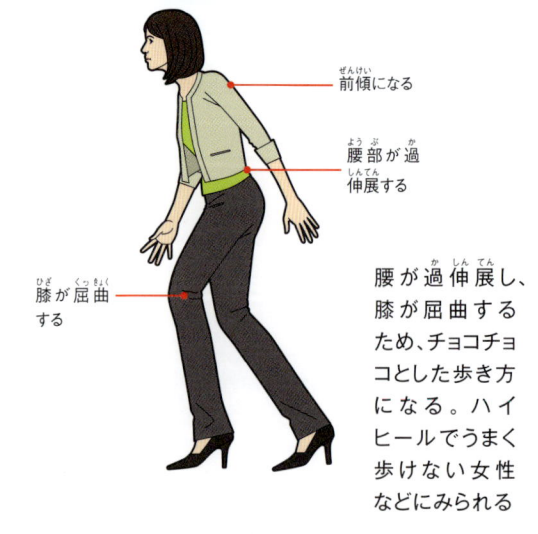

前傾になる

腰部が過伸展する

膝が屈曲する

腰が過伸展し、膝が屈曲するため、チョコチョコとした歩き方になる。ハイヒールでうまく歩けない女性などにみられる

神経筋疾患による異常歩行

PART 3　異常歩行 2　●股関節と骨盤の障害 ▶P84　●足関節・足趾の障害 ▶P102

神経筋疾患による異常歩行には、末梢神経筋疾患によるものと中枢神経疾患によるものがある。中枢神経疾患の中には、異常歩行が診断に役立つものもある。

異常歩行の原因

異常歩行には、神経筋疾患（末梢神経筋疾患、中枢神経疾患）による異常歩行、運動器疾患による異常歩行、加齢による異常歩行などさまざまなものがある。ここでは、神経筋疾患の異常歩行をとりあげる。

末梢神経筋疾患

❶大殿筋歩行

大殿筋の筋力低下、麻痺により患側が踵接地直後に体幹と骨盤が後方へ引かれる。これは股関節が足関節の直上にくるときに最大となる。重心線（▶P130）が股関節の後方を通るようにして、股関節屈曲を防ぐ歩行（▶下図）である。両側の場合は、全歩行周期を通じて体幹を後方に傾けた肢位をとる。

❷中殿筋歩行

中殿筋麻痺により荷重肢に重心をかけるために、弱い殿筋側へ身体を代償的に傾ける歩行である。速く歩くと異常発現が弱まる。外転筋群の不全は**股関節外転筋跛行**（hip abductor lurch）という（跛行 ▶P84）。ロレンツのいう**弾性墜落性跛行**（elastisches Sturzhinken）と同義語である。

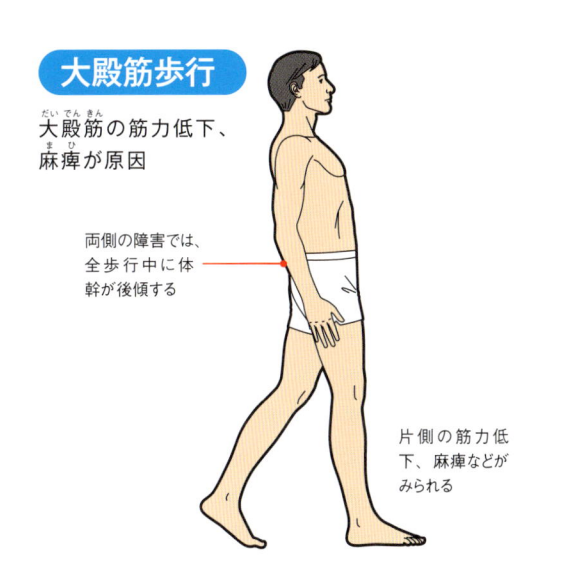

患側荷重時に遊脚側の健側骨盤が沈下し（**トレンデレンブルグ徴候** ▶P82、85）、それに伴って頭部や体幹を患側へ傾けて代償させる。患側荷重時に体幹（いわゆる両肩の傾き）を支持脚側の患側に傾け（**デュシェンヌ徴候** ▶P85）、重心を患側大腿骨頭にのせて歩く。

❸腸腰筋歩行

患側のつま先が地面を離れるとき、体幹は後方に傾く。これは靱帯を緊張させることと、股関節を過伸展させるためである。体幹と骨盤をより急激に後方に傾けることによって、患肢を前方に振り出させる。遊脚期に下肢を振り出すために、**腰方形筋、内外腹斜筋**および**広背筋**の働きを利用する。患側が地面を離れる時、骨盤が引き上げられ、足関節が背屈する。仮に**腸腰筋**の麻痺があっても、大腿直筋が健在ならば、股関節屈曲動作をこの筋に代行させる（大腿直筋歩行）。この場合、股関節が屈曲するとき、膝関節は伸展位をとる。

❹股関節内転筋歩行

左右の足の間隔を広く保つ。しかし、臨床的にはあまり重要な障害とはならない。

❺大腿四頭筋歩行

患者は体幹を軽く前屈して膝の屈曲を防ぐために、**大腿の前面**を手で押さえて歩く。これは**筋ジストロフィー**（▶P141）、**ポリオ***の患者によくみられる歩き方である。

大腿を手で常に押さえることによって、膝関節が過剰に伸展され、これが十字靱帯を伸張する原因となって**反張膝**（▶P148図）となることが多い。または、膝が屈曲しないようにするため、下肢全体を外旋位にして踏み出す。このと

大殿筋歩行

大殿筋の筋力低下、麻痺が原因

両側の障害では、全歩行中に体幹が後傾する

片側の筋力低下、麻痺などがみられる

反張膝

大腿四頭筋歩行、ハムストリングス歩行、前脛骨筋歩行などでみられる

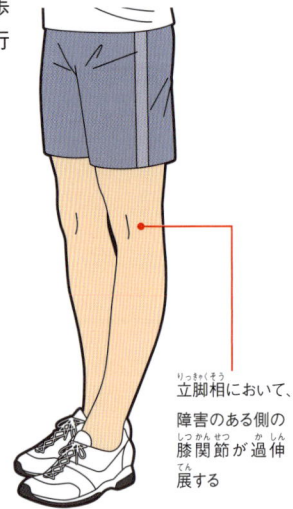

立脚相において、障害のある側の膝関節が過伸展する

き、膝の内側側副靱帯が前面にきて、この緊張を利用して膝関節を固定するが、内側側副靱帯が過度に伸張されて、外反膝（▶P87）の原因となる。

❻ **ハムストリングス歩行**

ハムストリングス（▶P33）のすべての筋力が低下しているときには、歩行周期全体にわたって膝関節は伸展して、いわゆる膝関節強直歩行となり、反張膝を伴う。大腿二頭筋のみの筋力が低下している場合には、内側ハムストリングスの働きだけが顕著になり、反張膝を伴うことが多い。

半腱様筋、半膜様筋のみの筋力低下では、外側の大腿二頭筋の働きが顕著にみられ、いわゆる**鳩足歩行**となって、足は外反変形する（▶102）。

❼ **前脛骨筋歩行**

遊脚相で**下垂足***あるいは**尖足歩行**（▶P102）となり、足関節を背屈することができない。

つま先をもち上げるために、膝および股関節が過度の屈曲を強制される**鶏歩行**となる。下垂側では踵接地期に足底を地面に強くたたきつけるようにする。足関節拘縮で尖足変形があると、踵接地ができずつま先から接地し、反張膝（▶P147）となる。

❽ **下腿三頭筋歩行**

つま先が地面を離れる時、踵が上がらない、いわゆる**踵足歩行**（▶P102）となる。

遊脚相には股関節が外転・外旋して下肢を分回しする。下腿三頭筋（▶P97）の筋力低下を補うために長・短腓骨筋が肥大し、働きが強くなる。そのために足は外反傾向を増して、足のアーチ（▶P100）が減少し、扁平足（▶P102）となることがある。長指屈筋、長母趾屈筋は足の底屈作用をするが、つま先が地面を離れるとき、足尖まで底屈させる。

❾ **腓骨筋歩行**

つま先が地面を離れるところから遊脚相にかけて、足は拮抗筋（▶P32）の働きで内反する。足関節の安定性が極めて悪くなる。

中枢神経疾患

❶ **分回し歩行・円書き歩行**

痙性片麻痺（▶P141）の歩行は**片麻痺歩行**（hemiplegic gait）とも呼ばれ、歩行中の上肢の振れはほとんどなく、患側下肢の踏み出しは尖足のために股関節で外転し、足の軌跡は円弧状となり、いわゆる**草刈り様、円書き様歩行**を呈する。

歩行時は、膝関節、足関節を曲げない下肢硬直性の歩行となり、立脚中期には反張膝になりやすい。患肢の体重負荷を減らすために患肢立脚相の短縮、健肢立脚相の延長が起こる。また、膝関節伸展拘縮でも生じる。

❷ **はさみ足歩行（鋏足歩行）**

伸展型の痙性対麻痺の両下肢は内転位をとり、足は内反尖足位となる。

下肢全体が伸展して内転しているため、はさみを動かすように両膝が相互に擦れ合い交差し不安定な歩行となる。歩幅は短く、体幹の前後動揺が大きい（▶下図）。

❸ **鶏（状）歩行（ステッパージ歩行）・垂れ足歩行・鶏歩行**

弛緩性の不全対麻痺で前脛骨筋などのように遠位筋に障害が強いと、**下垂足**が生じ、足関節が背屈できないために足を前に出す際、地面に足が引っかからないよう通常よりも足を高く

はさみ足歩行

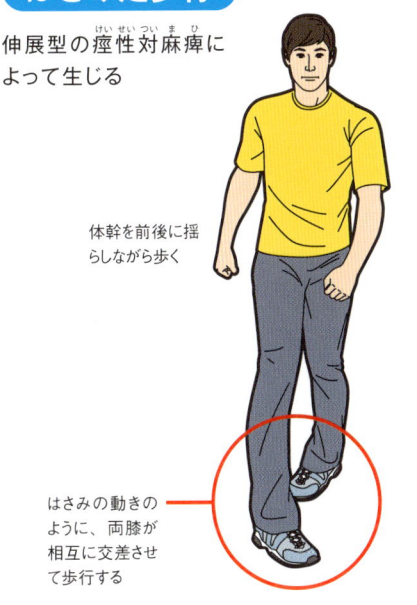

伸展型の痙性対麻痺によって生じる

体幹を前後に揺らしながら歩く

はさみの動きのように、両膝が相互に交差させて歩行する

持ち上げて歩行する。下垂足によりつま先から接地する。

❹ 尖足歩行・アヒル歩行

痙性対麻痺や**痙直型脳性麻痺***、**ヒステリー性対麻痺**でみられ、両下肢を突っ張り足尖を擦る歩行で、アヒルのように腰から歩く。

なお、南山堂医学大事典では、「アヒル歩行は両側性先天性股関節脱臼の際みられる特有の歩行で、大腿骨頭が後上方に著明に転位すれば起立時骨盤が強く前方に傾斜し、ために腰椎前弯が代償的に増加し、そのため殿部を後方につきだし身体を左右に振りながらの動揺歩行（waddling gait）をいう」として、運動器疾患によるものと捉えている。

❺ 小きざみ歩行

前屈姿勢で歩幅が短く、足底を地面に擦るような歩行をいう。老人の**血管障害性対麻痺**、頻回な**脳卒中***の結果、あるいは**パーキンソン症候群***でみられる。

❻ 加速歩行

運動パターン切り替え障害により前傾姿勢で歩き始めると、次第に歩行率が高まり、速度の制御ができずにどんどん**歩行が速くなる**。パーキンソン症候群でみられる。

❼ すくみ足現象

下肢の屈筋と伸筋が同時収縮し、両足が床に貼り付いたようになり動けなくなる。体幹は前方に傾いて転倒しそうになる。

❽ 矛盾性運動

すくみ足現象に関連した異常歩行。すくみ足現象は、リズム形成障害が関与しており、聴覚的、視覚的リズムのあるところでは正常に近い歩行が可能となる。すくみ足現象のある患者の目の前に障害物や横に引いた線を用意すると、患者は歩きやすくなり、階段を昇ることも可能となる。

❾ 小脳性歩行・酩酊歩行・よろめき歩行

両側性小脳性障害や**前庭迷路系障害**では、協調性運動障害により酩酊時のような体幹動揺の大きな、両足の間隔を広くとった不安定な歩行をする。**片側性小脳性障害**では一側の下腿・足を投げ出すように歩く（蹴り足歩行）。

❿ 踵打ち歩行

脊髄性運動失調では、視覚に頼って足元を見つめ、遊脚相に足を高く上げ、**踵、ついで足指を床にたたきつける**ようにして立脚相に以降する。筋緊張低下があると、立脚相で反張膝になることがある。

注目 Keyword

*ポリオ *poliomyelitis*
ポリオウイルスの中枢神経への感染によって発症する急性ウイルス感染症であり、一般に小児麻痺として知られている。おもな症状として、四肢における急性弛緩性麻痺がある。生ポリオワクチンの導入により、現在の日本ではほとんどポリオは発生していない。

*痙直型脳性麻痺 *spastic cerebral palsy*
脳性麻痺を運動障害の特性で分類すると、痙直型とアテトーゼ型に大別される。痙直型は四肢が硬直し、突っ張った状態を示す。

*下垂足 *foot drop*
足関節と足趾が背屈できず、垂れ下がる状態。

*脳卒中 *stroke*
脳卒中は脳血管障害ともいわれる。さまざまな原因により脳血管に破綻をきたし、脳の神経細胞が障害される。大きく脳出血と脳梗塞とに分けられる。

*パーキンソン症候群 *Parkinson's syndrome*
パーキンソン病に特徴的な症状（振戦、無動、筋固縮など）を示す疾患の総称。

PART 3 異常歩行 3 ● 足関節内反捻挫 ▶P160

さまざまな異常歩行

異常歩行の原因には、運動器の障害によるものや、疼痛を避けるためのもの、心因性によるものなどさまざまある。

その他の異常歩行の原因

運動器疾患では、捻挫などの外傷（▶P160）や下肢長差が原因で異常歩行がみられる。筋疾患では筋ジストロフィーなどが原因となる。そのほか、疼痛や心因性要因による異常歩行もある。

さまざまな異常歩行

❶硬性墜落性跛行
　下肢長差のために歩行時の短い下肢側の荷重時に肩と骨盤が下降し、**立脚相でつま先立ち**となる。長い側は、遊脚相で股や膝、足関節が過度の屈曲を示す。3cm以上の下肢長差で著明となる。

❷動揺歩行
　進行性筋ジストロフィーの立位姿勢は、腰椎前弯が増強して腹部を前に突き出す。この姿勢での歩行は、下肢の内旋と尖足を伴う左右への揺れが激しくなる。**動揺は遊脚相への移行期に著明**となり、遊脚相へ体幹が傾斜する。両側中殿筋低下でも動揺歩行を生じる。

❸鎮痛歩行（逃避性歩行）・疼痛性跛行（いたわり跛行）
　股関節痛ないし他の**下肢痛**や**体幹痛**に起因する**跛行**である。一般には、患側下肢をそっと接地させて、患側下肢の立脚相を短縮する保護（逃避的）跛行になるが、急激な関節運動による疼痛を避けるために、患肢の接地時間をかえって長くする滞留跛行がある。
　なお、両側性の場合は、歩行の対称性は保たれる。

❹間欠性跛行
　動脈の閉塞または**狭窄**により、下肢の血行障害が存在する場合に起こる**間欠性歩行困難症**である。歩行中に患肢が虚血に陥り疼痛が生じる。そのため跛行をきたすが、しばらく休息すると、疼痛は消失して歩行可能となる。

❺踵立ち歩行・スタンプ歩行（捺印歩行）
　痛みを軽減するため、足底が地面にあまりつかないように**踵だけをつける**歩行である。**末梢性神経炎**＊などでみられる。

❻ヒステリー性歩行
　一定の型はなく、**片麻痺歩行様**であったり、**失調性歩行様**であったりする。歩容が奇妙で人目を引き、大げさなものが多い。突然、転倒することもあるが、背中で受け身をとったり、手を着くなどして頭部を打つことはない。

注目 Keyword

＊末梢神経炎 peripheral neuropathy
手足に運動障害、しびれや疼痛などの感覚障害などが生じる。単神経炎、多発性神経炎、多発性単神経炎などがある。

NOTE

左右で足の長さが異なる「下肢長差」

　下肢長差は、左右の脚の長さに差があることをいう。だれしも、左右の脚の長さに若干の差はある。しかし、硬性墜落性跛行などの異常歩行や、日常生活に支障が生じる場合などは、下肢長差を最小にする必要がある。臨床的には、靴の中敷きなどで高さを補正することで修正できる。
　なお、下肢長差は、下肢の先天性疾患や下肢の骨折治癒後の変形、変形性膝関節症などが原因となって生じる。

PART 4

スポーツにおける外傷・障害

スポーツを長く続けていると、筋肉や関節にさまざまなトラブルが生じる。急性的なケガ（スポーツ外傷）や使い過ぎによる慢性的なもの（スポーツ障害）である。

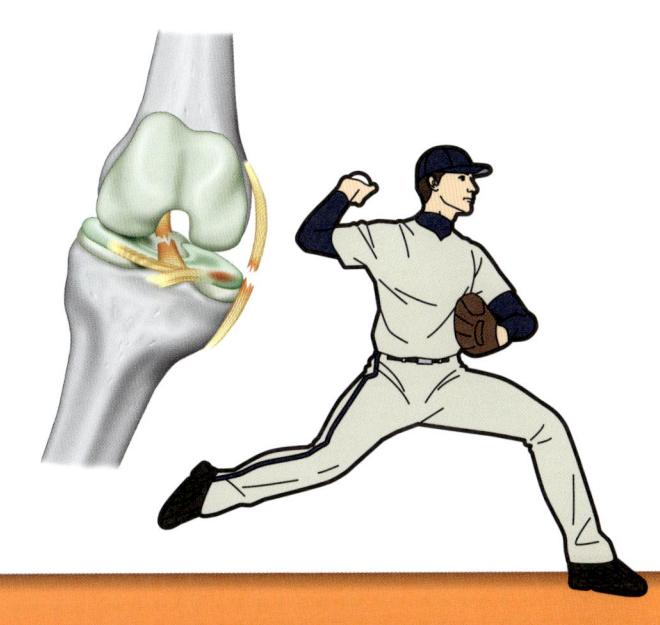

PART 4　スポーツにおけるトラブル　1　●肩関節脱臼 ▷P154　●Unhappy triad（不幸の三徴候）▷P156

スポーツ外傷とスポーツ障害の違い

今やスポーツは、老若男女を問わず楽しめるものとして大衆化が進んでいる。
それに伴い、スポーツ傷害を理解することが重要となる。

スポーツ外傷とスポーツ傷害

スポーツ外傷とは、急性的なケガによって生じるものをいい、**スポーツ障害**とは、繰り返しの負荷や使いすぎなどで慢性的に生じるものをいう（▶右図）。これらを総称して**スポーツ傷害**という。

代表的なスポーツ外傷

スポーツ外傷のなかで多くみられるのが、**捻挫**、骨折である。捻挫では**足関節捻挫**が多く、骨折ではいわゆる突き指を含めた**手指の外傷**が多くみられる。

スポーツ外傷は、発生時の適切な診断と治療が必要となる。外科的治療や医学的根拠にもとづく安静を要する。

代表的なスポーツ外傷は下記のとおりである。
❶**上肢**：舟状骨骨折、鎖骨骨折、肩関節脱臼（▶P154）、肩鎖関節脱臼、肩腱板不全断裂、手指槌指など。
❷**下肢**：膝関節靱帯断裂、半月（板）損傷、Unhappy triad〈不幸の三徴候〉（膝内側側副靱帯損傷＋膝内側半月（板）損傷＋膝前十字靱帯損傷▶P156）、肉離れ、アキレス腱断裂、足関節内反捻挫（▶P160）など。

代表的なスポーツ障害

スポーツ障害は、**成長期に発症する障害**と**成人になって発症する障害**に分けられる。これは、成長期のスポーツ障害は、成長期にみられる骨端線の存在と骨・軟骨の脆さが起因となることが多いためである。

診断を行う上で、**スポーツ歴の聴取**が重要となる。スポーツの種目、競技レベル、ポジション、練習時間、練習内容などを聴取する。治療は**保存療法**が基本であり、環境要因やトレーニング法を見直し、フォームなどの動作の矯正を行う。なかには外科的治療を必要とする場合もある。

代表的なスポーツ障害は下記のとおりである。
❶**上肢**：肩関節不安定症、野球肘（内側側副靱帯損傷▶P162）、テニス肘（上腕骨外側上顆炎▶P166）、腱鞘炎など。
❷**下肢**：恥骨疲労骨折、骨端症、ジャンパー膝、腸脛靱帯炎（▶P168）、鵞足炎（▶P169）、シンスプリント（過労性骨膜炎）、アキレス腱炎、外反母趾（▶P103）など。

NOTE

外傷の緊急処置（RICES処置）

スポーツ活動中などに四肢に外傷を受けたときは、外傷部位の障害を最小限に抑えるために、次の❶〜❺の順序で緊急処置を行う。
❶ Rest（安静）：患部を安静にして出血、疼痛を防ぐ。
❷ Ice（冷却）：患部を氷で冷やす。
❸ Compression（圧迫）：弾性包帯やテーピングで圧迫し、患部の内出血や腫脹を防ぐ。
❹ Elevation（挙上）：患部を心臓より高くする。
❺ Stabilization（安定・固定）：安定させ固定する。

スポーツ種目別の外傷・障害

スポーツの種目により外傷・障害の特徴が認められる。種目ごとの特徴を知っておくことは、スポーツ外傷・障害の予防やリハビリテーションなどに役立つ

【野球】

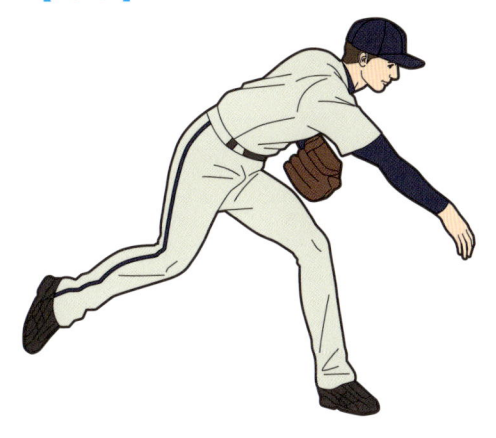

野球は、キャッチング、スライディングなどの動きが多いため、手指部および足関節の捻挫・骨折が多くみられる。
野球特有な障害として、野球肘（内側側副靱帯損傷）、野球肩（上腕骨近位骨端線離開、インピンジメント症候群、SLAP損傷など）がある

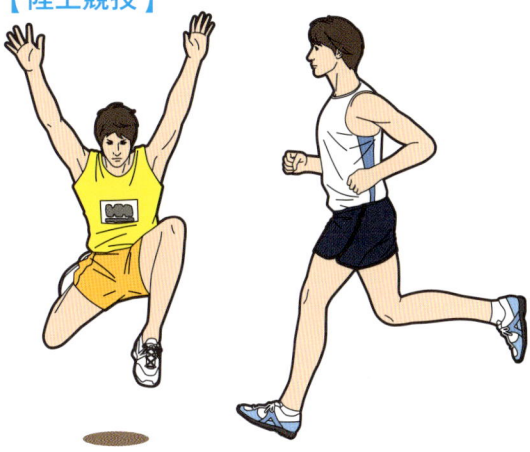

【陸上競技】

陸上競技には、走る、ジャンプするなど、さまざまな競技種目がある。
中・長距離ランナーでは、疲労骨折、シンスプリント、アキレス腱炎、足底腱膜炎などの障害がみられる。ジャンプ種目ではジャンパー膝などの障害がみられる

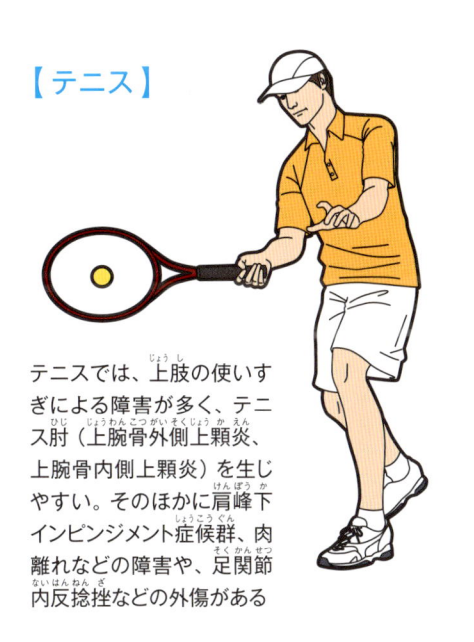

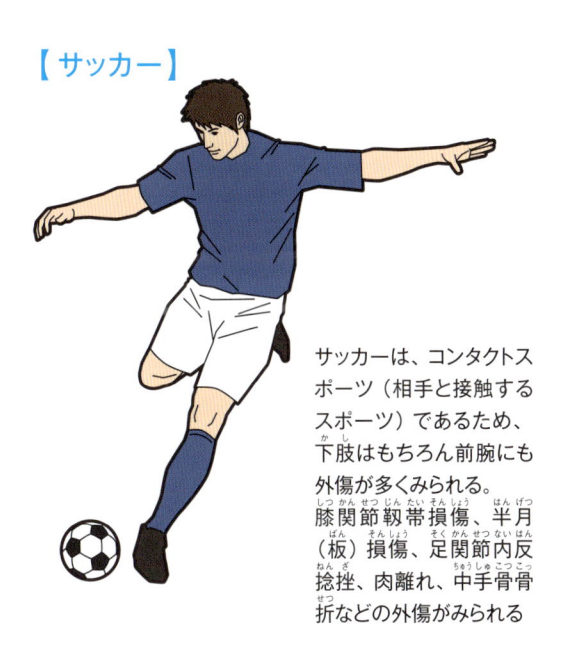

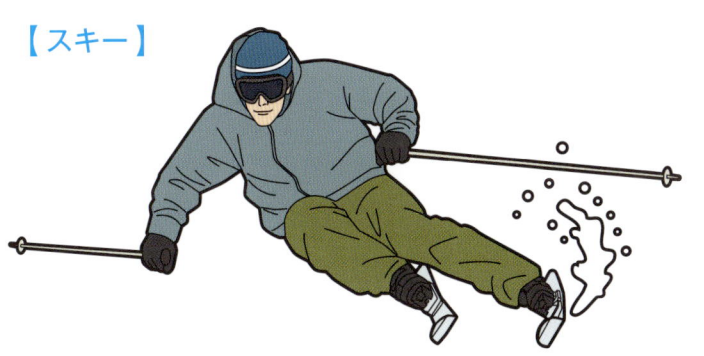

【テニス】

テニスでは、上肢の使いすぎによる障害が多く、テニス肘（上腕骨外側上顆炎、上腕骨内側上顆炎）を生じやすい。そのほかに肩峰下インピンジメント症候群、肉離れなどの障害や、足関節内反捻挫などの外傷がある

【サッカー】

サッカーは、コンタクトスポーツ（相手と接触するスポーツ）であるため、下肢はもちろん前腕にも外傷が多くみられる。
膝関節靱帯損傷、半月（板）損傷、足関節内反捻挫、肉離れ、中手骨骨折などの外傷がみられる

【スキー】

スキーは、競技の特性から、転倒時の膝前十字靱帯損傷、膝内側側副靱帯損傷、膝内側半月（板）損傷などの外傷が多い。これら3つの複合損傷によるUnhappy triadも生じやすい。
また、転倒時にストックを握った手を雪面に突き、母指の内側の尺側側副靱帯を損傷する「skier's thumb（スキーヤーの親指）」はスキー特有の外傷である

PART 4 代表的なスポーツ外傷 1　　●肩関節の動き ▶P48　●肩関節の障害 ▶P52

肩関節脱臼

肩関節の構造は不安定なうえに可動域が大きいため脱臼しやすい。
コンタクトスポーツ（対戦相手との接触が多いスポーツ）によくみられる外傷である。

肩関節脱臼とは

いわゆる「肩がはずれた」状態を**肩関節脱臼**という（▶P152）。肩関節脱臼は、前方、後方、下方に脱臼するが、外力により肩関節の**外転・外旋、水平外転**を強制されたことによって生じる**前方脱臼**が圧倒的に多い（▶下図）。

肩関節の肩甲骨関節窩は浅窩であり、その上に大きな上腕骨頭が接している（▶P48）。この構造は肩関節の可動域の広さにつながるが、一方で肩関節脱臼を招きやすい。

主な症状は、肩関節の痛み、可動域の制限などがある。

肩関節前方脱臼の病態

肩関節前方脱臼の病態は、若年者と中高年者では異なる。

上腕骨頭が前方へ脱臼した際、若年者では、上腕骨頭は腱板に引きつけられたまま関節窩前縁を擦るように脱臼し、上方にある関節唇がはがれたり断裂してしまう（▶右図）。

一方、中高年者では、腱板が変性しているため、脱臼時に先に腱板が断裂してしまい、上腕骨頭は関節窩前縁を擦らずに脱臼し、関節唇がはがれることはない。

こうした病態の違いから、若年者は**反復性肩関節脱臼**（何度も繰り返される脱臼）に移行しやすく、中高年者は移行しにくいのである。また、若年者は脱臼を経験した後もスポーツを続ける傾向があるため、再び受傷し反復性肩関節脱臼になるリスクが高くなる。

脱臼すると、多くの場合、下関節上腕靱帯と関節唇の複合体を損傷する。この状態を**バンカート病変**という。

また、骨軟骨の欠損や骨頭の陥没骨折が生じることもある。この状態を**ヒル・サックス病変**という。

受傷しやすいスポーツ

ラグビー、柔道などのコンタクトスポーツでは、激しい接触などが原因で、反復性肩関節脱臼に移行しやすい。初回、外傷による肩関節前方脱臼を生じた後、軽い外力でも前方脱臼を起こしてしまうようになり、悪化すると、寝返りしただけでも脱臼することもある。

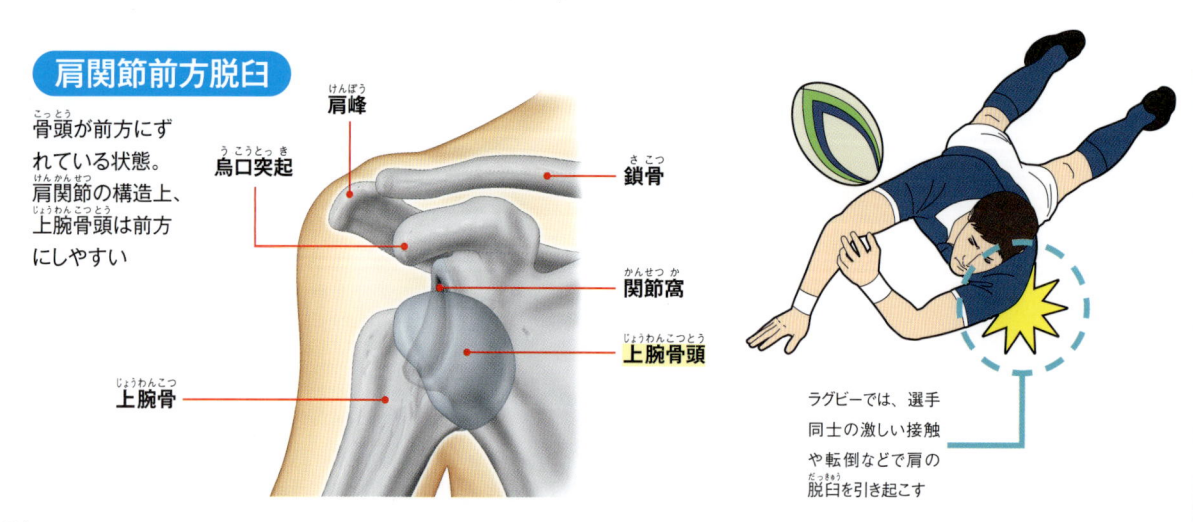

肩関節前方脱臼

骨頭が前方にずれている状態。
肩関節の構造上、上腕骨頭は前方にしやすい。

肩峰
烏口突起
鎖骨
関節窩
上腕骨頭
上腕骨

ラグビーでは、選手同士の激しい接触や転倒などで肩の脱臼を引き起こす

診断と治療

肩関節前方脱臼は、外観の特徴がある。**三角筋の膨隆が消失**し、肩関節外側部の丸みが扁平化して**肩峰が突出**している。また、前下方に**上腕骨頭を触知**できる。そのほか、上腕を動かそうとすると抵抗がみられる（**バネ様固定**）。

単純X線像では、脱臼を確認するとともに、骨折が合併されていることがあるため、骨折の有無を確認する。

治療は、まず脱臼している**骨頭を徒手整復**する。整復法はいくつもあるが、**ヒポクラテス**（Hippocrates）**法**、**コッヘル**（Kocher）**法**などが一般的である（▶下図）。その後、三角巾および体幹固定を3週間行う。さらにその後、自動運動を開始するが、過剰な外旋運動は制限すべきである。予後には受傷年齢が影響し、若年者のほうが中高年者に比べて再脱臼率が極めて高くなる。なお、素人が整復を試みると、さらに関節唇などを損傷させることがあるので、安易に実施してはならない。

治療後、反復性肩関節脱臼に移行した場合、スポーツなどの活動が制限されるようならば、手術が適応される。

肩関節前方脱臼の機序（若年者）

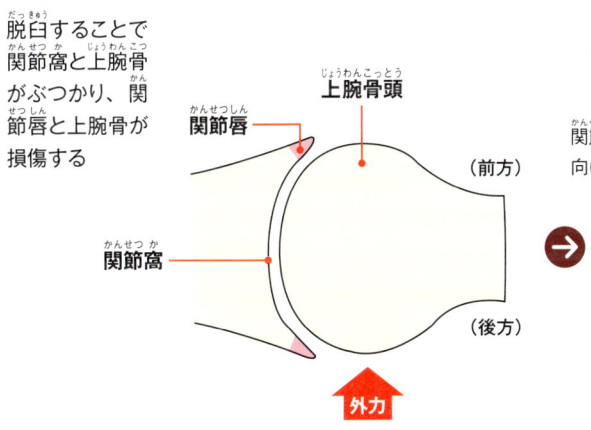

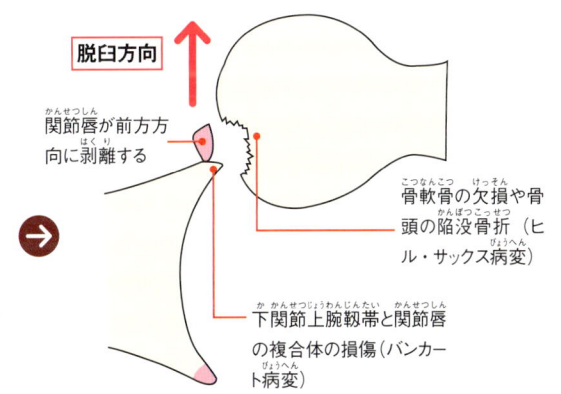

脱臼することで関節窩と上腕骨がぶつかり、関節唇と上腕骨が損傷する

- 上腕骨頭
- 関節唇
- 関節窩
- （前方）
- （後方）
- 外力

→

- 脱臼方向
- 関節唇が前方方向に剥離する
- 骨軟骨の欠損や骨頭の陥没骨折（ヒル・サックス病変）
- 下関節上腕靱帯と関節唇の複合体の損傷（バンカート病変）

肩関節脱臼の整復

【ヒポクラテス法】

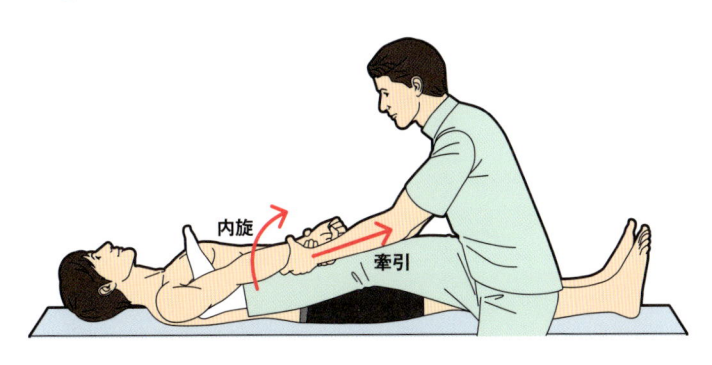

内旋・牽引

患者を背臥位にする。患側の手関節をつかみ、患側の脇の下に足部を当てて腕をゆっくりと外転・外旋位にて牽引する。同時に足底部を支点として、内転・内旋して整復する（図）。

【コッヘル法】

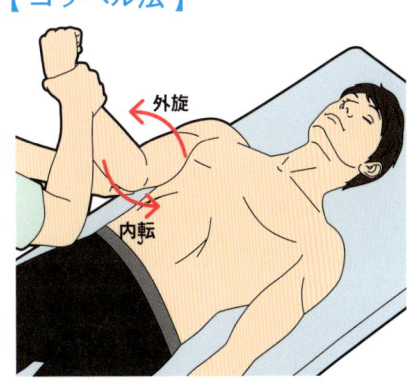

外旋・内転

患者を背臥位にする。軽度外転位の上腕を末梢牽引しながら、側胸壁に接近（内転）させる。牽引を持続しながら、肩関節を外旋する。牽引力を維持して外旋位のまま肘を正中面に近づけながら内転・屈曲する（図）。そして、手掌が顔の前を通り、健側へくるように内旋する

PART 4　代表的なスポーツ外傷 2　　　●膝関節の構造と動き ▶P86

Unhappy triad（不幸の三徴候）

スポーツによる外傷の中で膝関節の損傷は多く、選手生命を脅かすものもある。
なかでもUnhappy triad（serious triad）は重症であり、早期治療が必要である。

Unhappy triadとは

膝内側側副靱帯、膝前十字靱帯、膝内側半月（板）が複合的に損傷することがあり、これを**Unhappy triad（不幸の三徴候）**という（▶下図）。さらに関節軟骨の損傷も併発することがある。

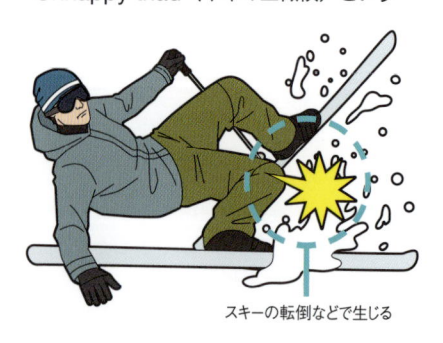

Unhappy triadは極めて**予後が悪い重症な外傷**であり、早期に適切な診断・治療を受けることが大切である。

膝内側側副靱帯損傷

膝内側側副靱帯（MCLまたはTCL ▶P88） は、膝関節の内側を走行している靱帯であり、膝関節の内側の安定性を担っている。また、**外側側副靱帯（LCLまたはFCL ▶P88）** と協力して脛骨の外旋を制動する。

膝内側側副靱帯損傷は、膝の靱帯損傷の中でもっとも多くみられる（▶右図）。

スポーツの種類では、ラグビーやアメリカンフットボールなどのコンタクトスポーツで受傷することが多い。タックルされたときに激しい外力が膝関節の外側から内側にかかるため、膝は過度な外反あるいは外旋位になり、内側側副靱帯が過緊張して断裂してしまう。

サッカーにおいても、タックルによる内側側副靱帯の損傷はあるが、実は人工芝などの設備上の問題から、ステップをきったときに芝にひっかかり靱帯を損傷してしまうこともある。

また、スキーでも転倒時の外反ストレスにより内側側副靱帯を損傷することがある。この場合は、内側半月（板）や膝前十字靱帯も損傷していることが多い。

重症度（Ⅰ度～Ⅲ度の3段階）の診断は、スポーツ復帰の時期に大きくかかわってくる。重症度の診断は、**外反ストレステスト**（▶右図）などの**徒手検査**によってわかることが多い。

重症度Ⅲ度の損傷の場合、膝前十字靱帯損傷の合併、あるいはUnhappy triadを発生しているおそれがあり、早期の適切な治療が必要となる。

膝内側側副靱帯を損傷した直後は、炎症が起こり、疼痛によりプレーを続けられないことが多い。翌日に疼痛がおさまることもあるが、痛みの強さと重症度は関係なく、重症度Ⅲ度の場

Unhappy triad

膝内側側副靱帯、膝前十字靱帯、膝内側半月（板）が複合的に損傷する。これをUnhappy triad（不幸の三徴候）という

スキーの転倒などで生じる

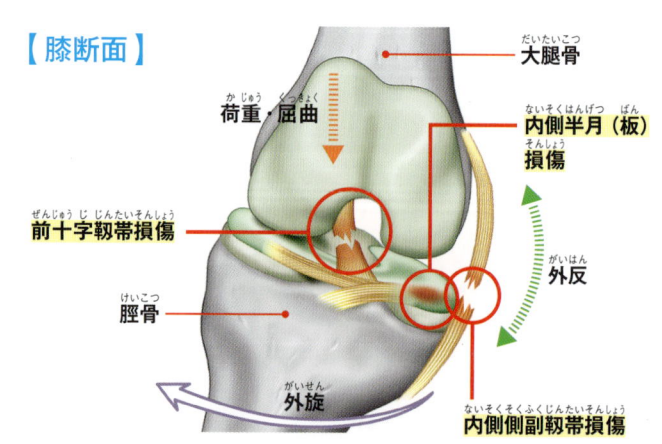

【膝断面】

大腿骨
荷重・屈曲
内側半月（板）損傷
前十字靱帯損傷
外反
脛骨
外旋
内側側副靱帯損傷

合もある。

膝内側側副靱帯は自己修復力が強いため、重症以外は保存療法が一般的である。

膝前十字靱帯損傷

膝前十字靱帯（**ACL** ▶P88）は、膝関節の回旋の不安定性をコントロールする重要な役割をもった靱帯である。また、後十字靱帯（PCL ▶P88）と協力して脛骨の内旋を制動する。**膝前十字靱帯損傷は、ほかの靱帯損傷に比べてスポーツ選手生命にかかわる致命的な損傷である。**

スポーツでは、ラグビーや柔道などのコンタクトスポーツでの損傷のほかに、スキー、バレーボールなどにおいて、ジャンプ着地時に**足のつま先が外側を向き膝が内側に入る動き**（**knee-in、toe-out**）をしたり、**ピボット**（**ツイスト**）**動作**をすることで前十字靱帯が損傷される（▶P158）。

膝前十字靱帯を損傷したときは、ブチッという**断裂音**が聞こえることがある。受傷後は、圧痛、関節運動の障害、腫脹や血腫などがみられる。受傷からしばらくすると痛みや腫脹は減少するが、一方で、スポーツ中に急に方向転換をしようとすると膝に力が入らずガクッと崩れる**膝くずれ現象**（**giving way**）があらわれる。

前十字靱帯不全膝では、前方亜脱臼の反復により、内側半月（板）の後節辺縁部にストレスが加わり、縦断裂が生じることがある。

診断は、**前方引出しテスト**、**ラックマンテスト**（▶P158）などの徒手検査を用いて靱帯の不安定性を評価する。診断の確定には画像検査が有用である。治療は保存療法のほかに、スポーツ活動に支障をきたす場合は手術を行う。

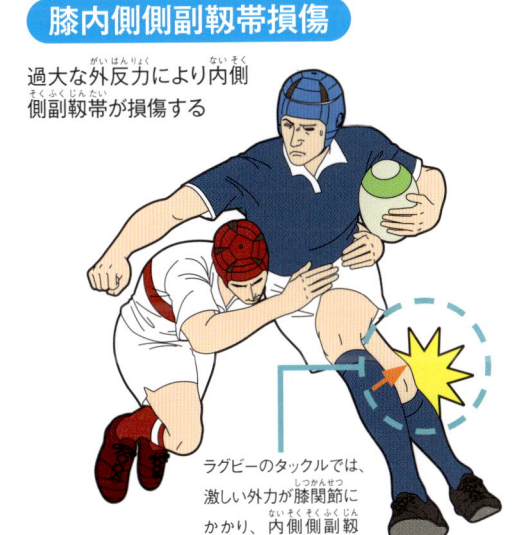

膝内側側副靱帯損傷

過大な外反力により内側側副靱帯が損傷する

ラグビーのタックルでは、激しい外力が膝関節にかかり、内側側副靱帯の断裂を引き起こす

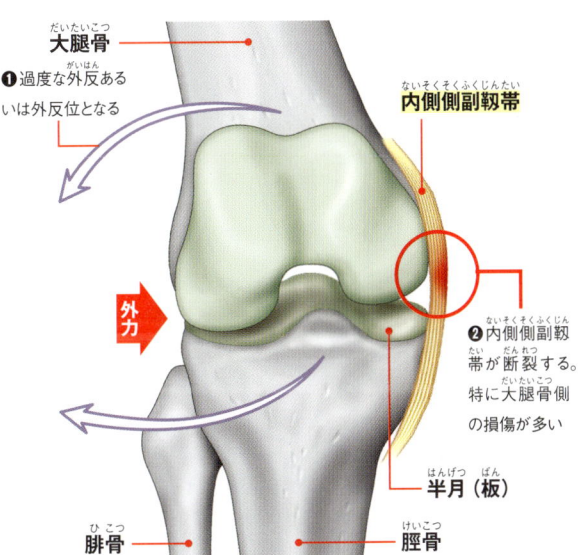

- 大腿骨
- ❶過度な外反あるいは外反位となる
- 内側側副靱帯
- 外力
- ❷内側側副靱帯が断裂する。特に大腿骨側の損傷が多い
- 半月（板）
- 腓骨
- 脛骨

外反ストレステスト

膝内側側副靱帯損傷の重症度を調べる検査。患側の膝関節を伸展位と軽度屈曲位にて実施する。前額面上で外反ストレスを加える

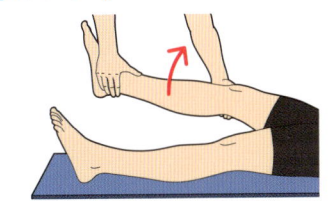

【伸展位】
❶膝伸展位で外反ストレスを加える

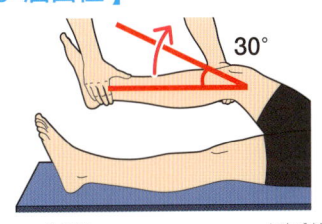

【30°屈曲位】
30°
❷次に30°屈曲位で外反ストレスを加える。膝内側側副靱帯は、伸展位では2層（浅層と深層）が重なっているが、屈曲位では2層が離れて強度が弱くなるためである

膝前十字靱帯損傷

膝関節は、大腿骨と脛骨の接続部分のため、外反、内反、屈曲、伸展といった外力を受けやすい

【外反損傷】

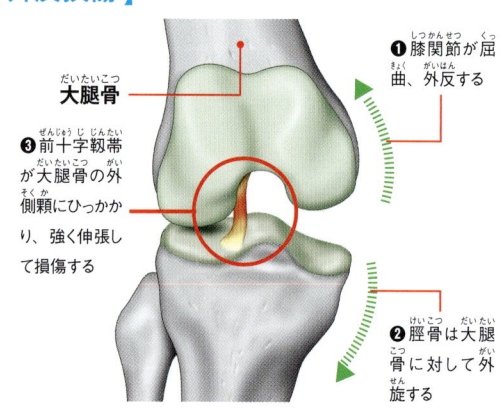

- 大腿骨（だいたいこつ）
- ❸前十字靱帯が大腿骨の外側顆にひっかかり、強く伸張して損傷する
- ❶膝関節が屈曲、外反する
- ❷脛骨は大腿骨に対して外旋する

荷重位にて、膝関節を内側に捻ったときに起こる。前十字靱帯損傷の中で多くを占める傷害である。タックルを外側から受けたときなどに受傷する

【内反損傷】

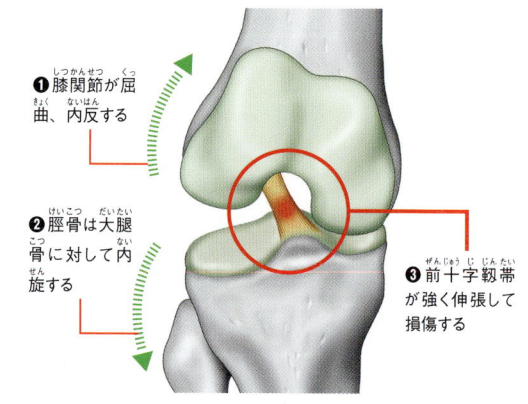

- ❶膝関節が屈曲、内反する
- ❷脛骨は大腿骨に対して内旋する
- ❸前十字靱帯が強く伸張して損傷する

荷重位にて、膝関節を外側に捻ったときに起こる。ジャンプの着地時に膝関節が内反することで受傷する

【正中屈曲損傷】

- ❶大腿骨に対し、脛骨が前方に押し出される
- ❷前十字靱帯が伸張して損傷する

膝関節は正中位であるが、瞬間的に重心が後方に移動したときに起こる。スキーのジャンプ後の着地時に体幹が後方に移動することによって起こる

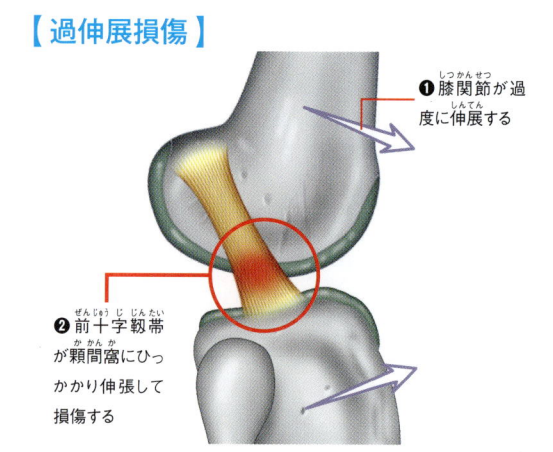

【過伸展損傷】

- ❶膝関節が過度に伸展する
- ❷前十字靱帯が顆間窩にひっかかり伸張して損傷する

膝関節の可動域よりも過度に伸展したときに起こる。膝関節正面からタックルを受けたときなどに受傷する

膝前十字靱帯損傷時の診断（徒手検査）

【前方引き出しテスト】

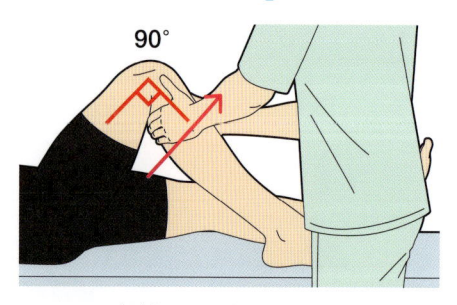

90°

膝を90°屈曲位とし、脛骨を前方に引き出す動作を行う。足部は固定して行ったほうがよい

【ラックマンテスト】

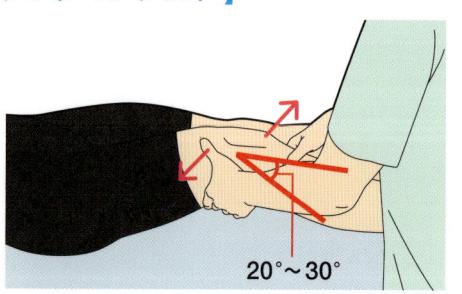

20°〜30°

膝関節は20〜30°屈曲位とし、脛骨を前方に引き出す動作を行う

膝内側半月（板）損傷

半月は、ジャンプなどの衝撃を吸収する衝撃緩和材である。半月は膝内部の内側と外側に1枚ずつあり、膝関節の屈曲・伸展・内旋・外旋の際に膝関節を安定させる役割を担っている。内側半月は外側半月よりも前後移動距離が少ないため、**損傷は内側半月のほうが多く、膝の靱帯損傷において受傷頻度が高い。**

バレーボール、スキー、体操などのジャンプからの着地時に、膝関節が外反屈曲してひねりが加わり、半月が損傷する（▶下図）。また、サッカーやラグビーなどのコンタクトスポーツにおけるタックルの際に損傷することも多い。

症状は、受傷時に疼痛や腫脹がみられる。損傷の範囲が広い場合は、膝関節内に断裂した半月板が嵌頓しているため、膝にひっかかり感を感じたり、膝関節の伸展や屈曲ができなくなる（**ロッキング**）ことがある。徒手検査は、膝関節を内反外旋して半月の損傷をみるマックマレーテストやアプレーテストなどがある。

治療は保存療法のほかに、スポーツ活動に支障をきたす場合は手術を行う。

半月損傷は、単独で受傷する場合よりも、前十字靱帯や内側側副靱帯の損傷を併発することのほうが多い。

膝内側半月（板）損傷

膝内側半月（板）損傷は、外傷のほか、繰り返されるストレスなどが原因で起こる

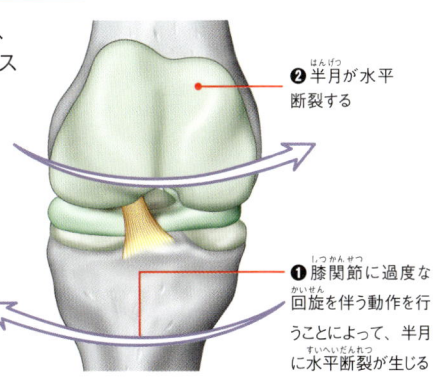

❷ 半月が水平断裂する

❶ 膝関節に過度な回旋を伴う動作を行うことによって、半月に水平断裂が生じる

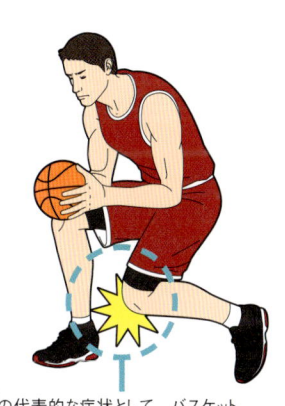

半月損傷の代表的な症状として、バスケットボールなどにおいて膝のひっかかり感、膝関節の伸展・屈曲不全（ロッキング）を感じる

【半月の損傷】

半月（板）の損傷形態には、縦断裂、横断裂、水平断裂などさまざまな形態がある

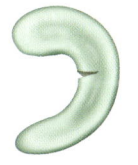

横断裂
半月の一部が横に裂けた状態

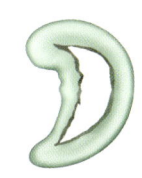

バケツ柄断裂
縦断裂。断裂部が拡大したもの

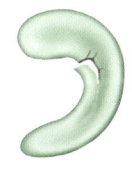

フラップ状断裂
かぎ裂き状に断裂した状態

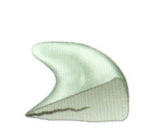

水平断裂
半月の一部が上下2枚に分かれたように、水平に断裂した状態

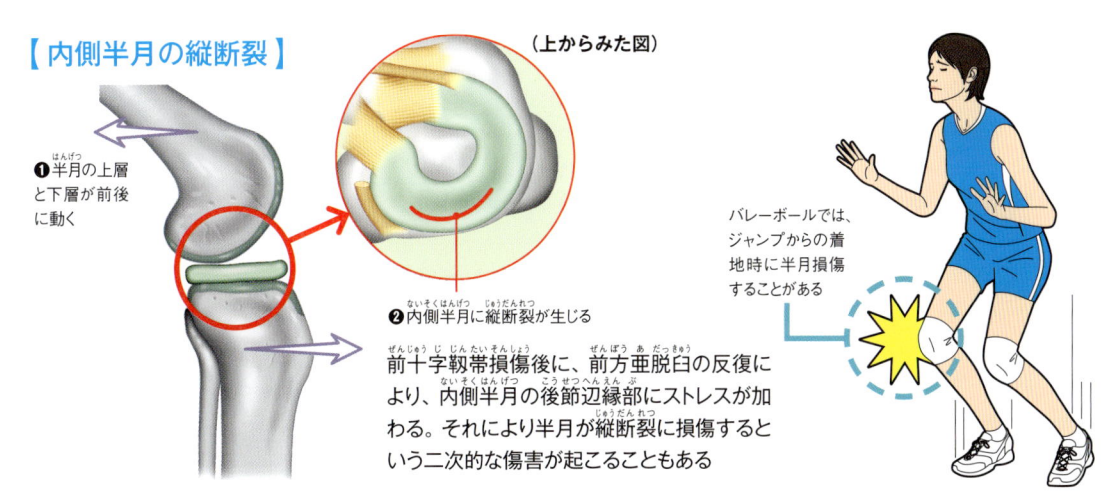

【内側半月の縦断裂】

（上からみた図）

❶ 半月の上層と下層が前後に動く

❷ 内側半月に縦断裂が生じる

前十字靱帯損傷後に、前方亜脱臼の反復により、内側半月の後節辺縁部にストレスが加わる。それにより半月が縦断裂に損傷するという二次的な傷害が起こることもある

バレーボールでは、ジャンプからの着地時に半月損傷することがある

PART 4 代表的なスポーツ外傷 3　●足関節の構造と動き ▶P92　●スポーツ外傷とスポーツ障害の違い ▶P152

足関節内反捻挫

足関節の捻挫は日常生活でも起こりうるが、内側に捻る内反捻挫がほとんどである。スポーツ外傷の中でも高頻度にみられる外傷である。

足関節内反捻挫とは

足関節捻挫は頻度の高いスポーツ外傷の1つであり、**外反捻挫**＊と**内反捻挫**があるが、ほとんどが内反捻挫である（▶下図）。

距腿関節は蝶番関節（▶P16）であるため骨性安定性は高いが、外果と比べて内果が短いことで内反性の安定性は低くなり、外側の靱帯の伸張が強くなる。逆に外反時は、腓骨外果に踵骨がぶつかることで、三角靱帯の伸張は軽減される。距骨の関節面は、前方が後方に比べて広い構造になっており、背屈位での安定性は高いが、底屈位では距骨関節面が狭く遊びが生じるため安定性は低くなる。また、底屈位では腓骨筋群の機能は低下する。さらに、内反の制動は骨ではなく靱帯そのものが担う。

足関節の安定性を保つ靱帯は、**前距腓靱帯**、**踵腓靱帯**、**後距腓靱帯**の3つ（▶P94）であり、強度は前距腓靱帯がもっとも弱く、後距腓靱帯がもっとも強い。

こうした構造から、足関節が底屈位で内反強制を受けると、まず前距腓靱帯が過度に緊張し損傷（断裂）する。さらに強い内反力を受けると、踵腓靱帯が損傷する。背屈位で内反強制されると、後距腓靱帯が損傷する。

主な症状は、受傷直後は足を内返しすると外側に疼痛がみられる。次第に患部が腫脹する。

受傷しやすいスポーツ

バレーボール、バスケットボールなどのジャンプ着地時に、他の選手の足の上に乗ったことで足関節の**内反強制**（内反が強制されること）を受け、捻挫することが多い。そのほか、サッ

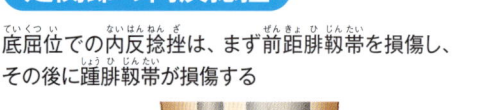

足関節の内反捻挫

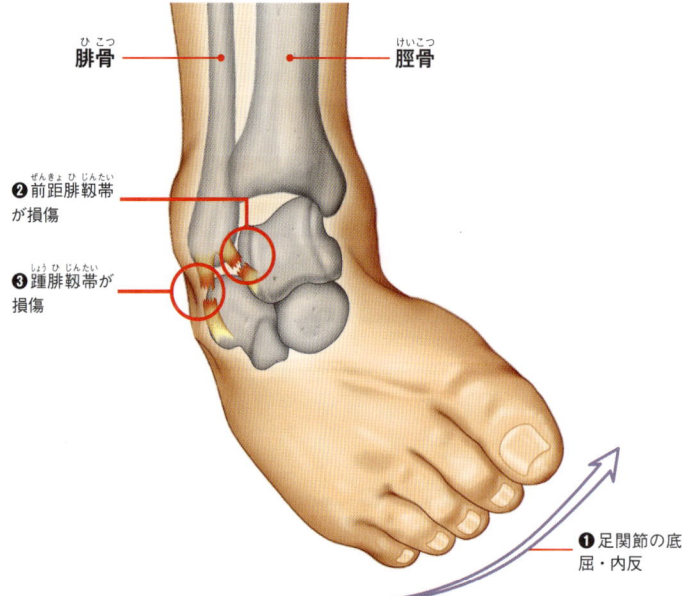

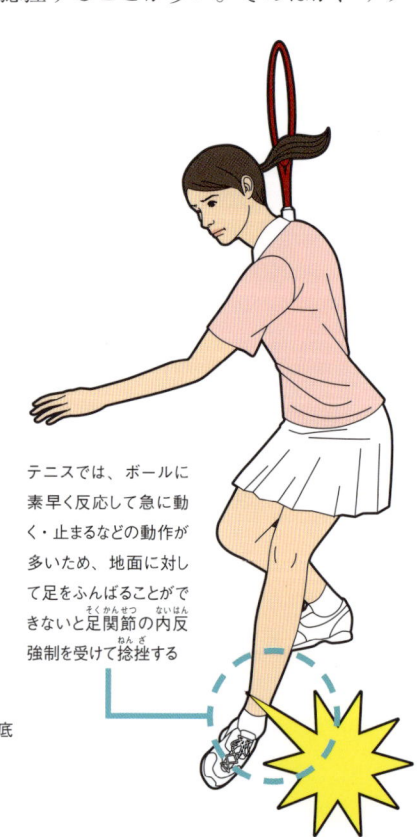

底屈位での内反捻挫は、まず前距腓靱帯を損傷し、その後に踵腓靱帯が損傷する

腓骨　脛骨
❷前距腓靱帯が損傷
❸踵腓靱帯が損傷
❶足関節の底屈・内反

テニスでは、ボールに素早く反応して急に動く・止まるなどの動作が多いため、地面に対して足をふんばることができないと足関節の内反強制を受けて捻挫する

カー、ラグビーなどのコンタクトスポーツや、野球やテニスなどでも発生する。グラウンドやテニスコートの不安定さや不備なども、スポーツ活動中の内反捻挫受傷の大きな原因となる。

診断と治療

重症度はⅠ度～Ⅲ度の3段階である。受傷直後は、RICES処置（▶P152）を行う。患部を挙上して安静にすることで腫脹を防ぐ。

どの靭帯が損傷しているかを調べるために、足関節の**前方ストレステスト**、**内反ストレステスト**（▶右図）など徒手検査を行う。また、**ストレスX線撮影**で前方引き出しや**内反動揺検査**を行い、靭帯や骨、軟骨、筋などの不安定性を調べる。内反動揺性は、距骨傾斜角（TTA）*で評価する。

なお、内反捻挫したときに、靭帯の損傷がみられなくても短腓骨筋付着部の第5中足骨底の剥離骨折、腓骨外果骨折などが起こっている可能性があるため、画像検査による診断が重要となる。また、脛骨内果の下の足根管にて後脛骨筋、長趾屈筋、長母趾屈筋にインピンシメントが生じて痛みを生じることもある。

治療は、重症度によりテーピングや弾性包帯、足関節装具などを用いた保存療法が行われる（▶下図）。スポーツ選手で重症度Ⅲ度の完全断裂の場合、靭帯縫合手術も考慮される。この場合、治癒までに2～3か月を要する。

足関節の内反ストレステスト

踵骨と距骨を把持して、内返し動作を繰り返す

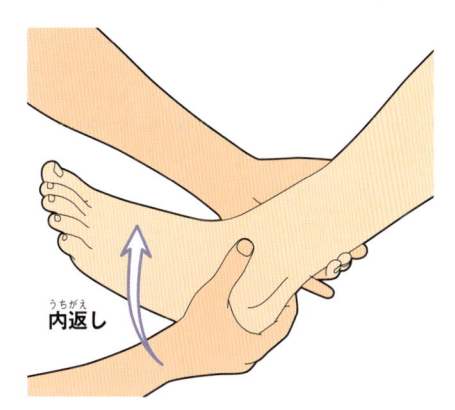

内返し

足関節内反捻挫の保存療法

【テーピング】

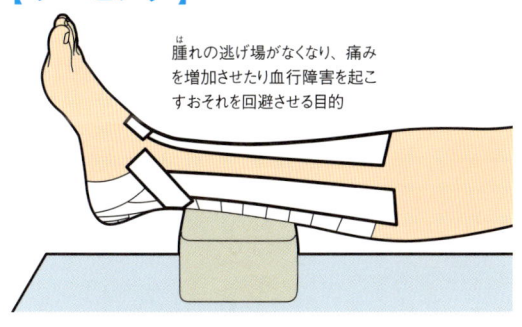

腫れの逃げ場がなくなり、痛みを増加させたり血行障害を起こすおそれを回避させる目的

捻挫直後の応急処置のテーピング

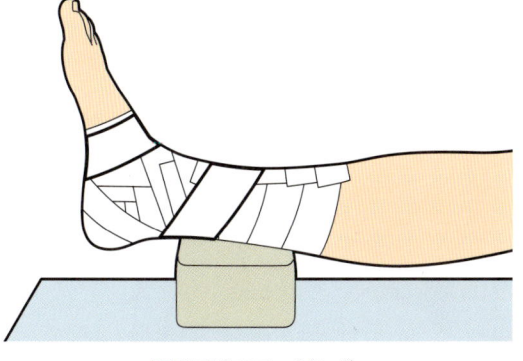

再発予防のテーピング

【足関節装具】

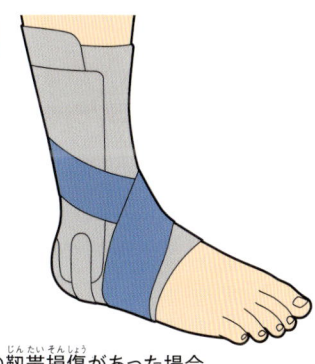

足関節の靭帯損傷があった場合、捻挫予防として装具を着用する

注目 Keyword

*外反捻挫
足関節の内側には強靭な三角靭帯が存在し、外反制動は腓骨外果で行われるため損傷しにくいが、大きな外力が加わると骨折や靭帯断裂を伴う。

*距骨傾斜角（TTA）talar tilt angle
床に対する距骨の傾きをいう。15°程度が正常である。

PART 4　代表的なスポーツ障害　1　●骨の成長と代謝 ▶P12　●Unhappy triad（不幸の三徴候）▶P156

野球肘（内側側副靱帯損傷）

野球は子供から大人まで愛好するスポーツだが、特に成長期における投げすぎによる肘の障害に注意しなければならない。

野球肘とは

野球肘とは、野球選手が特に**投球動作**を行ったときに生じる**肘関節の障害や外傷の総称**である。投球時や投球後に肘関節の痛みを訴えることで発見される。

投球動作と野球肘

野球肘を知るには、まず野球の投球動作を理解する必要がある。

投球動作は、❶ワインドアップ期、❷コッキング期、❸加速期（アクセレレーション期）、❹フォロースルー期の4つに分けられる（▶下図）。

野球肘は、特に❷コッキング期、❸加速期（アクセレレーション期）、❹フォロースルー期の動作を繰り返し行うことで発生することが多い。

投球動作において、加速期に腕を前方に振り

投球動作

❶ワインドアップ期
腕を振りかぶり、片脚を挙上するところまで

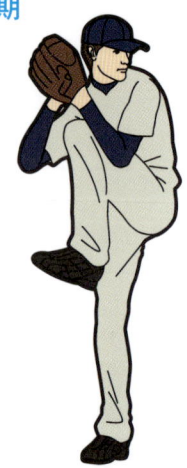

❷コッキング期
初期はボールがグローブから離れ、肩関節外転、足部着地まで。後期は足部着地から肩関節最大外旋位まで

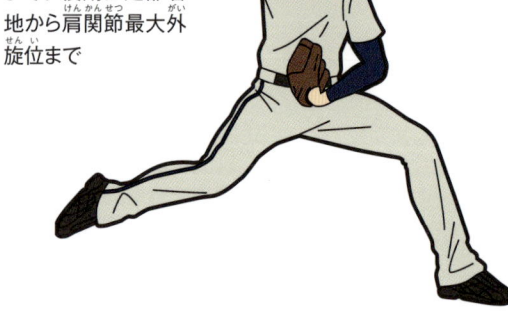

❸加速期（アクセレレーション期）
肩関節の最大外旋位からボールが手から離れる瞬間のボールリリースまで

❹フォロースルー期
ボールリリース以降、肩関節の最大内旋位から減速して腕を振りおろすまで

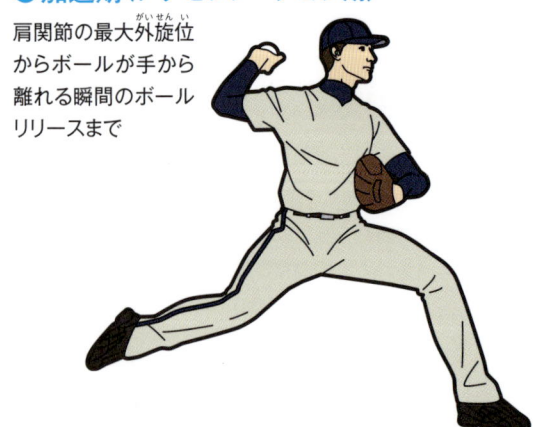

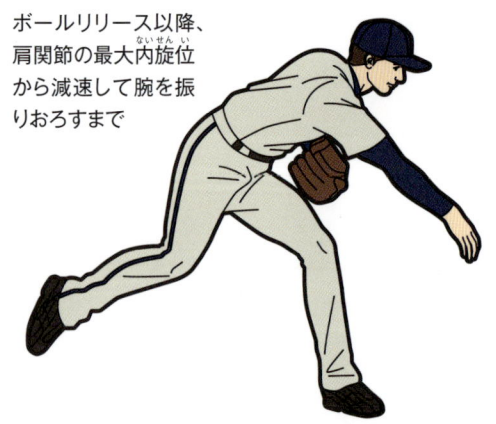

出した際に肘に強い**外反ストレス（内側への牽引ストレス、外側への圧迫ストレス）**が加わるが、この外反ストレスが野球肘の最大の原因となる（▶下図）。

なお、❹では、内反ストレスや肘の過伸展が生じ、後側型野球肘の発生の原因となる。

野球肘の分類

野球肘の病態は、部位や発生原因によりさまざまであるが、発症時期によって**成長期野球肘**、**成人期野球肘**に分類することができる。

❶ **成長期野球肘**：成長途中の骨端、骨軟骨に生じる障害。骨軟骨障害では上腕骨内側上顆炎が多く、悪化すると剥離骨折に至る。そのほか、脆弱部である骨端線（▶P12）の離開もみられる。

❷ **成人期野球肘**：骨端閉鎖後の骨、軟骨、靱帯、筋腱付着部などの障害。内側側副靱帯損傷など内側支持機構の障害が多い。また、変形性肘関節症、疲労骨折も含まれる。

障害部位で分類すると、**内側型野球肘**、**外側型野球肘**、**後側型野球肘**に分けられる。障害が発生する部位は、内側型では上腕骨内側上顆、滑車、外側型では上腕骨小頭、橈骨頭、後側型では肘頭、肘頭窩である。

ここでは一般に多くみられる内側型野球肘、外側型野球肘について述べる。

内側型野球肘

内側型野球肘は、肘の内側に障害が起こるものをいう。投球動作のコッキング期から加速初期にかけて、回内・屈筋による牽引力と強い外反ストレスが加わり、その後、いったん回外した後にボールリリースに向けてもう一度回内する。この動作を繰り返し行うことで、肘関節に加わる外反ストレスが大きくなり、肘関節内側に過度な伸張ストレスが生じ、内側側副靱帯損傷、内側上顆裂離などが生じる。

内側側副靱帯損傷は、投球動作の繰り返しにより、肘関節の外反を制御しようとする内側側副靱帯が傷害される。ただし、小・中学生までの成長期では、直接靱帯が損傷されることはなく、**上腕骨内側上顆剥離骨折**となることが多い。それ以降は内側側副靱帯を損傷し、**近位側靱帯起始部の断裂が多い**（▶P164図）。

野球肘による内側側副靱帯損傷は、繰り返す牽引により靱帯が劣化したゴムのような状態になっており、投球時の疼痛は徐々に強くなっていく。

治療は投球禁止、筋力トレーニングなどを含

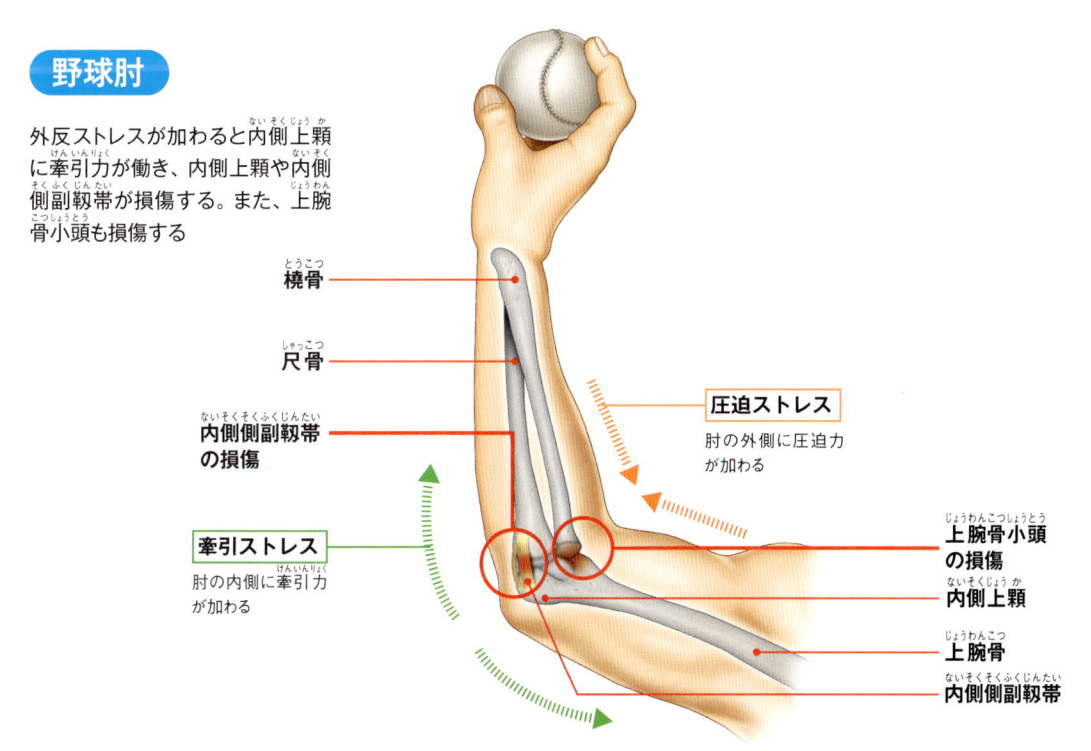

野球肘

外反ストレスが加わると内側上顆に牽引力が働き、内側上顆や内側側副靱帯が損傷する。また、上腕骨小頭も損傷する

- 橈骨
- 尺骨
- 内側側副靱帯の損傷
- 牽引ストレス：肘の内側に牽引力が加わる
- 圧迫ストレス：肘の外側に圧迫力が加わる
- 上腕骨小頭の損傷
- 内側上顆
- 上腕骨
- 内側側副靱帯

む保存療法が中心となる。ただし、内側側副靱帯が断裂した場合は、手術が必要となる。

外側型野球肘

投球動作の外反ストレスにより、肘関節の外側にある腕橈関節に圧迫が加わり、さらにフォロースルー期に橈骨頭が回旋する。この動作を繰り返し行うことで、**上腕骨小頭離断性骨軟骨炎**（▶右図）、**橈骨頭障害**などが生じる。

上腕骨小頭離断性骨軟骨炎は、肘離断性骨軟骨炎ともよばれる。繰り返す投球動作により外反ストレスが加わり、上腕骨小頭に橈骨頭からの圧迫力が働くことで、上腕骨小頭の骨軟骨に壊死、変性がみられる。進行すると変性した骨軟骨片が上腕骨小頭から剥脱、分離し、最終的には**関節内遊離体**となる。関節内遊離体の存在により**ロッキング症状**（▶P165）が繰り返されると、やがて変形性関節症を合併することとなり、野球はもとより日常生活にも支障がでてくる。

治療は、初期では投球禁止、局所安静などの保存療法が中心となる。進行した場合は、手術が適応される。

投球フォームの見直し

野球肘の発生原因は、投げすぎによるものが大きいが、不良な投球フォームも一因である。

肘関節に負担をかける投球フォームとして、**肘下がり**（▶右図）や**手投げ**がある。肘下がりとは、コッキング期からアクセレレーション期にかけて、投球側の肘が下がってしまう状態をいう。このフォームだと肩関節の外旋が制限され、肘関節にも過度な外反ストレスが加わるため野球肘を発症しやすい。また、コッキング期の早期に体が投球方向に先に開いてしまうことでも、肘に外反ストレスが加わることになる。

よく指導者から「肘を下げるな」といったアドバイスがあるのは、ボールコントロールを良くするためだけでなく、野球肘や野球肩をはじめとする障害を防ぐためでもある。

このほかに、**肘の突き出し**（肘を折ったままの状態で前に突き出す）、変化球を投げるときに**不自然に肘を捻る**といったフォームも野球肘の原因となる。また、運動の開始前後にストレッチングを入念に行うことも再発予防に欠かせない。

内側型野球肘（近位側靱帯起始部の断裂）

投球動作の繰り返しにより、内側上顆に牽引力が働き、内側上顆や内側側副靱帯が損傷する

- 上腕骨
- 上腕骨頭
- 内側上顆
- 牽引ストレス
- 圧迫ストレス
- 内側側副靱帯損傷、とくに近位側靱帯起始部の断裂が多い
- 内側側副靱帯
- 橈骨
- 尺骨

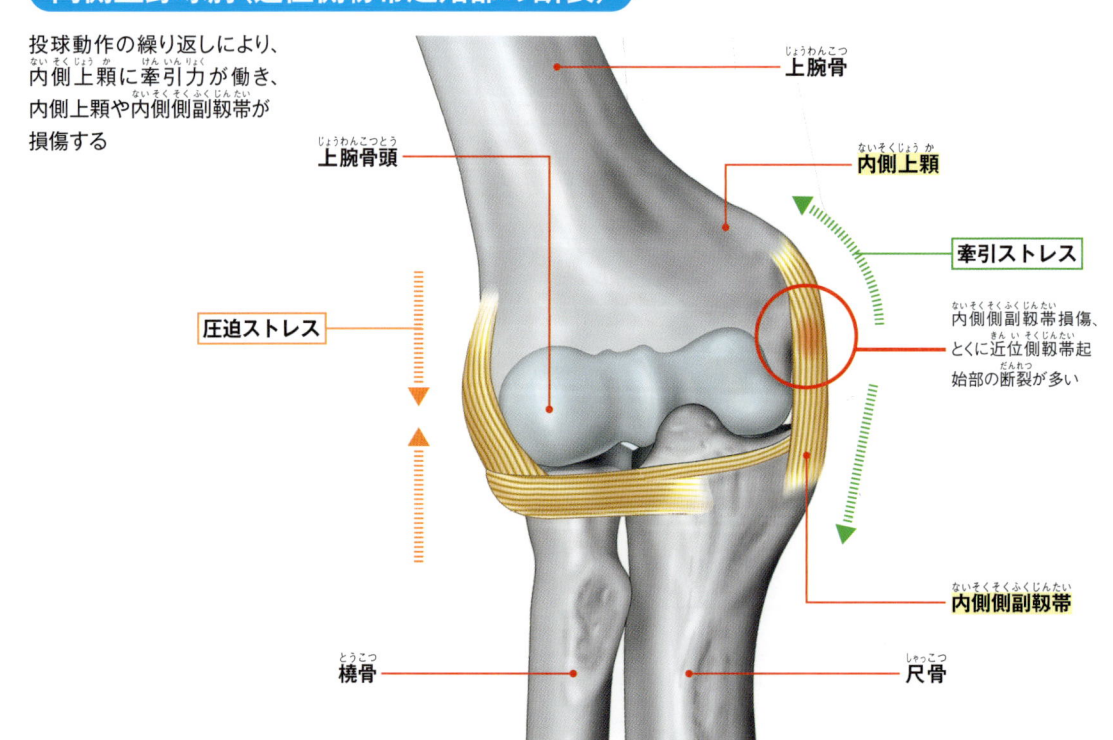

外側型野球肘（上腕骨小頭離断性骨軟骨炎）

外反ストレスにより、上腕小骨頭に腕橈関節からの圧迫力がかかり、上腕骨小頭離断性骨軟骨炎を生じる

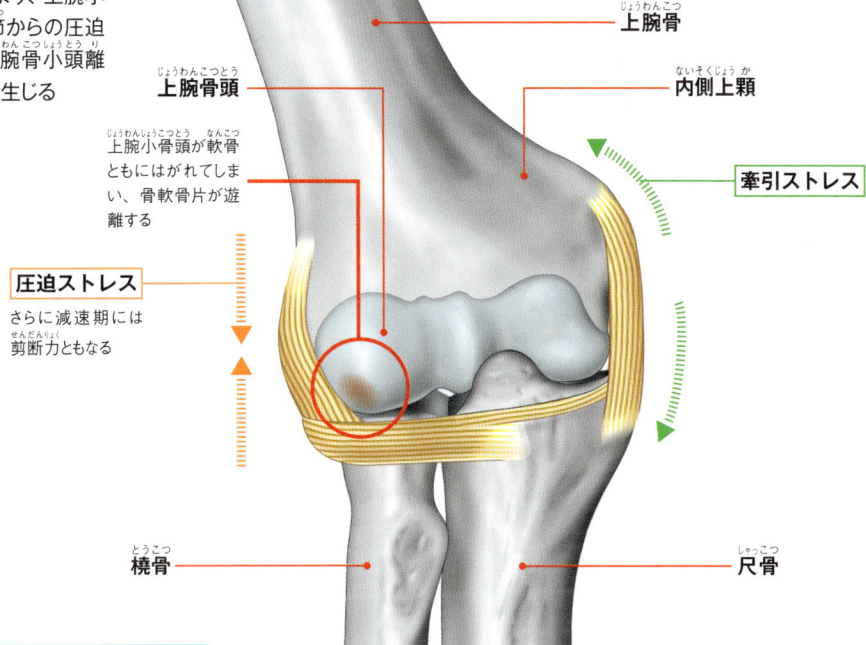

- 上腕骨
- 上腕骨頭
- 内側上顆
- 上腕骨小骨頭が軟骨ともにはがれてしまい、骨軟骨片が遊離する
- 牽引ストレス
- 圧迫ストレス
  さらに減速期には剪断力ともなる
- 橈骨
- 尺骨

投球フォームの見直し

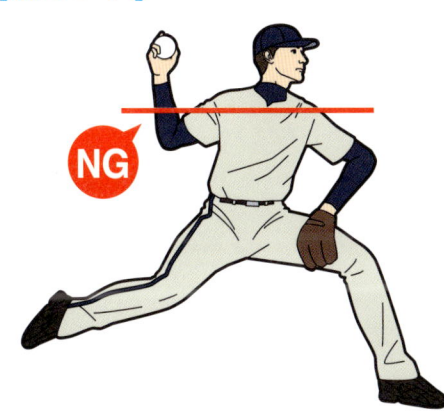

【肘下がり】 NG

両肩の高さに対して、投球側の肘が低いと肘関節の内側に強い外反ストレスがかかり、野球肘になりやすい

【正しい投球フォーム】 OK

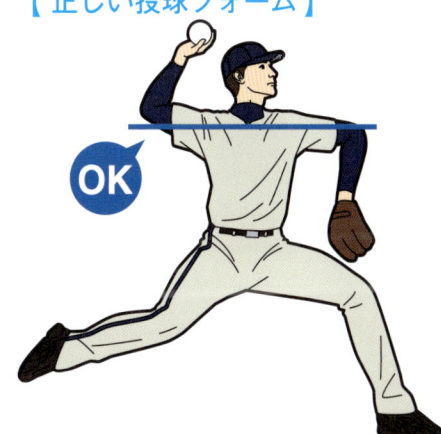

両肩の高さよりも肘が高ければ、肘関節へのストレスは吸収され、体幹、上肢帯、上腕、前腕、手指へも運動の伝達がスムーズになる。

NOTE

肘にネズミがいる？

「肘にネズミを飼っている」というのを聞いたことはないだろうか？
このネズミの正体は、「関節遊離体」とよばれるもので、単純X線写真にて、遊離した骨軟骨片が肘関節内に浮遊しているのを見つけることができる。関節遊離体がネズミのように関節内を動き回ることから、一般に「関節ネズミ」とよばれているのである。関節ネズミがあらわれると、激しい痛みとともに関節を動かせなくなるロッキング症状が起こる。

PART 4 代表的なスポーツ障害 2　　　●手関節と手の動き ▶P68

テニス肘

テニス肘は、中年のテニス愛好家に多いスポーツ障害だが、バドミントンや卓球、ゴルフなどラケットやクラブを使うスポーツでもみられる。

テニス肘とは

テニス肘とは、ラケットスポーツを行っている人にみられる**肘関節の疼痛疾患の総称**である。

テニス肘は障害部位によって、**内側型テニス肘**と**外側型テニス肘**に分類できる（▶下図）。

❶ **内側型テニス肘**：上腕骨内側上顆周辺から手屈筋に至る疼痛。フォアハンドテニス肘あるいはゴルフ肘ともいう。

❷ **外側型テニス肘**：上腕骨外側上顆周辺から手伸筋に至る疼痛。バックハンドテニス肘ともいう。

レクリエーションレベルからプロレベルまであわせると、外側型テニス肘のほうが多い。ここでは外側型テニス肘について述べる。

外側型テニス肘

外側型テニス肘は、一般に**上腕骨外側上顆炎**ともいう。35～50歳の中年者に多くみられ、テニスをしない一般主婦にも同様の症状が発生することから、加齢による肘の筋・腱の退行変性が関与していると考えられている。

上腕骨外側上顆炎は、手関節を背屈する手根伸筋群（特に短橈側手根伸筋 ▶P68）の起始部が肘外側で障害され、疼痛や圧痛が生じる。重症になると肘の外反ストレスも増加する。軽症であれば、運動時にのみ痛みを感じ、安静時は痛みを感じない。また、運動以外ではタオルを絞る動作などで痛みを感じることがある。

上腕骨外側上顆炎の診断では、**椅子挙上テス**

テニス肘の分類
障害部位によって内側型テニス肘と外側型テニス肘に分けられる

【内側型テニス肘】

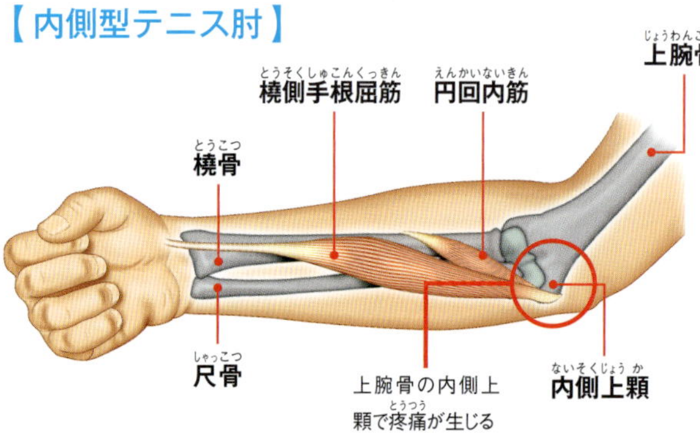

- 橈骨
- 橈側手根屈筋
- 円回内筋
- 上腕骨
- 尺骨
- 上腕骨の内側上顆で疼痛が生じる
- 内側上顆

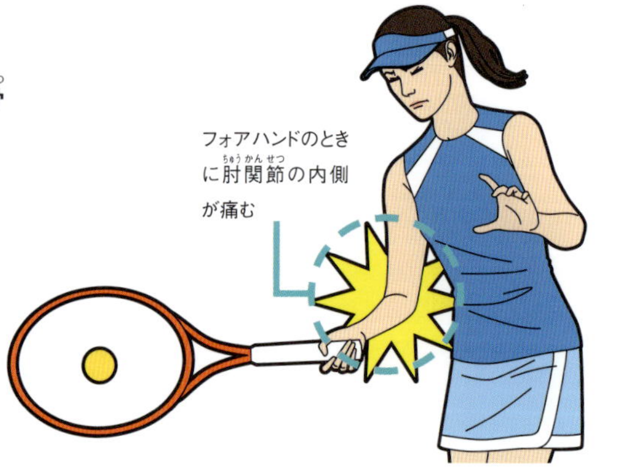

フォアハンドのときに肘関節の内側が痛む

【外側型テニス肘】

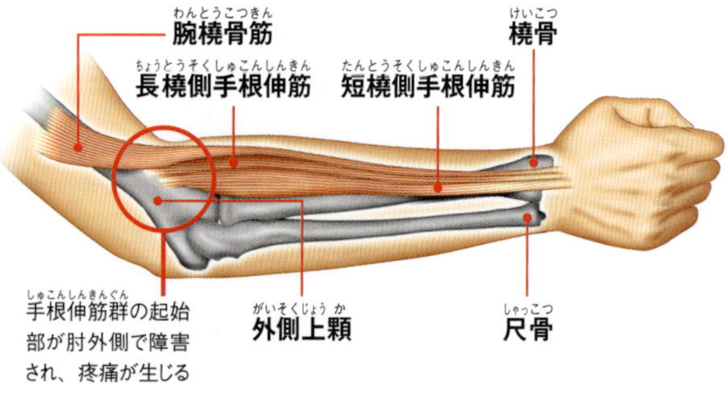

- 腕橈骨筋
- 長橈側手根伸筋
- 短橈側手根伸筋
- 橈骨
- 手根伸筋群の起始部が肘外側で障害され、疼痛が生じる
- 外側上顆
- 尺骨

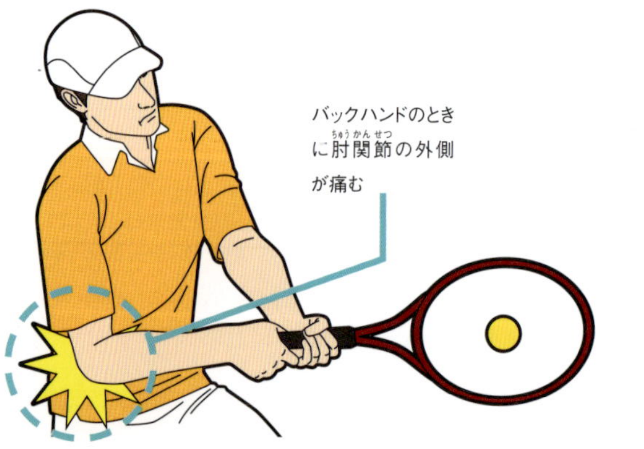

バックハンドのときに肘関節の外側が痛む

ト（chair test）、**トムセンテスト**（Tnomsen test）、**中指伸展テスト**（middle finger extension test）などの徒手検査を行い、いずれかの検査で肘外側から前腕にかけての疼痛がみられたらテニス肘と診断される。特に前者の2つは、手指を屈曲させることで、外側上顆に起始部をもつ総指伸筋の関与を排除することができる。

治療は、一般にリハビリテーションなどの**保存療法**とする。疼痛が激しい急性期は局所安静とし、**テーピング**で手関節背屈筋群の負担を軽減する。疼痛が緩和し、プレーが再開できるようになったら、**テニス肘用装具**（▶下図）などを装着して再発を防止する。

また、再発予防のために、運動開始前後に肩から手関節までを入念に**ストレッチング**するこ

とも重要である。

プレースタイルの見直し

バックハンドストロークは、両手バックハンドよりも**片手バックハンド**のほうが、手関節の強い背屈動作が必要となるため、テニス肘になりやすい。バックハンドストローク技術の改善も、テニス肘の再発予防につながる。また、ストローク時の打点が**スイートスポット***から外れると、インパクト時の振動が大きくなり、テニス肘の原因となる。

そのほか、**ラケットの重量**が重いとテニス肘を発生しやすいといわれている。できるだけ軽量のラケットを選択するなど用具を再考するのが望ましい。

上腕骨外側上顆炎

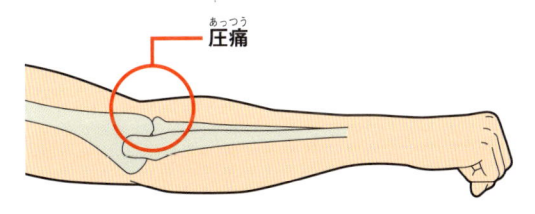

上腕骨外側上顆の手伸筋群の起始部に圧痛がみられる

テニス用肘装具

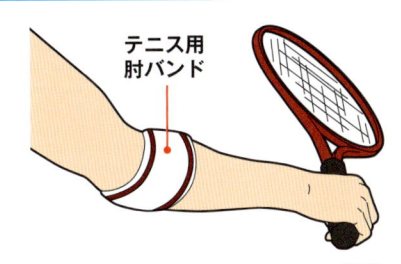

テニス用肘バンドで筋を圧迫して、外側上顆部への負担を軽減する

テニス肘の徒手検査

【椅子挙上テスト】

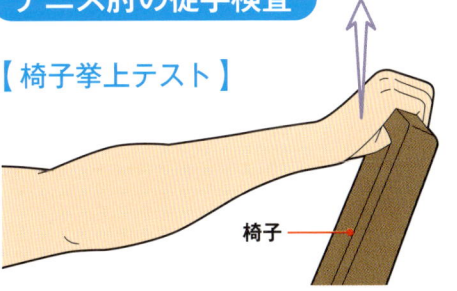

肘を伸ばしたまま椅子を持ち上げる

【トムセンテスト】

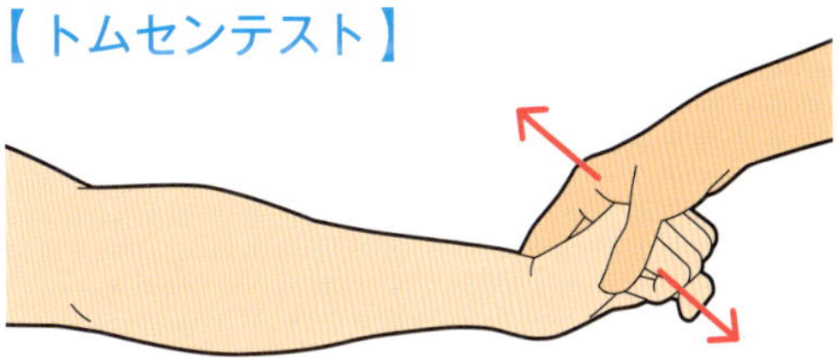

肘を伸ばしたまま手関節の背屈に対して抵抗を与える

【中指伸展テスト】

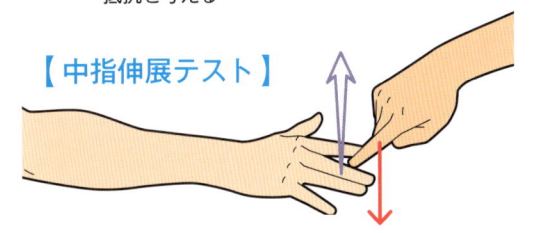

肘を伸ばしたまま中指の伸展に対して抵抗を与える。ただし、総指伸筋との鑑別が曖昧となる

注目 Keyword

*****スイートスポット** sweet spot
テニスラケット、野球のバットなどで打球するとき、ボールをもっとも効果的に打てるポイントをいう。

PART 4　代表的なスポーツ障害　3　　　●膝関節の構造と動き ▶P86

腸脛靱帯炎

腸脛靱帯炎はランナー膝の代表的な障害である。
膝の使いすぎなどにより走行中に膝に痛みが生じるのが特徴である。

腸脛靱帯炎とは

腸脛靱帯炎は、**ランナー膝（ランニングによって生じる膝関節周辺の障害）の1つ**であり、主として、**腸脛靱帯の大腿骨外側顆付近に疼痛**が生じる。

腸脛靱帯は、腸骨結節と大殿筋前上部および大腿筋膜張筋に起始し、脛骨付近の外側結節（ガーディー結節）に停止する、**人体最大の靱帯**である。腸脛靱帯は股・膝伸展位では大転子後方、大腿骨外側上顆前方に位置するが、股・膝屈曲位では大転子前方、大腿骨外側上顆後方に位置する。

腸脛靱帯炎は、膝の屈伸を繰り返す中で、腸脛靱帯が大腿骨外側上顆と擦れ合うことで滑膜あるいは滑液包に炎症が生じ、**走行時に疼痛が起こる**というものである（▶下図）。

なお、女性では大転子部での擦れ合いを訴える場合もある。

腸脛靱帯炎はマラソンなどの**長距離ランナー**によくみられる障害だが、自転車競技やスキーなどでも発生する。特に、脂肪の少ない筋肉質の人に多い。

誘発するさまざまな要因

腸脛靱帯炎を誘発する要因はさまざまである。主因は**使い過ぎ**である。走行距離や時間の問題や、柔軟性の低下、ウォームアップ不足なども発生の要因となる。また、硬い路面や下り坂などのコース、硬いシューズなども関連している。

そのほか、下肢のアライメントの特徴として

腸脛靱帯炎

腸脛靱帯炎は、膝屈伸運動を繰り返すことで炎症が生じる

腸脛靱帯
腸脛靱帯は、伸展時は大腿骨外側上顆の前にある。屈曲時は大腿骨外側上顆の後ろにある

大腿骨外側上顆
大腿骨
膝蓋骨
大腿骨外側顆

腸脛靱帯炎を起こしやすい部位

腓骨　　　**脛骨**

長時間のランニング中に膝の痛みが生じる

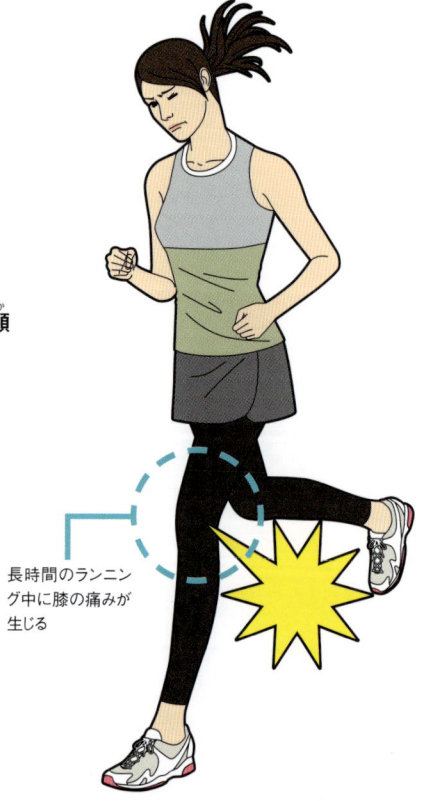

凹足と内反膝（▶P86）が伴う場合、あるいは過回内足*と外反膝（▶P86）が伴う場合は腸脛靭帯炎を起こしやすい。鵞足炎*を併発することもある。

診断と治療

診断は、まず**圧痛を確認する**ことが基本となる（▶下図）。膝蓋骨の外側の大腿骨外側顆周辺を押さえ、圧痛点を確認する。

腸脛靭帯炎でよく用いられる徒手検査としては、**グラスピングテスト**（▶下図）が有用である。膝関節屈曲位で、外側上顆部で腸脛靭帯を押さえたうえで膝関節の屈伸を行わせると、疼痛が誘発されるというものである。

腸脛靭帯炎の急性期では、**運動時に疼痛**がみられるが、**休憩時には痛みは消失**する。しかし、運動を繰り返していくと痛みは強くなり、歩行が困難になる場合もある。

治療は、運動を禁止し、局所安静とする**保存療法**が中心となる。運動を再開する際には、ストレッチングを徹底する。また、痛みを軽減させる方向へのテーピングなども有用である。

そのほか、芝や土などの柔らかい地面を選んで走ったり、坂道など膝に負担のかかるコースを避けることも必要である。

腸脛靭帯炎の圧痛点

腸脛靭帯炎を診断する場合、まず圧痛点を確認する

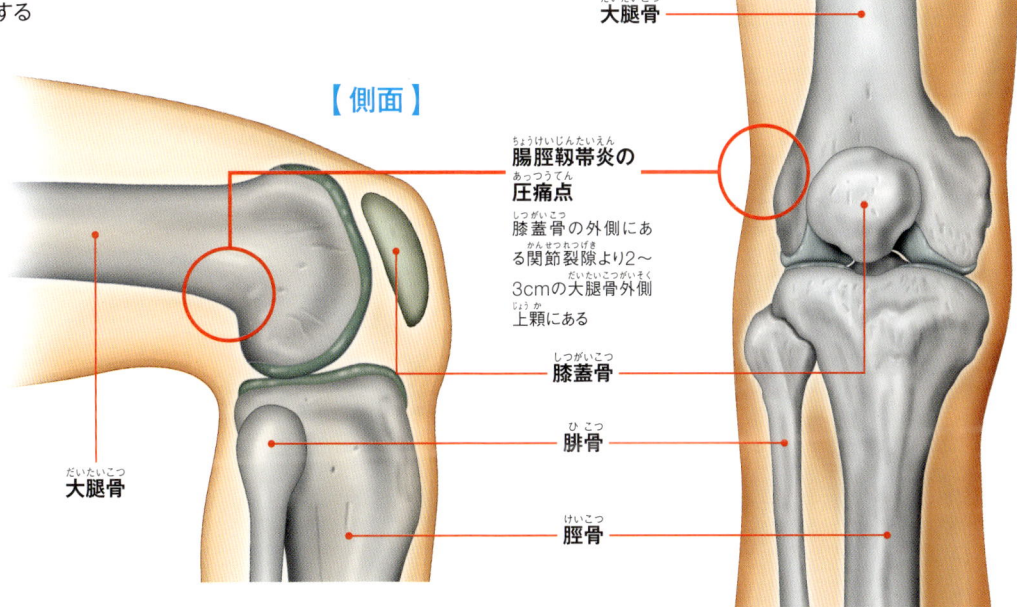

【側面】

腸脛靭帯炎の圧痛点
膝蓋骨の外側にある関節裂隙より2～3cmの大腿骨外側上顆にある

大腿骨

【前面】

大腿骨
膝蓋骨
腓骨
脛骨

グラスピングテスト

膝関節屈曲位で、母指で外顆部の腸脛靭帯の圧痛部を押さえながら膝関節の屈伸を行わせる

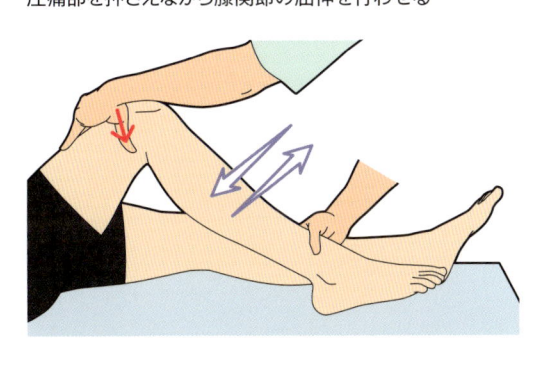

注目 Keyword

***過回内足**
母趾側に体重が過剰にかかり、足部の回内を強めてしまう状態をいう。これによって膝関節外反を引き起こす。

***鵞足炎** pes anserinus bursitis
脛骨内側上部に付着する浅鵞足（縫工筋、薄筋、半腱様筋）と深鵞足（半膜様筋）の伸張ストレスによる炎症。

さくいん

あ

アイソリティック収縮	31
アキレス腱	96、97
アクチンフィラメント	24、25
足のアーチ	100
アセチルコリン	26
圧迫	18、19
圧迫ストレス	163
アデノシン三リン酸	26、27
アドソンテスト	111
アヒル歩行	149
アライメント	135
鞍関節	16、17、104
安静吸気	115
暗帯	24
安定化機構	48
安楽立位姿勢	140
異常歩行	147
椅子拳上テスト	166
椅子座位	135
いたわり跛行	150
一方向伝達	34
烏口肩峰アーチ	49
烏口上腕靱帯	43、44、45、48
烏口突起	44、45、48、50、56、111
羽状筋	23、27
臼状関節	16、17
内返し	94、95、98
内股歩行	84
運動筋	29
運動軸	16、17、78
運動出力	133
運動神経	35
運動の法則	38
運搬角	61
栄養動脈	11
エデンテスト	111
エネルギー	26
エラスチン	20
遠位骨端	11
遠位指節間関節	65
遠位趾節間関節	94
円回内筋	56、57、60
円書き歩行	148
円書き様歩行	148
遠心性収縮	28、30、31
円錐靱帯	49
鉛直線	130、131
横隔膜	113、114、115
横隔膜呼吸	115
黄色靱帯	107、116
凹足	102、169
横足根関節	92
横突起	106
横突孔	106
凹凸の法則	19
凹の法則	19
横紋筋	22
オトガイ筋	123、125
オトガイ舌骨筋	124

か

回外筋	56、57、60
外果関節面	86
外基礎層板	11
開口	124
開口障害	126、127
外呼吸	114
臥位姿勢	136
外耳道	126
回旋筋腱板	44、45、48、49、50、56、111
外側顆	76、86、88
外側顆上稜	55
外側型テニス肘	166
外側型野球肘	163
外側環軸関節	17、107
外側環椎後頭靱帯	107
外側距踵靱帯	94
外側楔状骨	92、94
外側広筋	33、80、81、90、91、96、144
外側手根側副靱帯	66
外側種子骨	103
外側上顆	54、55、58、62、76
外側靱帯	94、123
外側足底中隔	99
外側側副靱帯	58、63、87、88、156
外側縦アーチ	100
外側頭直筋	109
外側半月	87、88
外側翼突筋	123、124、125、126
下位中枢	36
開帳足	102、103
回転運動	39
回転外旋	154
解糖系	26
外反股	84
外反膝	86、169
外反踵足	102
外反ストレス	162
外反ストレステスト	156
外反肘	61
外反捻挫	160
外反母趾	102、103
外腹斜筋	117、118
外閉鎖筋	83
解剖学的の横断面積	26、27
解剖学的関節	42
解剖軸	78
蓋膜	107
海綿質	11
外来筋	96
外肋間筋	113、115
下位肋骨	114
過回内足	169
下顎	125
下顎窩	122
下顎骨	122、124
下顎頭	122、126
踵足歩行	148
踵立ち歩行	149、150
顆間窩	76
下関節腔	126
下関節上腕靱帯	48、49
下関節突起	105、116
下関節面	86
核	34
顎関節	17、122、124、126
顎関節症	126
顎舌骨筋	125
顎二腹筋	125
下肢	75
下肢伸展挙上テスト	120
下肢帯	75
下肢長差	150
下肢痛	150
荷重関節	76、77
荷重支持	100
顆状関節	16、17、104
下唇下制筋	123、125
下伸筋支帯	97
過伸展	62
下垂手	73
下垂足	148、149
下制	44
下双子筋	83
鵞足炎	169
加速期	142、145
加速歩行	149
下腿	92
下腿筋	96
下腿骨	86
下腿三頭筋	96、97、134、144
下腿三頭筋歩行	148
片手バックハンド	167
片麻痺歩行	148
片麻痺歩行様	150
滑液	15
滑液包	15
滑車	91
活性化ビタミンD	12
滑膜	14、15、76、87
滑膜関節	14、42
下橈尺関節	16、55
下鼻甲介	122
構え	136
カルシトニン	12
仮肋	113
感覚器	36
感覚神経	11、35
感覚入力	133
含気骨	10
間欠性跛行	120、150
間欠性歩行困難症	150
寛骨	75、104、116
寛骨臼	76
寛骨臼横靱帯	76
寛骨臼蓋	76
慣性	38
慣性の法則	38
関節	10、14
関節円板	15、43、122、126
関節円板後部組織	126
関節窩	14、45、48、92、122、155
関節筋群	81
関節腔	14
関節結節	122
関節上腕靱帯	48
関節唇	15、44、45、48、49、76、155
関節体	14
関節頭	14
関節内圧	48、49
関節内遊離体	164
関節軟骨	11、13、48、87
関節の遊び	18
関節半月	15
関節包	14、48、58、66、76、77、123
関節包靱帯	48、49
関節面	14
関節リウマチ	73
環椎	105、106、107
環椎横靱帯	107
環椎後頭関節	17、106、107、108
環椎十字靱帯	107
顔面頭蓋	122
間葉	12、13
眼輪筋	123、125
起始部	22
基節骨	64、92、94
拮抗筋	32
基底膜	24
気どり歩行	146
キネシオロジー	38
機能的関節	42
逆作用	22
臼蓋形成不全	84
球関節	16、17、55
求心性収縮	30、31
胸横筋	113
胸郭	46、112、114
胸郭出口	111
胸郭出口症候群	111
頬筋	125
胸腔	112
胸骨	44、104、109、112
胸椎	109

胸骨	114
頬骨	122
胸骨角	104
胸骨結合	113
胸骨体	45、104、112
胸骨柄	42、45、104、112
胸鎖関節	14、42、43
胸鎖乳突筋	108、109、123
胸式呼吸	115
強制吸気	115
強制呼吸	115
胸椎	105、112
共同筋	32
踵立方関節	17
胸肋関節	17、104、113
胸肋結合	113
鋸筋	23
棘下筋	44、45、48、50
棘間靱帯	107、116
棘上筋	43、44、45、48、50
棘上靱帯	107、116
棘突起	112、116、120
曲率半径	86
距骨	92、93、99、100、101
距骨外果面	92
距骨下関節	92
距骨滑車	92、93
距骨頭	92
距骨上面	92
距骨内果面	92
距舟関節	17
距舟靱帯	94
拳上	44
距腿関節	16、92
近位骨端	11
近位趾節間関節	65、68、94
近位手根骨	65
筋外膜	20、21、24
筋原線維	24、25
筋ジストロフィー	141
筋収縮	26、30、31
筋周膜	20、21、24
筋鞘	21
筋節	24
筋線維	22、24、25、28、34
筋束	21、23、24
筋張力	30
筋頭	23
筋内膜	20、21、24
筋疲労	138
筋腹	22
筋紡錘	36
筋膜	20、21
筋力トレーニング	29
偶力	32
草刈り様歩行	148
屈筋支帯	72
屈伸運動	89
首さがり	140
グラスピングテスト	169
グリア細胞	34
クリッキング	126、127
クラウドゥ	102、103
クローズド・ロック	126、127
鶏眼	103
脛骨	19、75、86、87、91、92、93、94、97、99
脛骨粗面	86、91
脛骨体	86
茎状突起	54
痙性対麻痺	148、149
頸体角	78、84
頸長筋	109
痙直型脳性麻痺	149
頸椎	53、105、106、108、109
頸椎椎間板ヘルニア	110
神経根症状	111
茎突下顎靱帯	123

頸板状筋	123
脛腓関節	17、86
頸部屈筋群	134
血管運動神経	11
血管障害性対麻痺	149
楔状骨	92、101
月状骨	64
結節間溝	48
腱	36、44
牽引	18、19
牽引ストレス	162
肩関節	17、42、43、44、45、46、48、50、52、53、56、59
肩関節脱臼	53、154
肩関節下筋	44、45、48、50
肩甲胸郭連結	42、43、46
肩甲挙筋	45
肩甲棘	45
肩甲骨	42、43、44、46、52、53、56、84、104、112
肩甲骨関節窩	44、48
肩甲上腕関節	42、43、44、46、48
肩甲帯	42
肩鎖関節	17、42、43、44、49
原子骨髄	13
剣状突起	45、104、112
痙性片麻痺	140
減速期	145
肩帯	42
腱板	48、53
腱反射	36
腱板疎部	49
腱板断裂	52、53
肩峰	3、44、45、48、50、53、56、111
肩峰角	44、56
肩峰下包	48、49
腱紡錘	36
腱膜	101
口角下制筋	123、125
口角挙筋	123、125
後環椎後頭膜	107
後弓	106
後胸鎖靱帯	42、44
後距腓靱帯	92、94、160
咬筋	123、125
後脛骨筋	98
後脛腓靱帯	94
膠原線維	20
後斜角筋	113
後十字靱帯	88
後縦靱帯	105、107、116
抗重力筋	134
抗重力姿勢	134
鉤状突起	54、55、58
項靱帯	45
行進歩行	146
構成運動	18、19
硬性墜落性跛行	150
後側型野球肘	163
後足部	92
後頭下筋群	108
後頭筋	123
後頭骨	109、122
鈎突窩	54
後捻股	84
広背筋	44、45、147
興奮	36
口輪筋	123、125
股関節	17、76、78、80、81、84、144、146
股関節外転筋跛行	147
股関節痛	150
股関節内転筋歩行	147
後環椎後頭膜	107
小刻み歩行	149
呼吸	114
呼吸運動	114
呼吸筋	113、114

腰曲がり	140
五十肩	52
コスタメア	25
骨改変	12
骨格筋	22、25
骨芽細胞	12
骨幹	11
骨間筋	66、67
骨間手根間靱帯	66
骨幹端動脈	11
骨結合	75
骨細胞	12
骨質	11
骨髄	11
骨髄腔	11
骨髄神経	11
骨性連結	15
骨折	62、102
骨代謝	12
骨単位	11
骨幹端	11
骨端線	12、14
骨端動脈	11
骨盤	75、76、80、82、84、143、146
骨盤回旋	142
骨盤傾斜	142
コッヘル法	155
骨膜	11、14
骨膜動脈	11
コブ角度	119
コラーゲン	20
転がり	18、19
転がり運動	89

さ

載距突起	92、94
座位姿勢	135、136
最長筋	118
細胞呼吸	114
細胞体	34
細胞壁	24
細胞マトリックス	24
鎖骨	42、43、45、48、104、109、111、112
坐骨	75
鎖骨下筋	44、45、111
鎖骨下動脈	111
鎖骨間靱帯	43
坐骨大腿靱帯	77
作用点	39
作用反作用の法則	38
猿手	73
三角筋	44
三角筋肩峰部	45
三角筋鎖骨部	45
三角筋包	48
三角骨	64
三角靱帯	94
三頭筋	23
持久力トレーニング	29
軸回旋	18、19
軸索	34
軸索終末	34
軸椎	105、106、107
指骨	42、64、70
趾骨	75、92
篩骨	122
自己抑制	36
支持基底	132
支持機能	10
支持細胞	34
示指伸筋	57、69
示指伸筋腱	72
矢状面	134
指伸筋腱	72
指伸展機構障害	74
姿勢異常	140

姿勢制御	132	上関節突起	105、116	神経伝達物質	34
姿勢保持筋	29	上関節面	86	進行性筋ジストロフィー	150
指節間関節	16、65	小胸筋	44、45、111	深指屈筋	57、69
趾節間関節	92	小頬骨筋	123、125	深指屈筋腱	72
歯尖靱帯	107	笑筋	125	筋ジストロフィー	148
指尖つまみ	71	掌屈	68	深層外旋6筋	83
膝横靱帯	88	小結節	48	靱帯	15、44、87、101、116
膝蓋下脂肪体	87	上肩甲横靱帯	44	伸張反射	36
膝蓋腱	37	踵骨	92、94、99、100、101	深頭筋	123
膝蓋腱反射	37	踵骨腱	96、97	真皮	20、21
膝蓋骨	75、86、87、91	踵骨隆起	100	真肋	112
膝蓋上包	87	上肢	42	随意筋	22
膝蓋靱帯	19、87、91	小趾外転筋	67、69、98	髄核	105、110、120
膝蓋前筋膜下包	87	小指球筋	66、67、98	錐体外路症状	73
膝蓋大腿関節	17、86	小趾球筋	98	錘体筋	117
膝蓋面	76	小指伸筋	57、69	垂直軸	78
膝窩筋	90、91	小指伸筋腱	72	錘内筋線維	36
膝関節	17、86、90、142、143、144、146	上肢帯	42、44、45、46	水平外転	154
膝関節包	87	小指対立筋	67、69	スイング歩行	146
膝関節伸展機構	91	小趾対立筋	98	スカルパ三角	84、85
膝前十字靱帯	156、157	踵舟靱帯	94	すくみ足現象	149
膝前十字靱帯損傷	157	上唇挙筋	125	スケルミン	25
失調性歩行様	150	上伸筋支帯	97	スタンプ歩行	150
膝内側側副靱帯	156	上唇鼻翼挙筋	123、125	ステッページ歩行	149
膝内側側副靱帯損傷	156	踵接地	142、145	ストライド	142
膝内側半月（板）	156	上双子筋	83	ストレスX線撮影	161
膝内側半月（板）損傷	158	踵足	102	ストレッチング	167
質量	130	掌側骨間筋	69	滑り	18、19
支点	39	掌側尺骨手根靱帯	66	滑り運動	89
四頭筋	23	掌側手根間靱帯	66	スポーツ外傷	53、152
歯突起	106	掌側手根中手靱帯	66	スポーツ傷害	152
シナプス	34	掌側中手靱帯	66	スワンネック変形	73、74
指腹つまみ	71	掌側橈骨尺骨靱帯	66	正確な握り	71
脂肪組織	76	掌側橈骨手根靱帯	66	正弦曲線	144
しまりの肢位	18	小殿筋	83	静止性収縮	30、31
尺性収縮	30	小転子	76、77	正常姿勢	140
尺側手根屈筋	57、66、68	上橈尺関節	16、54、55	正常歩行	142
尺側手根伸筋	66、68	小内転筋	83	成人期野球肘	163
尺側手根伸筋腱	72	小脳性歩行	149	正中神経	72
尺骨手根靱帯	66	踵腓靱帯	94、160	正中環軸関節	16
車軸関節	16、55、104	上方回旋	44	成長期野球肘	163
尺屈	68	小腰筋	81	成長ホルモン	12
尺骨	42、54、55、57、58、62、66	踵離地	142、145	等尺性収縮	28
尺骨神経	72	小菱形筋	45	静的安定機構	15、45、48、49
尺骨動脈	72	小菱形骨	64、72	整復	62
自由下肢骨	75	上腕筋	56、59	生物	38
舟状骨	64、92、99、100、101	上腕骨	42、48、50、54、56、65	生理学的筋横断面積	26、27
自由上肢	42	上腕骨外側上顆炎	166	生理的外反	61、86
重心	130	上腕骨顆上骨折	62	脊髄	110
重心位置	130、142	上腕骨滑車	54、55、58	脊髄症状	110
重心線	130、132	上腕骨小頭離断性骨軟骨炎	164	脊髄神経	35
縦束	107	上腕骨頭	44、45、48、53、155	脊髄反射	36
皺眉筋	125	上腕骨	55	脊柱	104、105
終末強制回旋運動	89	上腕骨内側上顆剥離骨折	163	脊柱管	110、121
重力	38、130	上腕三頭筋	33、45、56、59	脊柱起立筋	118
重力加速度	38	上腕三頭筋外側頭	56	脊柱起立筋群	108、134
手関節	16、42、65、68	上腕三頭筋長頭	56	脊柱側弯症	119
手根管	72	上腕三頭筋内側頭	56	石灰化	12
手根間関節	65	上腕二頭筋	22、33、45、56、59、60	赤筋	29
手根管症候群	72	上腕二頭筋腱長頭	48、49	舌骨	125
手根関節	65	上腕二頭筋短頭	56	線維性連結	15
手根骨	17、42、64、70、72	上腕二頭筋長頭	56	線維膜	14
手根中央関節	65	上関節突起	116	線維輪	105
手根中手関節	17、65	鋤骨	122	前額面	134
種子骨	10、101	ショパール関節	92	前環椎後頭膜	107
手指の外傷	152	自律神経系	35	前弓	106
樹状突起	34	深胸筋群	113	浅胸筋群	113
手内在筋群	66	心筋	22	前胸鎖関節	43
手内在筋優位の手	73、74	伸筋支帯	97	前胸鎖靱帯	42、44
主要姿勢筋	134	深筋膜	20	前鋸筋	44、45、52
上位中枢	36	神経	34	前距踵関節	92
上位肋骨	114	神経根	110、120	前距腓靱帯	94、160
小円筋	44、45、48、50	神経根圧迫症状	110	浅筋膜	20
上顎骨	122、124	神経細胞	34	前脛骨筋	97、98、134
上関節窩	106	神経細胞体	34	前脛骨筋群	144
上関節腔	126	神経組織	34	前脛骨筋歩行	148
上関節上腕靱帯	48、49			前傾前屈姿勢	140

前脛腓靱帯	94	大胸筋	44、45	短内転筋	82、83
前結節	106	大胸筋胸肋部	45	短背筋群	108、118
仙骨	75、104、105、116	大胸筋鎖骨部	45	短腓骨筋	96、98
浅指屈筋	57、69	大胸筋腹部	45	短母指外転筋	67、69
浅指屈筋腱	72	大頬骨筋	123、125	短母趾屈筋	67、69、98、99
前斜角筋	111、113	大結節	48	短母趾伸筋	57、69、96、99
前十字靱帯	87、88	第3掌側骨間筋	67	短母指伸筋腱	72
前縦靱帯	105、107、116	第3虫様筋	67	短母指内転筋	67
尖足	102	第3のてこ	39、40	断裂音	157
前足部	92	第3背側骨間筋	67	力強い握り	71
尖足歩行	148、149	第3腓骨筋	97	遅筋線維	28
選択的肥大	29	体性感覚系	135	恥骨	75
仙腸関節	17、75	体性神経系	35	恥骨筋	80、82、83
仙椎	105	大腿筋膜張筋	80、81、83	恥骨結合	75
前庭系	135	大腿脛骨角	86	恥骨大腿靱帯	77
先天性股関節脱臼	84	大腿脛骨関節	86	肘角	61
浅頭筋	123	大腿骨	19、75、76、78、82、86、87、91、99	中間楔状骨	92、101
前頭筋	123、125	大腿骨滑車	87	中間広筋	33、90、91、144
前頭骨	122	大腿骨頸	76	肘関節	33、42、54、59、62、166
前頭直筋	109	大腿骨頭	76、78	中関節上腕靱帯	48、49
前捻角	78、84	大腿骨頭窩	76	肘関節脱臼	62
前捻股	84	大腿骨頭靱帯	76、77	中距踵関節	92
前腓骨筋	96	大腿三角	84、85	肘筋	56、59
前方ストレステスト	161	大腿四頭筋	19、33、37、87、91、134、144	中指伸展テスト	167
前方脱臼	154	大腿四頭筋腱	91	中斜角筋	111、113
前方引出しテスト	157	大腿四頭筋歩行	148	中手骨	42、64、70
前腕筋群	66	大腿直筋	34、80、81、90、96	中手指節関節	17、65
造血機能	10	大腿二頭筋	33、144	中枢神経系	35
層板骨	11	大腿二頭筋短筋	96	中枢神経疾患	148
総指伸筋	57	大腿二頭筋短頭	82、90、91	中節骨	64、92
（総）指伸筋	69	大腿二頭筋長筋	96	中足筋群	98
相反性抑制	36	大腿二頭筋長頭	81、82、90、91	中足骨	75、92、94、99、100、101、103
僧帽筋	44、123	大腿二頭筋	83	中足骨頭	100
僧帽筋下部線維	44、45	大腿方形筋	83	中足趾節関節	17、92
僧帽筋上部線維	44、45	大殿筋	80、81、82、83、134、144、147	中足部	92
僧帽筋中部線維	45	大殿筋歩行	147	中殿筋	81、82
足関節	92、94、96、102、143、144	大転子	76、77	中殿筋歩行	147
足関節窩	93	大内転筋	80、81、82、83	中殿筋麻痺	147
足関節内反捻挫	160	第2頸椎	106	肘頭	54、55、58、62
足関節捻挫	102、152	第2肩関節	42	肘頭窩	54
足筋	96	第2肩関節	43	肘内障	63
足趾離地	142、145	第2掌側骨間筋	67	虫様筋	66、67、69、98、99
足底	97	第2虫様筋	67	中和筋	32
足底筋	96、97	第2の骨格	20	蝶下顎靱帯	123
足底腱膜	98、99、101	第2のてこ	39、40	肘関節	55
足底接地	142、145	第2背側骨間筋	67	長距離ランナー	168
足底方形筋	98	タイプI線維	28	方形回内筋	57
側頭筋	123、125	タイプII線維	28	蝶形骨	122
側頭骨	122	大腰筋	80、81、83、117	腸脛靱帯	81、83、168
側頭下顎関節結節	126	第4虫様筋	67	腸脛靱帯炎	168
側頭頭頂筋	123	第4背側骨間筋	67	長骨	10、11、13
足背	97	大菱形筋	45	腸骨	75
足部	92	大菱形骨	64、66、72	腸骨	80、81、82、117
外腹斜筋	117	多羽状筋	23	腸骨大腿靱帯	77
側副靱帯	58、63、66	楕円関節	16、17、104	長趾屈筋	96、98、99
側弯	140	多関節筋	32	長趾伸筋	96、97、98
鼠径靱帯	85、117	多軸性	17	長掌筋	57、66、68
咀嚼	124	多軸性関節	16	長掌筋腱	72
咀嚼筋	123、126	多シナプス反射	36	長足底靱帯	94
足筋	98	脱臼	62	腸恥隆起	77
速筋線維	28	縦方向のアーチ	70	長橈側手根伸筋	66、68
足根間関節	17	多腹筋	23	長橈側手根伸筋腱	72
足根骨	75、92	垂れ足歩行	149	長内転筋	80、82、83、85
足根中足関節	92	単関節	16	蝶番関節	16
外返し	94、95、98	単関節筋	32	長腓骨筋	96、97、98
		単脚支持期	142	長母指外転筋	57、69
た		短骨	10	長母指外転筋腱	72
体位	136	端座位	135	長母指屈筋	57、69
第1頸椎	106	短趾屈筋	98、99	長母趾屈筋	96、98、99、103
第1掌側骨間筋	67	長趾屈筋	99	長母指屈筋腱	72
第1虫様筋	67	短趾伸筋	96、99	長母指伸筋	57、69
第1のてこ	39、40	単シナプス反射	36	長母趾伸筋	96、97、98、99、103
第1背側骨間筋	67	短小趾屈筋	66、67、98	長母指伸筋腱	72
大円筋	44、45	短小趾屈筋	98	腸腰筋	80、81、82、117、134、147
体幹	104	弾性線維	20	腸腰筋歩行	147
体幹痛	150	短橈側手根伸筋	66、68	腸肋筋	118
		短橈側手根伸筋腱	72	鎮痛歩行	150

椎間円板 — 105、107、110、120、121	内在筋 — 96、98	把持動作 — 70
椎間関節 — 17、104、105、116、118	内側顆 — 76、86、88	白筋 — 29
椎弓 — 110、116	内側顆上稜 — 55	薄筋 — 81、82
椎弓板 — 121	内側型テニス肘 — 166	鳩足歩行 — 148
椎弓根 — 116	内側型野球肘 — 163	鳩胸 — 119
椎孔 — 105、106、116	内側距踵靱帯 — 94	バネ様固定 — 155
槌状趾 — 102、103	内側楔状骨 — 92、99、100、101	ハバース管 — 11
椎前筋群 — 108	内側広筋 — 33、80、90、91、96、144	馬尾 — 120
椎体 — 105、106、107、116、121	内側手根側副靱帯 — 66	ハムストリングス — 33、91、134、144、148
つかみ — 70	内側種子骨 — 103	ハムストリングス歩行 — 148
槌指 — 73、74	内側上顆 — 54、58、62、76	半羽状筋 — 23
つま先立ち — 150	内側靱帯 — 94	バンカート病変 — 154
つまみ — 70	内側足底中隔 — 99	半関節 — 16、17、104
停止 — 22	内側側副靱帯 — 58、63、87、88	半月 — 19、87、158
停止部 — 22	内側側副靱帯損傷 — 162、163	半腱様筋 — 33、80、81、82、90、91、144
底側骨間筋 — 98	内側縦アーチ — 100	反射 — 36
底側踵舟靱帯 — 94	内側半月 — 87、88	反射回路 — 37
テーピング — 167	内側翼突筋 — 125	反射弓 — 36
てこの原理 — 39	内転 — 44	板状筋 — 23
デスミン — 25	内反強制 — 160	板状筋群 — 108
手投げ — 164	内反股 — 84	反張膝 — 148
テニス肘 — 166	内反膝 — 86、168	反復性肩関節脱臼 — 154
テニス肘用装具 — 167	内反ストレステスト — 161	ハンマートゥ — 102、103
手のアーチ構造 — 70	内反尖足 — 102	半膜様筋 — 33、80、81、82、90、91、144
デュシェンヌ跛行 — 84、85	内反肘 — 61、62	半膜様筋腱 — 87
デュシェンヌ徴候 — 147	内反動揺検査 — 161	ヒアルロン酸 — 15
電気信号 — 34	内反捻挫 — 160	皮下組織 — 21
転子窩 — 76	内腹斜筋 — 117、118	皮筋 — 123
転子間稜 — 76	内閉鎖筋 — 80、83	被検者 — 131
頭蓋冠 — 122	内肋間筋 — 113、115	腓骨 — 19、75、86、88、92、93、94
頭蓋骨 — 107、122、124	捺印歩行 — 150	尾骨 — 75、105
頭筋 — 123	斜方向のアーチ — 70	鼻骨 — 122
動筋 — 32	軟骨間関節 — 113	腓骨筋 — 97
橈屈 — 68	軟骨周骨 — 13	腓骨筋歩行 — 148
豆鉤靱帯 — 66	軟骨性骨化 — 12、13	腓骨頚 — 86
橈骨 — 42、54、55、57、58、62、65、66	軟骨性連結 — 15	腓骨体 — 86
橈骨窩 — 54	軟骨膜 — 13	腓骨頭 — 86
橈骨茎状突起 — 64	握り — 71	鼻根筋 — 125
橈骨手根関節 — 17、65	ニッスル小体 — 34	膝くずれ現象 — 157
橈骨手根靱帯 — 66	二頭筋 — 23	肘下がり — 164
橈骨神経 — 72	二分靱帯 — 94	皮質 — 11
橈骨粗面 — 55	乳様突起 — 122	ヒステリー性対麻痺 — 149
橈骨頭 — 54、55	ニュートンの3つの法則 — 38	ヒステリー性歩行 — 150
橈骨頭障害 — 164	ニューロン — 34	ビタミン — 12、13
橈骨輪状靱帯 — 58、63	鶏歩行 — 148	尾椎 — 105
静止性収縮 — 28	鶏（状）歩行 — 149	腓腹筋 — 96、144
等尺性収縮 — 30、31	ネブリン — 25	腓腹筋外側頭 — 96、97
豆状骨 — 64、66	捻挫 — 152	腓腹筋内側頭 — 96、97
豆状骨関節 — 65	脳神経 — 35	ヒポクラテス法 — 155
橈側手根屈筋 — 57、66、68	脳性麻痺 — 141	ピボット（ツイスト）動作 — 157
橈側手根屈筋腱 — 72	脳卒中 — 149	ヒューター三角 — 62
等速性収縮 — 30	能動運動機能 — 10	ヒューター線 — 62
豆中手靱帯 — 66	脳頭蓋 — 122	表情筋 — 123
頭長筋 — 109		表皮 — 20、21
頭頂骨 — 122	**は**	ヒラメ筋 — 96、97、144
等張性収縮 — 30、31		ヒル・サックス病変 — 154
疼痛性跛行 — 150	パーキンソン症候群 — 149	疲労性歩行 — 146
動的安定機構 — 14、15、48、49	パーキンソン病 — 140、141	フィラメント滑走説 — 26
動的収縮 — 30	バイオメカニクス — 38	フォルクマン管 — 11
頭板状筋 — 123	背屈 — 68	副運動 — 18
逃避性歩行 — 150	肺呼吸 — 114	腹横筋 — 117
動揺歩行 — 150	背側結節 — 54	複関節 — 16
特殊装置 — 15	背側骨間筋 — 69、98	副甲状腺ホルモン — 12
徒手検査 — 156	背側手根間靱帯 — 66	腹式呼吸 — 115
凸の法則 — 19	背側手根中手靱帯 — 66	腹直筋 — 117、118
トムセンテスト — 167	背側踵立方靱帯 — 94	腹直筋鞘前葉 — 117
努力吸気 — 115	背側足根靱帯 — 94	不幸の三徴候 — 156
努力呼気 — 115	背側中手靱帯 — 66	不全対麻痺 — 149
トレンデレンブルグ徴候 — 82、84、85、147	背側橈骨尺骨靱帯 — 66	腹筋 — 117
ドロップアームテスト — 52、53	背側橈骨手根靱帯 — 66	腹筋群 — 115、134
	背側立方舟靱帯 — 94	不動結合 — 15
な	薄筋 — 80、81、83、96	船乗り歩行 — 146
	白線 — 117	浮遊肋 — 104
内果 — 86、93	バケツハンドルモーション — 114	浮肋 — 113
内外腹斜筋 — 147	跛行 — 84、150	分回し運動 — 16、68
内果関節面 — 86	破骨細胞 — 12	分回し歩行 — 148
内呼吸 — 114	はさみ足歩行（鋏足歩行） — 148	平滑筋 — 22

閉口	124、125
閉口筋	125
並進運動	39
平背	140
平面関節	16、17、104
変形性股関節症	84
胼胝	103
扁平骨	10
扁平足	102
方形回内筋	56、60
方形筋	23
縫工筋	80、81、83、85、90、96
放射状手根靱帯	66
紡錘筋	37
紡錘状筋	23、27
長母趾伸筋	96
腰方形筋	147
歩行率	142
保護機能	10
母指CM関節	69
母指IP関節	65
母趾外転筋	98、103
母指球筋	66、67
母指球筋群	98
母指手根中手関節	17
母指対立筋	67、69
母趾中足趾節関節	103
母趾内転筋	98
母趾内転筋横頭	103
母指の指節間関節	65
補助装置	44
ボタン穴変形	73、74
歩調	142
骨の発生	12
歩幅	142
ポリオ	148
ホルモン	12
ポンプハンドルモーション	114

ま

前かがみ歩行	146
巻き上げ機構	101
膜性骨化	12
摩擦抵抗	132
末梢神経	35、72
末梢神経炎	150
末梢神経筋疾患	147
末梢神経麻痺	73
末節骨	64、92
麻痺	147
ミエリン鞘	34
ミオグロビン	29
ミオシンフィラメント	24、25
無機塩類	10
ムコ多糖類	24
矛盾性運動	149
明帯	24
酩酊歩行	149
モーメント	39
モンロー・ウォーク	146

や

野球肘	63、162
遊脚相	142、144、145、150
遊脚中期	142、145
有鈎骨	64、72
有鈎骨鈎	66
有酸素運動系エネルギー供給機構	29
有酸素系	26
有痛弧	52
有頭骨	64、72
ゆるみの肢位	18
腰椎	82、104、105、116
腰椎棘突起	105
腰椎前弯	141

(腰椎)前弯型	140
腰椎椎間板ヘルニア	120
腰椎肋骨突起	105
腰部脊柱管狭窄症	120
腰方形筋	117
翼状肩甲	52、53
翼状靱帯	107
横アーチ	100
横つまみ	71
横方向のアーチ	70
よろめき歩行	149

ら

ライトテスト	111
らせん関節	16、55
ラックマンテスト	157
ランナー膝	168
離開(牽引)	18、19
力学の法則	38
力点	39
梨状筋	80、83
リスター結節	54
リスフラン関節	93
立位姿勢	134、136
立脚相	142、144、145、150
立脚中期	142、145
立方骨	92、94、100、101
リモデリング	12
両脚支持期	142
菱形筋	44
菱形靱帯	49
輪帯	76
リンパ系	20
涙骨	122
レジスタンストレーニング	29
連結運動	108
漏斗胸	119
ローテーターカフ	44、45
肋横突関節	17、113
肋下筋	113
肋硬骨	104、112、113
肋鎖靱帯	43
肋椎関節	104、113
肋軟骨	104、112、113
肋軟骨過形成	119
ロッキング	158
ロッキング症状	164
肋骨	104、111、112、114、117
肋骨角	112
肋骨呼吸	115
肋骨頭関節	17、113
肋骨突起	116

わ

鷲爪趾	102、103
鷲手	73
弯曲	119
腕尺関節	16、54、55
腕神経叢	111
腕橈関節	17、54、55
腕橈骨筋	56、59

欧文・数字

1軸性関節	16
1次骨化核	12
1歩行周期	142
2関節筋	81、90
2軸性関節	16
2次骨化核	12
2次骨閉鎖	13
ACL	88
ATP-CP系	26
A帯	24、27
DIP関節	65、68、69、74、94、103
FOG線維	28
FCL	88
FG線維	28
FT線維	28
G-アクチン	24
H帯	24、27
IP関節	65
I帯	24、27
LCL	88
MCL	88
MP関節	65、68、74
MTP関節	103
O脚	86
PCL	86、88
PIP関節	65、68、69、74、94、103
SLRテスト	120
SO線維	28
ST線維	28
TCL	88
Unhappy triad	156
X脚	86
Z線	24、27
α-γ連関	36

[おもな参考資料]
- 竹井 仁著『触診機能解剖アトラス上・下』、文光堂
- 竹井 仁、理学療法、23巻1号、243-250、2006
- 竹井 仁、理学療法、
  23巻10号、1343-1350、2006
- 竹井 仁、理学療法、
  21巻1号、192-198、2004
- 中村隆一、齋藤 宏、長崎 浩著
  『基礎運動学(第6版補訂)』、医歯薬出版
- 丸山仁司編
  『コメディカルのための専門基礎分野テキスト
  運動学』、中外医学社
- 坂井建雄、松村讓兒監訳
  『プロメテウス解剖学アトラス 解剖学総論/
  運動器系(第2版)』、医学書院

● 監修者紹介

竹井 仁
[たけい ひとし]

1966年愛媛県生まれ。理学療法士・医学博士（解剖学）。OMPT（運動器徒手理学療法認定士）、FMT（筋膜マニピュレーション国際インストラクター）、GPTH.O.I.（ゴルフフィジオセラピスト・オフィシャルインストラクター）。株式会社オフィス・タケイリリース代表取締役。現在は、「筋膜博士の筋膜整体院」を山手線巣鴨駅南口に開業。首都大学東京健康福祉学部理学療法学科ならびに大学院人間健康科学研究科理学療法科学域 元教授。専門は運動学、徒手療法、神経筋骨格系理学療法だった。
著書に『触診機能解剖カラーアトラス 上・下巻』（文光堂、2008）、『系統別・治療手技の展開 第3版』（協同医書出版社、2014）、『触診解剖学』（南江堂、2015）など多数。訳書に『筋膜マニピュレーション理論編・実践編』（医歯薬出版、2011）、『続 運動機能障害症候群のマネジメント』（医歯薬出版、2013）、『人の生きた筋膜の構造』（医道の日本社、2018）など多数。一般書に『肩こりにさよなら！』（自由国民社、2012）、『DVDでわかる！筋膜リリースパーフェクトガイド』（自由国民社、2018）、『不良姿勢を正しくする 姿勢の教科書 上肢・下肢編』（ナツメ社、2018）など多数。テレビも『世界一受けたい授業』、『あさイチ』、『所さんの目がテン！』、『中居正広のキンスマスペシャル』など180本以上出演。そのほか、多数の新聞取材や雑誌取材がある。

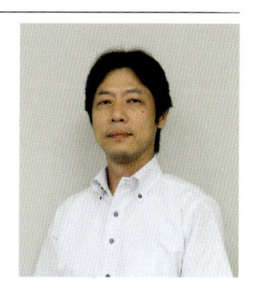

- ● イラスト――――河島正進　内山弘隆
- ● デザイン・DTP―STUDIO DUNK
- ● 校正――――――桂樹社グループ
- ● 編集協力――――有限会社エディプロ

ビジュアル版　筋肉と関節のしくみがわかる事典

2013年10月10日発行　第1版
2020年 7月30日発行　第3版　第1刷

- ● 監修者――――竹井 仁［たけい ひとし］
- ● 発行者――――若松 和紀
- ● 発行所――――株式会社 西東社
〒113-0034 東京都文京区湯島2-3-13
営業部：TEL（03）5800-3120　FAX（03）5800-3128
編集部：TEL（03）5800-3121　FAX（03）5800-3125
URL：http://www.seitosha.co.jp/

本書の内容の一部あるいは全部を無断でコピー、データファイル化することは、法律で認められた場合をのぞき、著作者及び出版社の権利を侵害することになります。
第三者による電子データ化、電子書籍化はいかなる場合も認められておりません。
落丁・乱丁本は、小社「営業部」宛にご送付ください。送料小社負担にて、お取替えいたします。
ISBN978-4-7916-1847-7